Pilates-Lehrbuch

Springer Nature More Media App

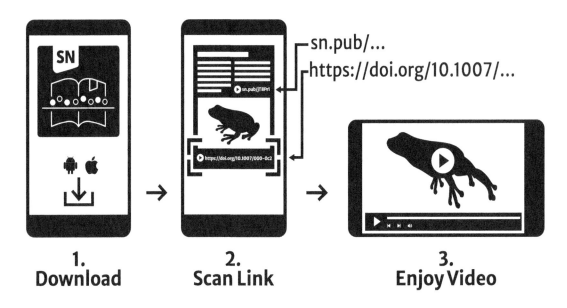

sn.pub/...

https://doi.org/10.1007/...

1.
Download

2.
Scan Link

3.
Enjoy Video

Support: customerservice@springernature.com

Verena Geweniger · Alexander Bohlander

Pilates-Lehrbuch

Matten- und Geräteübungen für Prävention
und Rehabilitation

3. Auflage

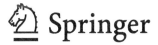 Springer

Verena Geweniger
Mühltal/Trautheim, Deutschland

Alexander Bohlander
Polestar GmbH
Köln, Deutschland

Die Online-Version des Buches enthält digitales Zusatzmaterial, das durch ein Play-Symbol gekennzeichnet ist. Die Dateien können von Lesern des gedruckten Buches mittels der kostenlosen Springer Nature „More Media" App angesehen werden. Die App ist in den relevanten App-Stores erhältlich und ermöglicht es, das entsprechend gekennzeichnete Zusatzmaterial mit einem mobilen Endgerät zu öffnen.

ISBN 978-3-662-66944-0   ISBN 978-3-662-66945-7   (eBook)
https://doi.org/10.1007/978-3-662-66945-7

Die Deutsche Nationalbibliothek verzeichnet diese Publikation in der Deutschen Nationalbibliografie; detaillierte bibliografische Daten sind im Internet über https://portal.dnb.de abrufbar.

Planung/Lektorat: Kathrina Nissle
Springer ist ein Imprint der eingetragenen Gesellschaft Springer-Verlag GmbH, DE und ist ein Teil von Springer Nature.
Die Anschrift der Gesellschaft ist: Heidelberger Platz 3, 14197 Berlin, Germany

Das Papier dieses Produkts ist recyclebar.

Geleitwort

Während des späten 19. Jahrhunderts und bis zum Beginn des Ersten Weltkriegs gab es in Europa die „Belle Époque" – „die Schöne Ära". Dieser Zeitabschnitt war von Optimismus sowie neuen technologischen und medizinischen Entdeckungen geprägt. Erst im Rückblick wurde der Zeitabschnitt im Vergleich zu den Schrecken des Ersten Weltkriegs als „La Belle Époque" oder das „Goldene Zeitalter" bezeichnet. In diesem Zeitabschnitt kam es innerhalb einer Gruppe außergewöhnlicher Menschen in Europa und vor allem in Deutschland zu einer tiefgreifenden kulturellen Revolution in den Bereichen von Gesundheit und Wohlbefinden. Beeinflusst durch Friedrich Jahn (deutscher Philosoph, Historiker und Theologe) und durch Per Henrik Ling in Schweden war eine Neufassung der antiken griechischen Gymnastik im Entstehen. Indem sie diesen neuen Denkansatz ergänzten und ausbalancierten, arbeiteten einzelne Personen wie Leo Kofler, Else Gindler, Rudolf Laban, Hede Kallmeyer, Bess Mensendieck und Joe Pilates an einer neuen Ethik und neuen Leitlinien zur Körperbewegung. Sie konzentrierten sich besonders auf den Bereich der Eigenwahrnehmung durch körperliche Bewegung.

Joe Pilates war einer von vielen Europäern, die Körpertraining und geistige Disziplin miteinander verflochten. Trainer und Tänzer begannen die Beziehung zwischen Geist, Körper und Gehirn zu erforschen. Wie Alexander, Cohen, Bartenieff und später Feldenkrais teilten sie das dringende Bedürfnis, ihre Klienten zu innerem Bewusstsein und Feingefühl zu erziehen. Dies wurde mit einer bewussten Konzentration auf die Bewegung kombiniert, um eine verbesserte Körperkontrolle zu erreichen.

Diese Entstehung der Körperbewegung aus der „Belle Époque" kann als Neufassung unseres Verständnisses der menschlichen Individualität betrachtet werden, wobei deutlich wurde, welch einzigartige Verantwortung und welches Potenzial jeder Mensch besitzt. Die Förderung von Selbstwahrnehmungskonzepten war schließlich ein sinnvoller Erkenntnisschritt, um sich des eigenen Körpers bewusst zu werden und Verantwortung für das eigene Handeln und zwischenmenschliches Agieren zu übernehmen (T. Hanna).

Diese inspirierende Bewegung einer achtsamen Körperarbeit sollte nicht nur auf Europa und Deutschland einen großen Einfluss haben. Die „Wellen des Wandels" strömten um die ganze Welt, und vor allem nach Nordamerika. Die Revolution der kulturellen Veränderung des Menschen und der Übernahme von Verantwortung für den eigenen Körper galt in den 1960er-Jahren als ein typisches, ausschließlich amerikanisches Phänomen. Die Wurzeln dieser Entwicklung liegen jedoch in Europa und vor allem in Deutschland.

Joe Pilates und seine Lebensgefährtin Clara konzentrierten sich in ihrer Arbeit auf das Lehren von Bewusstsein, korrekter Atmung und Ausrichtung der Wirbelsäule, sowie auf die Stärkung der Rumpfmuskulatur. Nachdem das Paar nach New York gezogen war, hatte es nahezu sofort Anhänger in der lokalen darstellenden Kunst- und Tanz-

gemeinde, die sich von dieser neuen Welle der Veränderung erfassen lie-
ßen. George Balanchine und Martha Graham waren frühe Unter-
stützer, und später folgten viele maßgebliche Vertreter anderer Diszipli-
nen. Unter der Leitung von Pilates und seiner Lebensgefährtin wurde
die Fähigkeit der Menschen geschult, an sich selbst zu arbeiten, ein
Körperkonzept des „Selbst" zu entwickeln. Joe Pilates, der mit großem
Interesse philosophische Texte las, zitierte das Motto von Friedrich
Schiller: „Es ist der Geist selbst, der den Körper bildet". Der Prozess,
Bewegung mit Wahrnehmung und Bewusstsein zu verbinden, wird vielleicht am besten durch die Worte des Psychologen Roger Sperry ver-
anschaulicht, als er im Jahr 1981 den Nobelpreis entgegennahm:

> » „Die Prozesse der inneren Erfahrung, als sich entfaltende Eigenschaften
> von Gehirnprozessen, werden ihrerseits erklärende ursächliche eigen-
> ständige Konstrukte mit gegenseitigen Wechselwirkungen, mit eigenen
> Gesetzen und eigener Dynamik. Innere propriozeptive Muster erkennen
> zu lernen unterscheidet sich nicht wesentlich davon, die visuellen Um-
> risse einer Landkarte erkennen zu lernen. Die ganze Welt der inneren
> Erfahrung, die lange vom wissenschaftlichen Materialismus des 20. Jahr-
> hunderts abgelehnt wurde, wird somit anerkannt und in den Bereich der
> Wissenschaft aufgenommen. "(Zitiert nach T. Hanna)

Schließlich griff im späten 20. Jahrhundert die Wissenschaft das Thema
auf und entwickelte Vorstellungen über motorische Kontrolle, Ansteue-
rungs- und Rückkopplungsmechanismen und darüber, welche Bedeutung sie für die Bewegung und für das Training der Patienten haben.

Wissen aus der Vergangenheit und hier speziell die klassische Pilates-
Methode mit neuen Einblicken der heutigen Forschung in einem Buch
zu verknüpfen, ist nicht einfach. Die moderne Forschung wird vom Interesse am motorischen Verhalten des Menschen geleitet und davon, wie
sich das Verhalten gesunder Personen von dem chronisch kranker Patienten unterscheidet. Im Zentrum dieser Forschung steht die Erkenntnis, dass ungleiche motorische Aufgaben zu unterschiedlichen motorischen Verhaltensmustern führen. Hochlastaufgaben in Kombination
mit einem hohen Grad an Unvorhersehbarkeit scheinen eine Ver-
steifungsreaktion des motorischen Systems zu begünstigen, um ausreichend Kraft und Stabilität zu gewährleisten. Schwachlastaufgaben
mit höherer Vorhersehbarkeit leiten eine kontrollierte Strategie ein.
Diese Strategie ist charakterisiert durch das Teilen der Last, durch Kontrolle und Steuerung der einseitigen Bewegung, so weit möglich, von der
gleichen Seite sowie von innen nach außen.

Im Gegensatz dazu erzeugt eine starre Strategie oft die Versteifung
und Verkrampfung des Muskel-Sehnen-Systems, was zu zweiseitigen
Muskelaktivitäten führt. Diese dualen motorischen Mustermechanis-
men lassen sich nicht zwingend als eindeutige „Schwarz-weiß"-Unter-
scheidungen erkennen. Es gibt in der Tat eine große Grauzone. Unter
normalen Umständen ist das duale Muster eine perfekte Reaktion, um
verschiedene Aufgaben erfolgreich auszuführen. Die Literatur zeigt jedoch, dass chronisch kranke Patienten oft zu einer fortwährend starren
Strategie neigen, selbst wenn sie Schwachlastaufgaben und hoch be-
rechenbare Aufgaben ausführen. Viele Patienten verändern das normale

motorische Muster derart, dass das neuronale System im sensorischen und motorischen Cortex des Gehirns entsprechend modifiziert wird: Das Nervensystem nutzt seine Möglichkeiten der Plastizität, um ein schlecht angepasstes kompensatorisches Muster zu erzeugen. An das neue Muster gewöhnt man sich, und aus neuen Untersuchungen wissen wir, dass sogar Bänder- und Sehnenstrukturen sich sehr rasch an diese neue Situation anpassen. Diese strukturellen Veränderungen der Muskelsehnen erschweren möglicherweise eine rasche Gesundung.

Natürlich zeigen auch viele Menschen mit moderaten Beschwerden Anzeichen von veränderten motorischen Mustern, v. a. als Ergebnis unseres heutigen Lebensstils. Dabei spielen auch emotionale Vorgänge eine wichtige Rolle. Die Angst vor Bewegung erschließt vorprogrammierte motorische Muster im Gehirn, vor allem in der grauen Substanz um das Aquädukt (PAG) im Hirnstamm. Angst kann auch die Folge von manchmal (sehr) verwirrenden Informationen über den Körper sein, die von Therapeuten, Trainern und Ärzten mitgeteilt werden: „Ja, Sie haben ganz klar Wirbelsäulenarthrose, und unser Test zeigt, dass Sie in Ihrem Becken sehr instabil sind; Sie haben einige gerissene Bänder, und die Aufnahme zeigt ... usw." Eine solche Nachricht kann große Angst auslösen und folglich das motorische Muster verändern. Worte sind sehr mächtig. Deshalb sollten wir vorsichtig damit umgehen, wie wir unseren Klienten und Patienten gegenüber Informationen über ihren Zustand formulieren.

Es scheint klar zu sein, was Joe Pilates erreichen wollte: eine fundierte Trainingsmethode, mit der Patienten und Klienten Ihre eigene innere und äußere Stärke und ihr Selbstvertrauen wiederfinden. Über viele Jahrhunderte gab es eine strenge Trennung zwischen Geist und Körper. Die Pilates-Methode fördert das Bewusstsein von Bewegung aus einer inneren Perspektive und die Bewegung von innen nach außen. Dieser Ansatz wird in der Tat durch neueste Daten bestätigt und verifiziert. Wie Pilates hat auch Thomas Hanna viele Jahre später die Selbstwahrnehmung als den wichtigsten Schlüssel zur Analyse des eigenen Körpers bezeichnet. Hanna zeigte auf, dass wir über zwei Sichtweisen für die Betrachtung unserer Klienten und Patienten verfügen: Es gibt die äußere Beobachtung, indem man den „Körper" der Klienten von außen betrachtet, aus dem Blickwinkel eines „Dritten". Im Gegensatz dazu entsteht der Ich-Blickwinkel aus der inneren Wahrnehmung und der Vorstellung dessen, was der Klient fühlt und von sich selbst wahrnimmt. Indem wir diese Erkenntnis nutzen, sollten wir gleichzeitig am Training von Krafteinsatz und Wahrnehmung arbeiten, aber auch die innere Wahrnehmung der Klienten so fördern, dass wir das erreichen, was Hanna die „Ich-Person-Regulierung" unseres Körpers nennt.

Pilates förderte die Ausführung von Bewegungsmustern von innen nach außen. Das ist auch das Kernstück der heutigen Diskussionen über die Kontrolle des Rumpfes. Wie können wir die Beine und die Wirbelsäule wirksam als Hebelarme des Beckens benutzen, wenn das Becken in diesem Moment nicht ausreichend von außen auf den Hüften stabilisiert ist und innen durch Verriegelung des Kreuzbeins im Ileumring selbstverstrebt ist? Hier geht es natürlich um die Feed-Forward-Reaktionen (siehe P. Hodges und J. van Dieen).

Selbstverstrebung und Kraftschluss, wodurch das Becken und die untere Wirbelsäule stabilisiert werden, sind eine Voraussetzung, um die Beine und die Wirbelsäule effektiv zu benutzen. Wenn die Kräfte unter stärker fordernden Bedingungen zunehmen, müssen wir den Grad der Selbstverstrebung für die verschiedenen Bestandteile der kinematischen Kette anpassen. Wie können wir Hebelarme wie die Arme und Beine beim Werfen und Gehen benutzen? Durch Start unter optimalen Bedingungen, um das System von innen (Zentrum) nach außen mit Kraftschluss zu schließen. Wenn dies der Fall ist, sollte dann die Erkenntnis nicht nahe liegen, dass die Arme und die Wirbelsäule sowie die Beinmuskulatur und Sehnen nicht getrennt funktionieren, sondern zusammenarbeiten?

Hier wird man feststellen, dass die topografische Anatomie sehr hilfreich ist und ein notwendiges Werkzeug, um den Körper zu verstehen. Unglücklicherweise erklärt sie nicht, wie der Körper als Funktionseinheit arbeitet. Glücklicherweise baute das von Joe Pilates entwickelte Training auf einem funktionellen Ansatz auf.

Das Buch über die Pilates-Methode zeigt uns Konzepte, die uns helfen, diese Rätsel zu verstehen. Es vermittelt vor allem das Wissen vieler Therapeuten, Trainer und Tänzer der Vergangenheit und macht Sie als Leser so mit einer enormen Vielfalt intelligenter Modelle vertraut. Das vor Ihnen liegende Buch erklärt übersichtlich, wie Joe Pilates seine Methode entwickelte, indem er auf ganze Körperbewegungen, Atemkonzentration, Zentrierung, Präzision und ausgewogene Muskel-Sehnen-Entwicklung fokussierte.

Der Geist-Körper-Forscher Herbert Benson (Harvard-Universität) untermauerte diese Erkenntnisse, indem er zeigte, dass die langsame tiefe Zwerchfellatmung im Mittelpunkt der meisten Geist-Körper-Techniken steht. Korrekte Atmung ist ein wirksames Gegenmittel gegen Stress und trägt dazu bei, dass aus starren Strategien wieder kontrollierte Strategien werden. Alice Domar, eine Kollegin von Benson, zeigte, dass Geist-Körper-Techniken in Kombination mit korrekter Atmung die Symptome eines schweren prämenstruellen Syndroms (PMS) ebenso wie Angst reduzieren können.

Ich freue mich sehr, dieses Buch allen Therapeuten, Pilates-Trainern und Tanztherapeuten empfehlen zu können. Die Autoren dieses Buchs haben viel Energie und Recherchearbeit in die Aufbereitung der neuen Informationen gesteckt, zum Nutzen ihrer Leser. Sie haben viele aktuelle Erkenntnisse in ihren Text eingeflochten und damit eine moderne Interpretation der Pilates-Methode begründet. Als ein Buch deutscher Autoren baut es auch auf einer enormen Menge intelligenter Ideen auf, die aus der Vergangenheit stammen – in diesem Fall speziell auf der Arbeit von Joe Pilates.

(Quellenangabe: Hanna T [1984]: Somatic education: a scenario of the future. Somatics® Magazine-Journal of The Bodily Arts and Sciences, Bd. 4, Nr. 4, S. 4–13)

Prof. Dr. Andry VleemingMedizinische FakultätAbt. Rehabilitation und KinesiologieUniversität GentBelgienMedizinische FakultätAbt. AnatomieUniversität von Neu-EnglandMaine, USAIm September 2011

Geleitwort

Pilates ist eine wunderbare Möglichkeit, um Körper und Geist in Einklang zu bringen. Aus eigener Erfahrung profitiere ich selbst seit Jahren durch das Besondere des Trainings. Aufgrund der Vielfalt und der Komplexität kann für jedes Alter und jeden Trainingszustand das entsprechende Programm erstellt werden. Als Orthopädin empfehle ich meinen Patienten Pilates-Training, da Stabilität und Beweglichkeit erzielt werden können, ohne Verspannungen zu fördern.

Christine Becker Fachärztin für Orthopädie Klinik am Ring Köln

Vorwort zur 3. Auflage

Das „Pilates-Lehrbuch" für Physiotherapeuten, Sportlehrer und Trainer wurde als erstes Grundlagen-und Praxisbuch für die Ausbildung im modernen Pilates-Training seit seiner ersten Auflage 2011 sehr positiv aufgenommen.

Durch die Übersetzung des Buchs in Englisch, Spanisch, Koreanisch, Türkisch und Russisch fanden die Definitionen und vorgestellten Konzepte inzwischen weite Verbreitung. Dies hat uns ermutigt, zusammen mit dem Springer Verlag eine dritte Auflage zu erstellen. Hier werden nun, neben kleinen Korrekturen, notwendige Aktualisierungen vorgestellt und vor allem einzelne Übungssequenzen auch als Film angeboten.

Wir hoffen dadurch die Handlungskompetenzen von Pilates-Profis mit Hilfe unseres Buches zu stärken und das Lehrbuch zu einem wichtigen und wertvollen Ratgeber in der Pilates-Ausbildung zu machen.

Wir sind deshalb überzeugt, dass die 3. Auflage einen weiteren Schritt zur Professionalisierung und Verbreitung der Methode darstellt und das Berufsbild des Pilates-Trainers und des Pilates-Therapeuten zunehmend Anerkennung finden wird.

Mühltal und Köln, Juli 2022 Die Autoren

Dankesworte

Wir möchten uns bei allen bedanken, die unser Projekt mit Rat und Tat unterstützt haben:

- Dem Springer Verlag Heidelberg gebührt Dank für die Initiative zur Erstellung dieses Lehrbuchs und der Umsetzung der 3. Auflage.
- Vielen Dank an Nina Metternich, Polestar-Ausbilderin, für ihren Beitrag zum Thema Frauengesundheit!
- Dank gebührt Elizabeth Anderson und der Pilates Method Alliance (PMA) für die freundliche Zurverfügungstellung der historischen Bilder, ebenso Deborah Lesson, Stacey Redfield und nun Eva Rincke für aktuelle Informationen zur Historie.
- Die Firma Sissel/Novacare stellte dankenswerterweise Pilates-Geräte für die Übungsfotos zur Verfügung.
- Ganz besonderen Dank an Joseph Hubert Pilates und seine Partnerin Clara Zeuner für ihr Lebenswerk. Sie haben unser Leben bereichert und verändert.

Mühltal und Köln, Juli 2022
    Die Autoren

Inhaltsverzeichnis

Über die Autoren

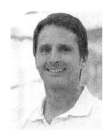

Alexander Bohlander

Jahrgang 1964, ist eine ausgewiesene Kapazität im Pilates-Training in Europa und über dessen Grenzen hinaus. 1991 als Physiotherapeut beginnend, qualifizierte er sich 1995 zum Heilpraktiker und schloss 2005 das Studium der Osteopathie ab. Er war Mitbegründer der ersten medizinischen Einrichtung, die Pilates-Training in Therapie und Rehabilitation in Deutschland integrierte. 1998 eröffnete er seine Praxis in Dormagen, in der ein kleines Pilates-Studio eingerichtet ist. 2000 gründete er die Ausbildungsfirma Polestar als Lizenznehmer der weltweit aktiven Ausbildungsschule Polestar International in Deutschland und begann federführend für Europa, Ausbildungen mit Dozenten aus USA anzubieten. Dr. Brent Anderson, der Gründer von Polestar International, prägte die Arbeit und Entwicklung, auch der Beiträge im Bereich Rehabilitation in diesem Buch, maßgeblich. 2002 eröffnete er das Gesundheitszentrum SPRINGS in Köln, das sowohl das volle Spektrum des Pilates-Trainings als auch ganzheitliche Therapie anbietet. 2009 und 2012 wurde SPRINGS um zwei Niederlassungen in Köln erweitert. Als Dozent ist Alexander Bohlander weltweit tätig, durch seinen ganzheitlichen Ansatz prägte er maßgeblich die Entwicklung des Pilates-Trainings in Therapie und Prävention.

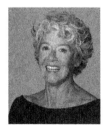

Verena Geweniger

Jahrgang 1951, unterrichtete nach Abschluss ihres Sportstudiums an Deutschen Auslandsschulen in Südamerika und lernte dort in den 80er-Jahren in einem Ballettstudio die Pilates-Abfolgen als „Floorwork" zu schätzen. Nach ihrer Rückkehr nach Deutschland eröffnete sie 1987 ein Studio für funktionelle Gymnastik bei Darmstadt. Über den Hersteller der Balanced Body Pilates-Geräte, Ken Endelman (Kalifornien), lernte sie 1997 Alexander Bohlander kennen und absolvierte seinen ersten Pilates-Ausbildungslehrgang in Köln, mit Elizabeth Larkam und Brent Anderson. In den folgenden Jahren vertiefte sie ihr umfangreiches Übungsrepertoire u. a. durch Aufenthalte bei Alan Herdman in London, bei Vertretern der Pilates-„Klassik" in New York und am Polestar-Ausbildungszentrum in Miami. 2001 nahm sie an der Gründung des ameri-

kanischen Pilates-Verbands (PMA) teil und unterrichtete für die PMA ihr Pilates-Bodenprogramm.
Durch zahlreiche Veröffentlichungen hat sie entscheidend dazu beigetragen, Pilates in Deutschland
zu etablieren. Auf ihre Initiative wurde 2006 der
Deutsche Pilates-Verband e.V. gegründet, dem sie
bis 2016 als Präsidentin vorstand.

Einleitung

Inhaltsverzeichnis

© Der/die Autor(en), exklusiv lizenziert an Springer-Verlag GmbH, DE,
ein Teil von Springer Nature 2024
V. Geweniger, A. Bohlander, *Pilates-Lehrbuch*,
https://doi.org/10.1007/978-3-662-66945-7_1

1

1.1 Warum Pilates in der Prävention?

■ **Gesundes Leben unterstützen**

Das politische und gesellschaftliche Interesse am Thema **Prävention** (Vorbeugen vor Heilen) war noch nie so groß wie heute. In Zeiten explodierender Gesundheitskosten, bei gleichzeitiger Verknappung der medizinischen Leistungen für jeden Einzelnen, wird es immer wichtiger, gesundes Leben und die Vermeidung krank machender Gewohnheiten zu unterstützen.

Die WHO (Weltgesundheitsorganisation) empfiehlt – zusätzlich zu einem regelmäßig durchgeführten Herz-Kreislauf-Training – **Krafttraining** für die Hauptmuskelgruppen an mindestens 2 Tagen in der Woche. Insgesamt sollten 150 min Bewegung erreicht werden, wobei auch eine Aufteilung in 10 min täglich denkbar wäre (WHO 2011).

> ❯ **Wichtig**
> Das umfassende Ganzkörpertraining von Joseph Pilates – und vor allem die Weiterentwicklung durch Erkenntnisse der modernen Sportwissenschaft und Medizin – ist eine geeignete Grundlage moderner Prävention.

Ziel ist es, die Eigenverantwortung des Einzelnen zu wecken – das betonte schon Pilates in seinen Schriften (Pilates 1934, 1945):

– Das **Mattenprogramm** kann von jedem, zu jeder Zeit, ohne viel Aufwand durchgeführt werden! Das **Geräteprogramm** an den von ihm entwickelten Geräten ist als Trainingstherapie in Prävention und Rehabilitation richtungsweisend und effizient.

– Der von Pilates viel zitierte Satz des römischen Dichters und Philosophen Juvenal (um 60–140 n. Chr.), dass sich **der Geist den Körper baut,** kann – wie man heute weiß – auch umgekehrt gesehen werden: **Der Körper baut sich auch den Geist!**

» „Wer seinen Muskel trainiert, der flutet seine grauen Zellen geradezu mit frischen Nähr- und Wuchsstoffen. Dadurch wachsen neue Nervenzellen." (Blech 2007, S. 6)

■ **Natürliches Bewegen**

Aber Sport und Gesundheit stehen nicht zwingend in einem positiven Zusammenhang. Moderner Zivilisationssport (Fitnesstraining, Wettkampfsportarten u. v. m.) ersetzt nicht **natürliches, regelmäßiges Bewegen,** sondern verursacht durch einseitige Belastungsmuster häufig Defizite und Probleme. „Mehr" ist nicht immer „besser".

„Bewegung ist Leben" (Andrew Taylor Still, Begründer der Osteopathie), und „Sich zu regen, bringt Segen", weiß der Volksmund. Diese Erkenntnis ist in einer zunehmend bewegungseingeschränkten Gesellschaft und Umgebung immer schwieriger umzusetzen. Das **Bewusstsein für Bewegung** ist eng verknüpft mit dem Bewusstsein für eine gesunde Lebensführung im Allgemeinen. In diesem Sinne handelte auch **Joseph Pilates,** als er – in der Tradition der Reformbewegung – 1930 **empfahl,**

– sich gesund zu ernähren,
– Sonne und frische Luft zu genießen,
– ausreichend zu schlafen,
– sich regelmäßig zu bewegen und
– seinen Körper durch Sport zu formen.

■ **Gesellschaftliche Bedeutung von Bewegung**

Manche Forderungen aus dieser Zeit haben auch heute an Aktualität und Brisanz nichts eingebüßt. 2010 veröffentlichte das **Wissenschaftliche Institut der AOK** (WIdO):

– Bei den gesundheitlichen Beschwerden dominieren **Muskel-** und **Skeletterkrankungen.** Fast jeder Zweite (47 %) leidet häufig unter Rückenschmerzen. Besorgniserregend ist, dass dies auch bereits für ein Drittel der Befragten unter 20 Jahren gilt.

- Von 2005 bis 2013 haben sich Arbeitsunfähigkeitstage bedingt durch Muskel-und Skeletterkrankungen um 31 % gesteigert und stellen mit rund 25,2 % die meisten Fehlzeiten der BKK-Pflichtmitglieder dar (BKK-Gesundheitsreport 2014, S. 40).
- 2009 führten Rückenschmerzen zur zeitlich umfangreichsten Arbeitsunfähigkeit und sind nach Atemwegserkrankungen die zweithäufigste Ursache für Krankschreibungen (Fehlzeitenreport 2010, ▶ www.wido.de).
- Auch 2013 ist Rückenschmerz eine „weiterhin wesentliche Ursache für Arbeitsunfähigkeiten" (Gesundheitsreport der TK 2013, S. 108)
- Führte Blech 2007 noch 2 Mio. Todesfälle jährlich durch **körperliche Inaktivität** an (WHO-Meldung, vgl. Blech 2007, S. 237), gibt es 2011 an gleicher Stelle 3,2 Mio. Todesfälle, davon waren über 670.000 unter 60 Jahre alt. Ca. 30 % aller Erkrankungen aus den Bereichen Diabetes und Herz-Kreislauf-Erkrankungen werden mit körperlicher Inaktivität in Verbindung gebracht (▶ www.who.int).

> ❯ **Wichtig**
>
> Pilates hat in „Return to Life" diese gesamtgesellschaftliche Bedeutung skizziert. Die Verantwortung des Einzelnen für seine gesunde Lebensführung verändert ihn selbst und sein Umfeld in gleichem Maße. So gesehen ist **Pilates-Training in der Prävention** ein wertvoller Beitrag für Gesundheit und Leistungsfähigkeit. Ein Präventionskurs „Pilates" wird daher auch nach umfassender Prüfung der Kursunterlagen durch die 2014 eingerichtete Zentrale Prüfstelle für Prävention als Präventionsangebot nach § 20 Absatz 1 SBG V, im Handlungsfeld „Bewegung", von den gesetzlichen Krankenkassen bezuschusst.

1.2 Warum Pilates in der Therapie?

■ **Pilates bei chronischen Erkrankungen**

Gesundheit ist mehr als die Abwesenheit von Krankheit. Der Mensch ist mehr als die Summe seiner (körperlichen) Einzelteile. Nach dem **Modell der Salutogenese**, das auch im therapeutischen Bereich mehr und mehr in den Vordergrund gerückt ist, wird in einem Menschen mit Beschwerden nicht länger nur seine Erkrankung gesehen. **Beschwerden** fordern dazu auf, sich dem Körper bewusst zu widmen. **Schmerzen** können eine Mahnung dafür sein, aktiv ein gesundes Leben zu gestalten. Ärzte, Therapeuten und Patienten sind dazu aufgerufen, sich mit Achtsamkeit und Bewusstheit zu engagieren.

Charakteristisch für diese Sichtweise ist unter anderem, den **Menschen als Ganzes** wahrzunehmen. Sowohl strukturell als auch funktionell ist der menschliche Körper eine Einheit mit komplexen Wechselwirkungen im gesunden wie im erkrankten Zustand. Darüber hinaus sind Prozesse der Wahrnehmung und Interpretation sowie der Einfluss psychologischer Phänomene entscheidend für körperliches Wohlbefinden.

> ❯ **Wichtig**
>
> In seinem methodischen Ansatz betont Pilates-Training die **Verbindung aller Ressourcen des Körpers** und kann gerade deshalb wirkungsvoll in den oft bestehenden Teufelskreis vieler chronischer Erkrankungen am Bewegungsapparat eingreifen.

■ **Pilates bei akuten Erkrankungen**

Auch in der Physiotherapie und Rehabilitation von **akuten Erkrankungen** bietet Pilates-Training einen kompetenten Ansatz, der weltweit bereits schon seit einigen Jahren genutzt wird, aber in Europa bisher noch wenig Beachtung gefunden hat.

1

Frühfunktionelle Therapie ist ein Begriff, der in Therapie- und Rehabilitationskonzepten, die Pilates-Training mit einbinden, eine zentrale Bedeutung erhält. Vor allem die **Trainingsprinzipien** spielen eine entscheidende Rolle; sie ermöglichen in einer Art und Weise, die kaum eine andere Trainingsform leisten kann, eine ganzheitliche, effektive Rehabilitation mit nachhaltiger Langzeitwirkung.

Der **fließende Übergang** von der Therapiesituation hin zur sportlichen Belastung im Alltag und zu präventiven Trainingskonzepten zur Verletzungsprophylaxe wird im Pilates-Training in den Mittelpunkt gestellt.

Die so erlangte Körperkompetenz lässt unzählige Patienten, die dieses System durchlaufen haben, immer wieder konstatieren, dass sie sich die Beschwerden u. U. so nie zugezogen hätten, wenn sie schon früher mit Pilates-Training in Kontakt gekommen wären.

■ **Alltag: Bundesbürger sitzen immer mehr und können weniger mit Stress umgehen**

Die vergangenen Jahre der Corona-Pandemie haben die gesellschaftliche Bedeutung von Bewegung umso deutlicher gemacht: Die Deutschen gaben zwar an, sich mehr an der „frischen Luft" zu bewegen, auf der anderen Seite aber fehlte bewusste sportliche Betätigung, u. a. auch weil Studios als „Orte der Infektion" angesehen wurden. Die vorwiegend sitzende Tätigkeit (Homeoffice) tat ihr Übriges (DKV-Report 2021). Die Bundesbürger sitzen immer mehr und können weniger mit Stress umgehen.

❯❯ **Wichtig**

In diesem Sinne ist die Möglichkeit, Pilates-Training in Therapie und Rehabilitation einzusetzen, ein echter Beitrag zur Weiterentwicklung des Leistungsspektrums der Physiotherapeuten und anderer Berufsgruppen, die im Therapiebereich tätig sind.

Literatur

Blech J (2007) Bewegung, die Kraft, die Krankheiten besiegt und das Leben verlängert. Fischer, Frankfurt/Main

DKV-Report. Wie gesund leben die Deutschen? Okt. 2021 Kommentar 2

Froböse I, Wallmann-Sperlich B (2021) Der DKV-Report 2021. Wie gesund lebt Deutschland? In Zusammenarbeit mit der Sporthochschule Köln. DKV, Düsseldorf

Gallagher S, Kryzanowska R (2000) The complete writings of Joseph H. Pilates: Your health 1934 – Return to life through contrology 1945, The authorized editions. Bainbridge, Philadelphia

Knieps F, Pfaff H (2014) Gesundheit der Regionen. BKK Gesundheitsreport 2014. MWV/BKK-Dachverband, Berlin

Techniker Krankenkasse (2013) Gesundheitsreport 2013. TK, Hamburg

WHO (2011) Global recommendations on physical activity for health. http://www.who.int/dietphysicalactivity/factsheet_recommendations/en/index.html. Zugegriffen am 21.05.2011

Zentrale Prüfstelle für Prävention. http://www.zentrale-pruefstelle-praevention.de/admin/index.php. Zugriff 2022

Historie

Inhaltsverzeichnis

© Der/die Autor(en), exklusiv lizenziert an Springer-Verlag GmbH, DE,
ein Teil von Springer Nature 2024
V. Geweniger, A. Bohlander, *Pilates-Lehrbuch*,
https://doi.org/10.1007/978-3-662-66945-7_2

2

2.1 Wer war Joseph Pilates?

Nach allem, was wir heute wissen, führte Joseph Pilates (■ Abb. 2.1) ein aufregendes und – zumindest in den ersten 40 Jahren – sehr abwechslungsreiches Leben. Da das von ihm entwickelte Trainingskonzept u. a. vor dem historischen Hintergrund besser zu verstehen

ist, sei in diesem Kapitel ein kurzer Überblick über Pilates' Leben gegeben (vgl. ■ Tab. 2.1).

■ **Blick auf Pilates' Leben**

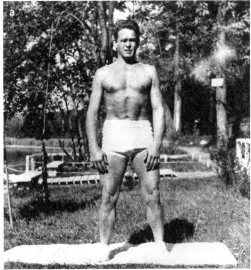
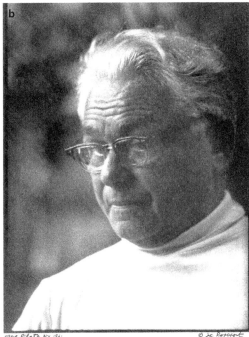

■ **Abb. 2.1   a**, **b** Joseph Pilates

■ Tab. 2.1	Lebenslauf Joseph Pilates
09.12.1883	Hubertus Joseph Pilates. Mutter: Helena, geb. Hahn (1860–1901), Vater: Heinrich Friedrich (Fritz) Pilates (1859–1922), Beruf: Schlossergeselle
1900	Bierbrauer in Engelbeck
1905	Geburt von Tochter Helene (Leni) am 30.11. in Gelsenkirchen, Mutter: 1. Ehefrau Maria, geb. Tüttmann (gest. 1913)
1908	Geburt von Sohn Hans Heinrich am 02.05., stirbt am 11.03.1909
1912	Pilates arbeitet und lebt in England
1913	Schwester Anna Helena (* 1886) wandert in die USA aus
1914	Interniert (als „feindlicher Ausländer") in Lancaster, ab 1915 auf der Isle of Man
1919	Rückkehr nach Deutschland, 2. Eheschließung: Elfriede, verwitwete Lattemann, geb. Samm (1879–1931)
1923	Umzug nach Hamburg: Selbstverteidigungsunterricht für die Ordnungspolizei, Arbeit mit Rehabilitationspatienten
1923	Bruder Clemens Friedrich (* 1890) wandert in die USA aus
1924	Patentantrag für das Gerät „Körperübungsgerät" (später: „Universal Reformer") in Berlin
1925	1. USA-Reise 1. Kl. mit 800 $ Barvermögen, Beruf: Lehrer, Alter: 41 Jahre
1926	2. USA-Reise 2. Kl. mit 500 $ Barvermögen. Trifft auf dem Schiff seine spätere Lebensgefährtin Anna Clara Zeuner (06.02.1883–13.05.1977)
Wahrscheinlich 1929	Studioeröffnung. Änderte Geburtsdatum auf seiner Business Card: 1880

Tab. 2.1 (Fortsetzung)

1934	Veröffentlicht seine Schrift „Your Health" („Deine Gesundheit")
1935	Einbürgerung von J. Pilates. Beruf: „Director of physical culture". „Not married"
1937	Einbürgerung von Clara Zeuner. Beruf: „Assistant Director of physical culture". „Not married", in der gleichen Wohnung wie Pilates gelistet
Reise nach Kuba	Reise nach Kuba
1939–1951	Pilates unterrichtet regelmäßig Sommerkurse im Rahmen des heute noch durchgeführten Tanzfestivals in Jacob's Pillow, Berkshire Mountains. Er und Clara besitzen dort ein Haus
1940	Eine kanadische Zeitung bezeichnet sein Studio wegen der Trainingsgebühren von 10 $ pro Training als „high-class exercise salon"
1942	Pilates' Einträge im Einberufungsbescheid der US-Armee im 2. Weltkrieg: 1. „Person who will always know your Address": Clara. 2. Gibt an, rechtes Auge mit 5 Jahren verloren zu haben
1945	Veröffentlicht seine Schrift „Return to Life through Contrology" („Rückkehr zum Leben durch Contrology"). In Fotosequenzen zeigt er – immerhin schon ca. 62 Jahre alt – auch seine Bodenübungen
1967	Pilates stirbt am 9. Oktober in einem Krankenhaus in New York. Clara führt das Studio bis 1972 weiter (Rincke 2015)
1977	Clara Zeuner stirbt, und Romana Kryzanowska führt das Studio weiter

■ **Fakten und Legenden**

Bei **Nachforschungen** mithilfe des Stadtarchivs Mönchengladbach stellte der Deutsche Pilates-Verband e.V. Anfang 2007 fest:
- Hubertus Joseph Pilates wurde am **09.12.1883**, nachts um 0.30 Uhr, in der Waldhausener Str. 20 in Mönchengladbach als zweites der insgesamt 9 Kinder des Ehepaars Helena und Heinrich Friedrich Pilates geboren.
- Auf seiner Visitenkarte gab Pilates 1929 **als Geburtsdatum 1880** an (Mailauskunft von Stacey Redfield, März 2011) und machte sich damit um 3 Jahre älter. Was er damit beabsichtigte, wird wohl nicht mehr geklärt werden können. Es ist anzunehmen, dass er damit den Verjüngungseffekt seiner Methode unterstreichen wollte. Entgegen der offiziellen Dokumente wurde dieses Datum von der Presse und in der Literatur übernommen. Erst nachdem der Deutsche Pilates-Verband e.V. 2007 Pilates' Geburtsurkunde veröffentlichte, setzte sich das korrekte Geburtsdatum allmählich durch.

Zu Pilates' Person werden viele Geschichten erzählt:
- Als **Kind** war er schwach und krank (erwähnt werden: Asthma, Rachitis, rheumatisches Fieber, Tuberkulose). Allerdings boomte in den 20er-Jahren bereits die „Fitnessindustrie" und wurde zu einer „Billion Dollar Industry". Viele verkauften ihr System als Erfolgsrezept gegen persönliche Leiden aller Art. Es ist nicht auszuschließen, dass die Behauptung, Pilates habe seinen kranken Körper mit seiner Methode gestählt, nur ein „Werbegag" war (Redfield 2011a, Part II).
- Mit **14 Jahren** soll er Modell für Anatomiekarten gestanden haben. Vielleicht war sein Vater Vorbild? Den gut trainierten Fritz Pilates sieht man auf einem Foto, aufgenommen während eines Treffens der Turn- und Sport-

lehrer des Bezirks Düsseldorf (Dank an das Stadtarchiv Mönchengladbach). Er versuchte mit Bodybuilding, vor allem mit Boxen, Gymnastik und Jiu Jitsu seinen Körper zu kräftigen (Rincke 2015).

- Ab **1912** arbeitete er in England, als Boxer, Selbstverteidigungstrainer und als „lebende griechische Statue" im Zirkus (PMA Pilates Study Guide 2007a).
- Während der Internierung 1914 in England experimentierte er mit Bettfedern und hatte die ersten Ideen für seine Trainingsgeräte. Das erste „Körperübungsgerät", der spätere „Reformer", hatte allerdings keine Federn als Widerstand, sondern Gewichtsplatten.
- **Nach dem Krieg** war er Trainer für Selbstverteidigung bei der Hamburger Polizei und hatte Kontakt zu Max Schmeling, Rudolf von Laban und Mary Wigman (PMA Pilates Study Guide).
- Auf der **2. Überfahrt** lernte er Anna Clara Zeuner aus Chemnitz kennen. Es gibt keine Belege dafür, dass sie jemals verheiratet waren. Laut Einbürgerungsbescheinigung von Clara waren sie 1937 in der gleichen Wohnung gemeldet, aber „not married" (Dank an das Stadtarchiv Mönchengladbach).
- 1926 arbeitete er in einem „Boxing Gym".
- Er liebte dicke Zigarren, Whiskey, Bier und Frauen (Grant und Fletcher 2001). Das hinderte ihn nicht daran, in seinen Schriften den gesunden Lebensstil zu predigen: An der frischen Luft bewegen, kalt duschen, abbürsten mit Massageschwamm, sich im Winter durch spärliche Bekleidung abhärten, im Sommer Sonne an den Körper lassen („Return to Life" 1945, in Gallagher und Kryzanowska 2000, S. 38, 59).
- Die beiden Nichten, Mary Pilates und Irene Zeuner-Zelonka, waren kurzfristig seine Assistentinnen im Studio und seine Lieblingsschülerinnen (PMA Pilates Study Guide 2007c).
- Claras Nichte, Irene Zeuner-Zelonka, berichtet, dass er in den **letzten 5 Lebensjahren** kaum mehr im Studio war (Mailauskunft von Stacey Redfield 2011).
- Pilates-Schülerin Mary Bowen ergänzt, dass er **ab 1966** schon deutlich an seinem Emphysem litt und wirklich krank war.
- Pilates starb kurz vor seinem **84. Geburtstag**, am 09.10.1967. An seinem Todestag war er sehr böse, und man musste sogar eine Wache vor seinem Zimmer aufstellen, damit er nicht weglaufen konnte (Mailauskunft von Mary Bowen 2007).

◘ Abb. 2.2

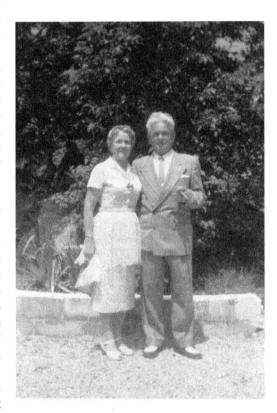

◘ **Abb. 2.2** Clara Zeuner und Joseph Pilates

■ **Die Zeit nach Pilates' Tod**

Pilates-Schüler der **ersten Generation** eröffneten in den USA eigene Studios. Nachfolgend seien die **wichtigsten Personen** genannt:
- **Carola Trier**
  Tänzerin und Akrobatin, Schülerin seit 1944; eröffnete später mit Pilates' Hilfe ein eigenes Studio. Sie verstarb 2000. Bekannte Schülerin: Deborah Lesson, die ihren Unterricht weiterführte.
- **Eve Gentry**
  Tänzerin, Schülerin von 1942–1968; unterrichtete ab 1960 zunächst an der Universität NY, dann in Santa Fé.
- **Bob Seed**
  Hockeyspieler und Pilates-Schüler; wurde laut John Steel von Pilates mit Waffengewalt vertrieben, als er auf der gegenüberliegenden Straßenseite ein eigenes Studio eröffnen wollte.
- **Ron Fletcher**
  Graham-Tänzer; eröffnete 1971 ein Studio in Hollywood
- **Romana Kryzanowska**
  Tänzerin; führte Pilates' Studio nach Claras' Tod ab 1977 weiter.
- **Kathy Grant**
  Tänzerin; unterrichtete seit 1972 eigene Klassen.
- **Lolita San Miguel**
  Tänzerin; unterrichtet in Puerto Rico.
- **Bruce King**
  Tänzer der Merce Cunningham Company; eröffnete Mitte der 70er-Jahre ein eigenes Studio in New York.
- **Mary Bowen**
  Analytikerin nach Jung, Schülerin ab Mitte 1960; unterrichtet seit 1975 in ihrem eigenen Studio in Massachusetts.
- **Robert Fitzgerald**
  Eigenes Studio seit ca. 1960; er und Carola Trier waren die Lehrer von Alan Herdman, der Pilates in den 70er-Jahren nach England brachte.

■ **Tab. 2.2** Entwicklungen der vergangenen Jahre

1995	Der Begriff „Pilates" ist so bedeutend, dass er im Webster's Lexikon geführt wird
1996–2000	Rechtsstreit: Der Versuch eines New Yorker Studios, „Pilates" als Markenzeichen eintragen zu lassen, wurde zurückgewiesen. Pilates ist eine allgemeine Bezeichnung für eine Trainingsmethode, die nicht im Besitz einer einzigen Person sein kann
2001	Gründung des amerikanischen Verbands: Pilates Method Alliance (PMA), mit dem Ziel, den traditionellen Bestand zu wahren
2006	Gründung des Deutschen Pilates-Verbands (DPV e.V.)
2007	Laut Balanced Body (► http://www.pilates.com) trainieren weltweit über 12 Mio. Menschen nach der Pilates-Methode, allein 8,5 Mio. in den USA (Sports & Fitness Industry Association 2013)
2009	Gründung des Schweizer Verbands
2011	Gründung des österreichischen Verbands

■ Jüngste Entwicklungen (■ Tab. 2.2)

2.2 Wie gelangte das Pilates-Training in die Therapie?

Joseph Pilates entwickelte schon früh eine Vorstellung von einem funktionellen Rehabilitationsprozess. Mit **Verletzten** arbeitete er in einem Nebenraum, für sie passte er seine Übungen entsprechend an und folgte keinem festgelegten Übungsprogramm (Erzählungen von Kathy Grant, Mailauskunft von Deborah Lesson 2011).

2

Das **Training bei Pilates** muss effektiv gewesen sein, denn auf der Gründungsversammlung des amerikanischen Pilates-Verbands berichteten **Berufstänzer** wie Ron Fletcher und Kathy Grant, dass sie trotz der Verletzungsbeschwerden nach dem Training mit Joseph Pilates besser tanzen konnten als vorher, und dass sie sich insgesamt schnell von ihren Verletzungen erholten (Grant und Fletcher 2001).

Der **Orthopäde** im Lennox Hill Hospital New York, **Dr. Henry Jordan,** war nicht nur ein guter Freund, sondern auch ein Anhänger der Trainingsmethode von Pilates, zu dem er sowohl Patienten als auch seine Studenten schickte. So auch **Carola Trier,** die sich während einer Vorstellung in der Radio City Music Hall 1940 eine Knieverletzung zuzog. Sie arbeitete schließlich mit beiden eng zusammen, bildete sich bei Jordan auf medizinischem Gebiet intensiv weiter, und Pilates verhalf ihr zu einer zweiten Karriere – zur Eröffnung eines eigenen Studios Ende der 50er-Jahre.

Das **Journal des Lennox Hill Hospitals** beschrieb 1960 ausführlich, dass eine „Ex-Tänzerin ein ungewöhnliches Rehabilitationsstudio" leite und Jordan häufig Patienten mit orthopädischen Problemen zu ihr schicke. Dort würden sie an speziellen, von Joseph Pilates entwickelten Geräten ein „Programm mit schweren Widerständen" absolvieren, um „Muskelkraft" und „funktionelle Fähigkeiten" aufzubauen.

Wenn Jordan plante, Patienten zur Rehabilitation zu Carola Trier zu schicken, ließ er sie sogar bei der Operation zusehen, damit sie genauestens über die betroffenen Strukturen unterrichtet waren.

Diese Aktivitäten sind als der Anfang des Pilates-Trainingskonzepts in der therapeutischen Behandlung anzusehen.

Zum Durchbruch der Methode in der Therapie verhalf aber die erste Klinik für Tanzmedizin, die der Chirurg **Dr. James Garrick** am St. Francis Hospital in San Francisco ca. 1983 gegründet hatte. Er ließ seine Mitarbeiter bei Ron Fletcher in Los Angeles ausbilden (▶ www.fletcherpilates.com).

> ❯ **Wichtig**
>
> Der Orthopäde **Dr. Henry Jordan** war der Erste, der das Pilates-Trainingskonzept in der Therapie einsetzte, einen Durchbruch erlebte das Trainingskonzept jedoch mit **Dr. James Garrick**, dem Gründer der ersten Klinik für Tanzmedizin.

2.3 Wo steht Pilates heute – in Europa und weltweit?

Romana Kryzanowska war die Einzige, die Anfang der 90er-Jahre eine **Ausbildung nach den traditionellen Richtlinien** konzipierte, weitere Pilates-Anhänger gründeten Ausbildungsinstitute und geben seitdem eigene Methodenrichtlinien weiter: Der Chiropraktiker Dr. Howard Sichel, der wegen einer Verletzung bei Romana trainierte, die Tänzerin und Romana-Schülerin Moira Merrithew, die Feldenkrais-Lehrerin Elizabeth Larkam, der Physiotherapeut Dr. Brent Anderson, Julie Lobdell und Rael Isacowitz, um nur die Wichtigsten zu nennen.

Ihnen ist es zu verdanken, dass die Pilates-Methode, mit der Zeit konsequent ergänzt und durch **neueste wissenschaftliche Grundlagen** untermauert, als System in der Prävention, aber auch in der Rehabilitation weltweit akzeptiert wird.

Die Genialität von Pilates' Konzept führte letztlich dazu, dass das Pilates-Training heute ein wichtiger Bestandteil im Gesundheits- und Fitnessbereich ist. Pilates ist **weltweit bekannt**, und die Ausbildungsinstitute bilden weltweit aus.

Ken Endelman, Inhaber von Balanced Body, dem weltweit führenden Hersteller von Pilates-Geräten, war eine weitere treibende Kraft in der Entwicklung und Verbreitung der Methode. Seiner Initiative war es 1999 zu verdanken, dass die Namensrechte per Gerichtsbeschluss freigegeben wurden und der Begriff „Pilates" für alle nutzbar wurde.

Heute trainieren mehr als 12 Mio. Menschen nach der Pilates-Methode (▶ www.pilates.com). Doch häufig wird die Methode verfälscht bzw. verflacht umgesetzt und folgt nicht mehr der ursprünglichen Philosophie. **Ohne fundiertes Wissen** wird Pilates-Training zum ungenauen Trendsport, zum „Bauch-Beine-Po"-Programm in vielen Fitnessstudios.

Literatur

Gallagher S, Kryzanowska R (1999) The Pilates method of body conditioning. Bainbridge Books, Philadelphia

Gallagher S, Kryzanowska R (2000) The complete writings of Joseph H. Pilates: Your health 1934 – Return to life through contrology 1945, The Authorized Editions. Bainbridge Books, Philadelphia

Grant K, Fletcher R (2001) Oral communication. Founding meeting of the PMA, Miami

Pilates Method Alliance (2007a) Handbuch der PMA-Tagung „Pilates for everybody" 2007. Pilates Method Alliance Inc., Miami

Pilates Method Alliance (2007b) The PMA Pilates certification exam study guide. Pilates Method Alliance Inc., Miami

Pilates Method Alliance Study Guide (2007c) The PMA Pilates certification exam study guide. Pilates Method Alliance Inc., Miami

Redfield S (2011a) Whisper down Pilates, part I & II. http://www.physicalmethods.com. Zugegriffen am 20.03.2011

Redfield S (2011b) Chasing Joe Pilates. http://www.physicalmethods.com. Zugegriffen am 20.03.2011

Rincke E (2015) Joseph Pilates: Der Mann, dessen Name Programm wurde, Herder Freiburg

Das Pilates-Konzept

Inhaltsverzeichnis

V. Geweniger, A. Bohlander, *Pilates-Lehrbuch*,
https://doi.org/10.1007/978-3-662-66945-7_3

3

3.1 Die Philosophie

Pilates' Trainingskonzept besteht nicht nur aus einer Übungssammlung, sondern basiert auf seinen philosophischen Überlegungen, **seiner Vision von Gesundheit und Wohlbefinden.** In seinen Schriften „Your Health" von 1934 und „Return to Life through Contrology – the Basic Fundamentals of a Natural Physical Education" von 1945 beschreibt er den Sinnzusammenhang, den geistigen Hintergrund seiner Methode (Gallagher und Kryzanowska 2000).

Anhand dieser Texte fasste der amerikanische Pilates-Verband in seinem Handbuch (PMA Pilates Study Guide 2005, S. 18) **drei der grundlegenden Prinzipien** der Philosophie Pilates' zusammen.

> **Wichtig**
> Drei grundlegende Prinzipien der Philosophie Pilates' sind:
> – Whole Body Health,
> – Whole Body Committment,
> – Breath.

- **Whole Body Health: Ganzkörpergesundheit**

(Basierend auf Zitaten von Pilates in „Return to Life" 1945, Gallagher und Kryzanowska 2000)

Erste Voraussetzung dafür, unsere vielen unterschiedlichen täglichen Aufgaben mit Lust und Freude verrichten zu können, ist körperliche Fitness, ein gleichmäßig gut trainierter Körper und der Vollbesitz aller geistigen Kräfte. Körper, Geist und Seele sollen in einem ausgewogenen Gleichgewicht sein. Das **angestrebte Gleichgewicht** wird erreicht durch:

- Körperübungen,
- angemessene Ernährung,
- Körperpflege und Hygiene,
- ausgewogene Schlafgewohnheiten,
- viel Bewegung in Sonne und frischer Luft und

- ein Gleichgewicht von Arbeit, Freizeit und Entspannung (heute: „Work-Life-Balance").

- **Whole Body Commitment: Verpflichtung für den ganzen Körper – sich einer Sache mit „Haut und Haaren" widmen**

(Basierend auf Zitaten von Pilates in „Return to Life" 1945, Gallagher und Kryzanowska 2000)

Das Bestmögliche unserer körperlichen und geistigen Fähigkeiten erhalten wir nur, wenn wir uns konstant, mit Disziplin, ein Leben lang bemühen, an unsere **natürlichen Grenzen** gehen. Die ganze Lebensgestaltung orientiert sich daran. Wenn man gewissenhaft 4-mal wöchentlich über einen Zeitraum von 3 Monaten die **Contrology-Übungen** ausführt, spürt man neue mentale Kraft und geistiges Wohlbefinden.

- **Breath: Atmung**

Pilates beschreibt die Atmung als eine „innere Dusche" und stellt das **Erlernen der korrekten Atmung** als wesentliches Element seiner Methode an den Anfang aller Bemühungen. Konsequente und gleichmäßige **Ein-** und vor allem **Ausatmung** ermöglicht

- die optimale Funktion des Körpers,
- führt zu entscheidenden physikalischen Veränderungen,
- reinigt den Körper,
- verjüngt, stärkt und kräftigt.

3.2 Die traditionellen Bewegungsprinzipien

- **Pilates' philosophische Überlegungen**

Pilates, der seine Methode **Contrology** nannte, orientierte sich wie andere „Lehrer für Körperkultur" am Bewegungsrepertoire von Tieren, an den Gedanken zur körperlichen Vervollkommnung durch Übungen früherer Kulturen und der asiatischen Kampfkunst. Er war überzeugt davon, dass ein Neugeborenes die am wenigsten verformte, und daher ideale, gerade Wirbelsäule aufweist („Return to Life" 1945 in Gallagher und Kryzanowska 2000, S. 59). Die **Wirbelsäule** spiegelt überhaupt das wahre Alter eines Menschen wider:

If your spine is inflexibly stiff at 30, you are old. If it is completely flexible at 60, you are young! („Return to Life" 1945 in Gallagher und Kryzanowska 2000, S. 58)

Gymnastikprogramme, körperliches Training, auch Bodybuilding, waren zu seiner Zeit – vor allem in Europa – nichts Außergewöhnliches mehr.

Anfang des 20. Jahrhunderts, in der Reformbewegung mit zunehmender Industrialisierung, mag der Ruf in vielen Schriftstücken und Pamphleten nach mehr **natürlicher Bewegung,** nach Tanzen und Wandern in frischer Luft, möglichst unbekleidet, zunächst romantisch verklärt gewesen sein, doch spätestens in den 40er- und 50er-Jahren, und sicher speziell in der großstädtischen Umgebung von New York, entwickelten sich **neue Zivilisationskrankheiten:** Durch wenig natürliche, ursprüngliche Bewegung entstanden damals, wie heute, die wohl bekannten Beschwerdebilder des Bewegungsapparats.

Pilates' Übungsprogramme auf den von ihm **selbst entwickelten Geräten** greifen größtenteils die Form der Bodenübungen auf. Durch die spezielle Konstruktion seiner Geräte werden vielfältige **Zielsetzungen** im Training möglich:

- Kraftzuwachs durch Widerstandstraining,
- Verbesserung der Beweglichkeit durch geführte Bewegungen,
- Verbesserung der Koordination durch koordinativ komplexe Übungen auf instabilem Untergrund.

Durch konsequentes, korrekt angeleitetes Üben kann der Übende eine grundlegende Verbesserung seiner fehlerhaften Bewegungs-

gewohnheiten erzielen. Mit der von Pilates eingeforderten Disziplin der fast **täglichen Wiederholung der Übungen** gelingt es, eine neue motorische Prägung und Bewegungskompetenz herzustellen und natürliches, ursprüngliches Bewegen wieder zu ermöglichen.

Der Schlüssel liegt darin, eine erfolgreiche, **schmerzfreie Bewegungserfahrung** zu vermitteln, die den Mechanismen der Schmerzvermeidung entgegenwirkt und langfristige Fehlhaltungen verhindert, die ihrerseits wiederum zu neuen Problemen führen können.

Diese methodische Aufarbeitung und die Verbindung zwischen Boden- und Geräteübungen machen das Pilates-Konzept einzigartig, bis heute – auch wenn uns heute moderne Geräte und Materialien noch ganz andere Möglichkeiten eröffnen könnten.

- **Aus den Überlegungen gewachsene Prinzipien**

Die Generation der ihm nachfolgenden und teilweise von ihm ausgebildeten Lehrer stellte anhand seiner allgemein und übergreifend gehaltenen Formulierungen die traditionellen **Pilates-Prinzipien** zusammen (PMA Pilates Study Guide 2005, S. 19), die Grundlage jeder Unterrichtsstunde sein sollten (▶ **Übersicht 3.1**).

Übersicht 3.1: Pilates-Bewegungsprinzipien
Whole Body Movement
    Whole Body Movement Breathing
    Balanced Muscle Development
    Concentration
    Control
    Centering
    Precision
    Rhythm

Die **Pilates-Methode** anzuwenden, bedeutet somit

3

- Ganzkörperübungen auszuführen,
- durch bewusste Atmung natürliche Bewegungen zu fördern,
- durch ausgewogene Entwicklung von Muskelkraft und Beweglichkeit effizient und biomechanisch sinnvoll die Gelenke zu belasten,
- konstante mentale Konzentration aufzubringen,
- durch Kontrolle der Bewegung nur die für die jeweilige Übung notwendige Muskelkraft aufzubringen, d. h. Energie ökonomisch einzusetzen,
- den Körper aus einem starken Zentrum heraus zu bewegen,
- präzise festgelegte, gezielte Bewegungen so korrekt wie möglich durchzuführen,
- den natürlichen Bewegungsrhythmus durch die Atmung zu bahnen und die Muskelaktivität zu stimulieren.

(PMA Pilates Study Guide 2005, S. 19)

3.3 Die traditionellen Übungsreihen

Als **traditionell** bezeichnet man Übungen, die so unterrichtet werden, wie sie von Pilates und einigen Schülern anhand von Notizen, Filmdokumenten oder mündlich überliefert wurden. Aber auch hier gibt es Unterschiede, denn Pilates hat seine Übungen im Laufe der Jahre abgewandelt bzw. dem jeweiligen Schüler angepasst (Gespräch mit Kathy Grant und Ron Fletcher 2001), was eine Diskussion um „klassisch oder nicht klassisch", „pur oder nicht pur" erschwert und letztlich überflüssig macht. Vergleicht man „Return to Life" mit späteren Texten oder den Ausbildungsrichtlinien seiner traditionellen Nachfolger, kann man konträre Aussagen finden.

Die **Übungen** – unabhängig, ob auf der Matte oder an den Geräten – werden in einer **festgelegten Reihenfolge** durchgeführt. Teilweise verbunden durch Übergangspositionen kommt es zu einem **Bewegungsfluss,** einem nahtlosen Ineinanderübergehen einer Übung in die andere. Dem Trainer vereinfacht eine Übungsreihenfolge das Unterrichten, dem Kunden/Klienten prägen sich die Übungen schneller ein; das „Muskelgedächtnis" wird aktiviert, wenn man sich konsequent an die vorgegebene Reihenfolge hält (Ungaro 2002, S. 22). Was daraus folgt, ist der „Flow" in der Bewegung.

Vom amerikanischen Verband wurden die Übungen und deren Abfolge wie in den ▶ Übersichten 3.2, 3.3 und 3.4 festgelegt (PMA Pilates Study Guide 2005, S. 66–71).

Übersicht 3.2: Übungsreihe für Beginner (Anfänger)
1. Hundred
2. Roll Up
3. Single Leg Circles
4. Rolling Like a Ball
5. Single Leg Stretch
6. Double Leg Stretch
7. Spine Stretch
8. Side Kicks
9. Seal

Übersicht 3.3: Übungsreihe für Intermediate (Mittelstufe)
1. Hundred
2. Roll Up
3. Single Leg Circles
4. Rolling Like a Ball
5. Single Leg Stretch

6. Double Leg Stretch
7. Single Straight Leg
8. Double Straight Leg
9. Criss Cross
10. Spine Stretch
11. Open Leg Rocker
12. Saw
13. Single Leg Kick
14. Neck Pull
15. Spine Twist
16. Side Kicks
17. Teaser
18. Swimming
19. Seal

Übersicht 3.4: Übungsreihe für Advanced (Fortgeschrittene)
1. Hundred
2. Roll Up
3. Roll Over
4. Single Leg Circles
5. Rolling Like a Ball
6. Single Leg Stretch
7. Double Leg Stretch
8. Single Straight Leg Stretch
9. Double Straight Leg Stretch
10. Criss Cross
11. Spine Stretch

12. Open Leg Rocker
13. Corkscrew
14. Saw
15. Swan Dive
16. Single Leg Kick
17. Double Leg Kick
18. Neck Pull
19. Scissors
20. Bicycle
21. Shoulder Bridge
22. Spine Twist
23. Jackknife
24. Side Kick Series
25. Teaser
26. Hip Circles
27. Swimming
28. Leg Pull Front
29. Leg Pull
30. Kneeling Side Kick
31. Side Bend
32. Boomerang
33. Seal
34. Crab
35. Rocking on Stomach
36. Control Balance
37. Push Up

Aus dem Advanced-Programm demonstriert Joseph Pilates einige der klassischen Übungen (◨ Abb. 3.1).

3

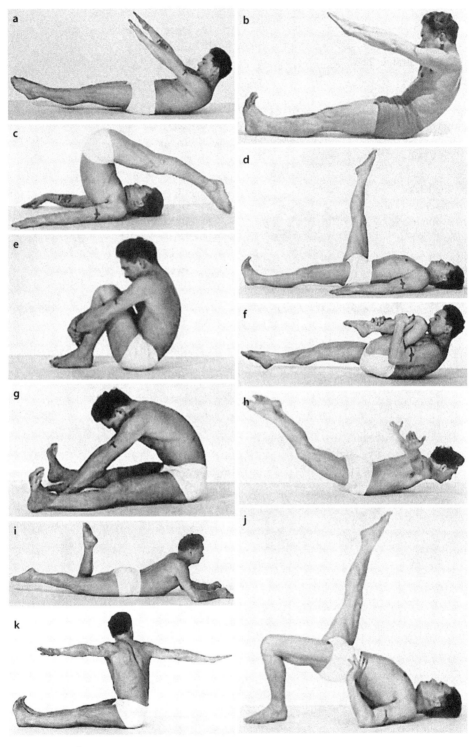

�‣ Abb. 3.1 a–k Übungen aus dem Advanced-Programm. **a** Hundred, **b** Roll Up, **c** Roll Over, **d** Single Leg Circles, **e** Rolling Like a Ball, **f** Single Leg Stretch, **g** Spine Stretch, **h** Swan Dive, **i** Single Leg Kick, **j** Shoulder Bridge, **k** Spine Twist

3.4 Die traditionelle Didaktik und Methodik

■ **Didaktik**

Joseph Pilates' Unterrichtsstil und vor allem seine **rigiden Korrekturhilfen** waren seiner Zeit gemäß, sind aber heute kaum mehr denkbar (DVD-Dokumente von Mary Bowen und Power Pilates). Nach seinem Tod variierten die didaktischen Vorgaben je nach Persönlichkeit: So unterschiedlich wie die Persönlichkeiten waren, die Pilates' Methode teilweise mit, teilweise ohne seine Autorisierung in seiner Tradition unterrichteten, so unterschiedlich waren auch die didaktischen Vorgaben.

■ **Methodik**

Kennzeichnend für das traditionelle Pilates-Training sind bestimmte **Begrifflichkeiten,** die nachfolgend beschrieben werden; teilweise haben sie bis heute ihre Berechtigung und finden Anwendung in Übungsreihen auf der Matte und an den Geräten.

■ ■ **Pilates Breathing: Atmung**

Die korrekte Atmung ist für Joseph Pilates das Lebenselixier! Intensive Atmung reinigt das Blut, verjüngt und belebt. Nur die komplette Ausatmung macht es möglich, dass mit einer tiefen Einatmung ein Maximum an Sauerstoff den Körper durchströmt. Traditionell wurde
- vor der Bewegung durch die Nase eingeatmet und
- während der Bewegung durch die Nase ausgeatmet (Gallagher und Kryzanowska 1999, S. 13, 32 ff.).

Andere Autoren zitieren Romana Kryzanowska und empfehlen, mit der Anstrengung einzuatmen und mit der Entspannung, am Ende einer Bewegungsausführung, auszuatmen (Friedman und Eisen 2005, S. 17).

■ ■ **Pilates Stance: Fußstellung/Standposition**

Durch die Außenrotation der Beine in der Hüfte kommt es zu der typischen V-förmigen Pilates-Fußstellung, Fersen und Beininnenseite werden fest zusammengedrückt. Zu Pilates' Zeit war dies die übliche **militärische Hal**tung und auch die Ausgangsstellung für die gymnastischen Übungen (Gallagher und Kryzanowska 1999, S. 27).

■ ■ **Flat Back/Spine to Mat/Imprint: „Wirbelsäule zur Matte/flacher Rücken"**

Seiner biomechanischen Vorstellung folgend, dass die Wirbelsäule während der Übungsausführung flach wie bei einem Neugeborenen sein sollte, wurde der Begriff **Flat Back** geprägt. Darunter versteht man das Anpressen des Rückens in Rückenlage an den Boden („Return to Life" 1945 in Gallagher und Kryzanowska 2000, S. 59).

Ähnlich ist die Anleitung **Spine to Mat** oder auch **Imprint** zu verstehen: Durch eine forcierte posteriore Beckenkippung soll jeder Wirbel der Lendenwirbelsäule auf der Matte aufliegen und damit eine günstige und sichere Ausgangslage für bestimmte Übungen geschaffen werden.

■ ■ **Navel to Spine/Scoop/Belly Button in: „Bauchnabel rein/Bauch aushöhlen"**

Diese Übungsanweisungen werden häufig zusammen mit „Spine to Mat" verwendet. Mithilfe der Bauchmuskulatur soll der Abstand zwischen Nabel und Wirbelsäule so gering wie möglich gehalten werden. Diese flache Körpermitte – zwischen Rippen und Hüfte – nannte Pilates **Powerhouse** oder **Girdle of Strength** (Gallagher und Kryzanowska 1999, S. 27). Die Aktivierung dieses Kraftgürtels ist die Basis jeder Übung.

■ ■ **Pinch/Squeeze: „Pospannung"**

„Immer wenn Du stehst, liegst oder sitzt, stell Dir eine Münze zwischen Deinen Pohälften vor. Spanne die Pomuskeln an, so dass sie die imaginäre Münze zusammendrücken. Fahre fort zu drücken und trainiere diese Muskeln ..." (Gallagher und Kryzanowska 1999, S. 14).

■ ■ **Chin to Chest: „Kinn zur Brust"**

Um die Wirbelsäule jung und flexibel zu halten, und um die Lunge zu reinigen, enthält das Pilates-Repertoire viele Rollbewegungen. Um „one vertebra at a time" (Wirbel für Wirbel) zu rollen, wird mit langem Nacken der Kopf eingerollt; das Kinn soll versuchen, das Brust-

3

bein zu berühren (Friedman und Eisen 2005, S. 31), bzw. das Kinn wird parallel zum Brustbein gehalten (Ungaro 2002, S. 15). Diese Nackenhaltung soll den Nacken schützen, die für Rollbewegungen nötige Zentrierung fördern und bei Übungen in Rückenlage helfen, die Wirbelsäule auf der Matte zu verankern.

■■ **Pits to Hips: „Achseln zum Becken"**

Tief stehende Schultern sollen den Nacken strecken und die Spannungen aus Nacken- und Schulterpartie nehmen. Dabei werden die **Schulterblätter** nach unten **in Richtung Wirbelsäule** gezogen und tiefer als in ihre Normalposition „gepresst" (Ungaro 2002, S. 16 ff.).

3.4.1   Wie wurde der Unterricht traditionell aufgebaut?

- In einer **Trainingsstunde** wurden Geräte- und Mattenübungen in einer Art „Zirkel" kombiniert.
- Für die **Mattenübungen** entwickelte Pilates spezielle, besonders **dicke Matten**, mit Schlaufen für die Füße oder einer Stangenhalterung am Kopfende, um z. B. Rollbewegungen zu erleichtern. Das reine **Mattenprogramm** wurde als Gesamtchoreografie wahrscheinlich erst in den 40er-Jahren für das seitdem regelmäßig stattfindende Tanzferienlager in Jacob's Pillow entwickelt (Mailkontakt mit Stacey Redfield, Mai 2011).

> **Wichtig**
> Trainingsziel war ein Körper, der „so biegsam ist wie eine Katze, und nicht muskulös wie ein Brauereipferd" („Return to Life" 1945 in Gallagher und Kryzanowska 2000, S. 57).

- Pilates verlangte, dass man **3-mal wöchentlich** zum Training kam.
- Alle Teilnehmer fingen mit einem **Anfängerprogramm** an.
- **Keine Übung** wurde **mehr als 10-mal** wiederholt: „Lieblingsübungen" sollten nicht zu häufig wiederholt, und andere, weniger beliebte, dafür vernachlässigt werden.
- Es wurde **wenig gesprochen,** schon gar nicht von den Schülern; es gab **keine Unterbrechung,** „kein Wassertrinken".
- Nach dem Training sollte **kalt geduscht** und der ganze Körper mit der Bürste massiert werden (Beschreibung des Unterrichts von John Steel 2007). **Zu Hause** sollten möglichst täglich mindestens 10 min die **ersten 5–9 Mattenübungen** ausgeführt werden.

> **Wichtig**
> Insgesamt sollte das **Training** mit anschließendem Duschen max. **45 min** dauern (CD: Ungaro 2000).

Literatur

Friedman P, Eisen G (2005) The Pilates method of physical and mental conditioning. Penguin, London

Gallagher S, Kryzanowska R (1999) The Pilates method of body conditioning. Bainbridge, Philadelphia

Gallagher S, Kryzanowska R (2000) The complete writings of Joseph H. Pilates: Your health 1934 – Return to life through contrology 1945, The authorized editions. Bainbridge, Philadelphia

Pilates Method Alliance (2005) The PMA Pilates certification exam study guide. Pilates Method Alliance Inc., Miami

Ungaro A (2000) Portable Pilates mat class at the Pilates Center of New York. Tribeca Bodyworks, New York

Ungaro A (2002) Pilates. Dorling Kindersley, Starnberg

Pilates in der Prävention: Grundlagen

Inhaltsverzeichnis

4

4.1 Methodische Definition

Die **Übungsziele** des Pilates-Trainings können am besten mittels detaillierter Analyse und strukturierter Vermittlung erreicht werden:
- Zum einen ist die Wirksamkeit nur auf Basis des Verstehens der auftretenden körperlichen Reaktionen einsichtig,
- zum anderen braucht es klare methodische Strukturen innerhalb einer Übungsstunde – auch bei unterschiedlichen Voraussetzungen bei Kunden/Klienten – um ein umfassendes und optimales Training zu gewährleisten.

Grundlagen für kompetentes methodisches Handeln können die im Folgenden vorgestellten Themen und Inhalte sein.

▪ Prinzipien für methodisches Handeln

Um eine Pilates-Übung erfolgreich auszuführen, sind die zugrunde liegenden **Prinzipien** zu beachten. Der amerikanische Pilates-Verband PMA hält in seinem Handbuch für Trainer folgende **Grundsätze** fest:
- **Whole Body Movement** (Ganzkörperbewegungen): Im Unterschied zu anderen Methoden, mittels derer gezielt einzelne Muskeln vor allem an Geräten trainiert werden, ist bei einer Pilates-Übung immer der ganze Körper im Einsatz. Für die motorische Umsetzung gilt die Regel „So wenig wie möglich, so viel wie nötig".
- **Breathing** (Atmung): „Zuerst muss man lernen, richtig zu atmen!", meinte Pilates („Your Health" 1934 in Gallagher und Kryzanowska 2000, S. 36). Durch bewusste Atmung – vor allem die komplette Ausatmung – werden nicht nur natürliche Bewegungen erst möglich, sondern jede Körperzelle wird mit belebendem Sauerstoff angereichert. Kontrollierte Atmung ist wie eine „innere Dusche": verjüngend und vitalisierend, nicht nur körperlich, sondern auch mental („Return to Life" 1945 in Gallagher und Kryzanowska 2000, S. 55).
- **Balanced Muscle Development** (ausgewogene muskuläre Entwicklung): Auf der Matte oder an den Geräten werden Ganzkörperbewegungen ausgeführt. Dieses Training führt zu einer ausgewogenen Entwicklung von Muskelkraft und Beweglichkeit. Die Gelenke werden effizient und biomechanisch sinnvoll belastet, nicht eine Körperregion mehr trainiert als eine andere, da auch die Wiederholungen limitiert sind.
- **Concentration** (Konzentration): Konstante mentale Konzentration aufzubringen ist nötig, um sinnvoll zu trainieren. Nicht Abschweifen mit den Gedanken, sondern den Alltag vergessen und sich der Bewegung, deren Steuerung und Auswirkung auf den Körper bewusst sein – das verhindert nicht nur Fehler in der Übungsausführung, sondern führt zu mentaler Entspannung nach einer Trainingseinheit.
  Control (Kontrolle): Kontrolle ist ein zentraler Begriff der Methode: Pilates nannte sein System „Contrology", weil er **strikte Disziplin über Körper und Geist** forderte. Nur regelmäßiges Training und gesunde Lebensführung stellen ideale Fitness und Gesundheit wieder her, die Basis für ein glückliches Leben. In dieser ganzheitlichen Sichtweise sollte jede Übung kontrolliert ausgeführt werden: Durch perfekte Kontrolle der Bewegung wird nur die für die jeweilige Übung notwendige Muskelkraft aufgebracht, d. h., Kraft und Energie werden ökonomisch eingesetzt – sehr hilfreich auch für den Alltag.
- **Centering** (Zentrierung): Jede Bewegung beginnt mit der Aktivierung der Muskeln der Körpermitte, eine Bewegung geht unter Kontrolle des Zentrums in die andere über, es entsteht eine Gesamtchoreografie. Damit wollte Pilates die Körpermitte festigen und kräftigen, während sie gleichzeitig verlängert und beweglicher werden sollte, eben „verjüngt"!
- **Precision** (Präzision): Präzision ist der Partner der Kontrolle! Präzise festgelegte, gezielte Bewegungen so korrekt wie möglich durchführen und zielgerichtet Aktivität bündeln, das macht jede einzelne Übung effektiv und erfordert ein Höchstmaß an Konzentration und Trainingsdisziplin. Qualität geht vor Quantität: Damit erübrigt es sich, eine Übung un-

zählige Male zu wiederholen. Dieses Fine Tuning der Muskulatur führt zu ökonomischen, geschmeidigen und eleganten Bewegungen – auch außerhalb des Studios.

— **Rhythm** (Rhythmus): Ein natürlicher Bewegungsrhythmus entsteht durch den bewussten Einsatz der Atmung und die Verbindung einzelner Übungen durch Übergänge. Diese Ganzkörperaktivität führt zu einem **Flow,** nicht nur körperlich, sondern auch mental, und verbessert darüber hinaus die motorischen Fähigkeiten und Fertigkeiten im Alltag.

4.1.1 Bewegungskategorien

Um einer sinnvollen, gut aufgebauten und ausgewogenen Pilates-Übungsstunde – vor dem Hintergrund der bereits formulierten Pilates-Prinzipien – **Struktur** zu geben, kann man Bewegungen in Bewegungskategorien untergliedern (▶ Übersicht 4.1). Eine Übungseinheit sollte – je nach Ausgangssituation der Kursteilnehmer in unterschiedlicher Gewichtung – Übungen aus allen Bewegungskategorien enthalten. Die **Reihenfolge** ist nicht zwingend, sie richtet sich nach

— dem Ausgangsniveau der Kursteilnehmer,
— dem Stundenschwerpunkt/Kursthema,
— der Möglichkeit, harmonische Übergänge zu finden.

Die Übungen prägen sich besser ein, wenn die **Choreografie** innerhalb einer Kurseinheit von ca. 10 Wochen mehr oder weniger **konstant** bleibt. Fließende Übergänge („transitions") spielen im Bodenprogramm eine wesentlich wichtigere Rolle als beim Gerätetraining. Es können z. B. Dehnungen eingefügt werden, wenn sie für die folgende Übungsabfolge sinnvoll erscheinen.

> **Wichtig**
> Innerhalb einer Übungseinheit sollten die Übungen so ausgewählt werden, dass die **Bewegung im Fluss** bleibt und ein **harmonischer Wechsel** von einer Übung in die andere stattfinden kann.

Übersicht 4.1: Bewegungskategorien

1. Rückenlage:
   — Integration Körperzentrum
   — Bauchmuskeltraining
2. Seitlage:
   — Stabilisation
3. Sitz:
   — Aufrechte Körperhaltung
4. Bauchlage:
   — Rumpftraining
5. Gewichtsübernahme der oberen Extremitäten:
   — Stützkraft
6. Ganzkörperintegration:
   — Komplexe Koordination
7. Überkopforganisation (Umkehrhaltungen)
8. Stand

1. Rückenlage

— **Integration Körperzentrum:** Durch die Kontrolle des Körperzentrums und Bewegungen der Extremitäten kommt es in RL zu einer Aktivierung von stabilisierenden, lokalen Muskeln. Die Atmung wird dabei unterstützend eingesetzt. Als Folge entsteht eine aktivierte Ausgangsstellung mit axialer Verlängerung oder Zugspannung.

— **Bauchmuskeltraining**: Durch die Artikulation der WS (BWS/HWS) wird die Bauchmuskulatur konzentrisch und exzentrisch trainiert. Mit dem gezielten Einsatz der Atmung werden Organisation von Kopf-Hals-Schultern und axiale Verlängerung der Rumpfbewegung unterstützt.

2. Seitlage

— **Stabilisation:** Die Verringerung der Unterstützungsfläche und die Kontrolle der wirksamen Hebel (durch Bein-, evtl. auch Armbewegungen) trainieren Stabilität und axiale Verlängerung. Der stützende untere Arm wird funktionell eingebunden.

3. Sitz

— **Aufrechte Körperhaltung:** Gut geordnete WS-Abschnitte ermöglichen eine mühelose Sitzhaltung, unterstützt durch gezieltes

4

Atmen. Durch Aktivierung der Rumpfkraft in der Lotlinie mittels Zugspannung werden Kraft und dynamische Stabilität in der Bewegung ermöglicht. Der Schulter-Nacken-Bereich muss funktionell organisiert werden.

4. Bauchlage

- **Rumpftraining:** In dieser Bewegungskategorie wird der Rumpf mit dem Schwerpunkt „Rückenmuskulatur" in axialer Verlängerung trainiert und in Richtung Extension bewegt. Die Extremitäten können zur Steigerung der Trainingsintensität als Hebel eingesetzt werden.

5. Gewichtsübernahme der oberen Extremitäten

- **Stützkraft:** Die Ausrichtung der Arme zum Rumpf sowie die aktive Anbindung des Rumpfes an die Arme bilden eine stabile Verbindung. Kopf und Nacken müssen aktiv stabilisiert und gehalten werden, die stützende Armmuskulatur wird gekräftigt.

6. Ganzkörperintegration

- **Komplexe Koordination:** Verschiedene Körperabschnitte unterschiedlich zu bewegen erfordert Koordination, motorische Kontrolle und Stabilität. Das Zusammenspiel von Bewegung und Atmung fördert einen harmonischen Bewegungsablauf.

7. Überkopforganisation (Umkehrhaltungen)

- In dieser Bewegungskategorie werden **Umkehrstellungen** gut organisiert ausgeführt. Diese Fähigkeit bedarf einer guten Beweglichkeit und großer dynamischer Stabilität.

8. Stand

- Aufrechtes Stehen mit guter Ausrichtung der Beinachsen ist das Fundament einer natürlichen Fortbewegung. Das **mit Zugspannung organisierte Körperzentrum** verleiht Stabilität und axiale Verlängerung mit geringer Belastung der Gelenke.

- **Anwendung der Bewegungskategorien**
Übungen in der ersten Kategorie werden meist zu **Anfang** der Unterrichtsstunde (10–15 min) durchgeführt; sie sind daher oft für den gesamten Unterrichtsverlauf entscheidend! Der Kunde soll „ankommen", ab-

schalten vom Alltag, sich auf seinen Körper konzentrieren und bewusst bewegen. Die Anleitungen sollten so knapp, aber auch so präzise wie möglich sein – ein Zuviel stört die Konzentration und das Erfahren der eigenen Bewegungen.

In den folgenden vier Kategorien können je nach Schwerpunkt für **25–35 min** der Unterrichtseinheit Akzente gesetzt werden. Die o. g. Reihenfolge der Kategorien und Übungen ist nicht zwingend. Ziel ist es, auf komplexere Bewegungen vorzubereiten, die in den **letzten 15–20 Unterrichtsminuten** mit den drei letzten Kategorien – Ganzkörperintegration, Überkopfarbeit und Stand – folgen. Diese setzen einen gut vorbereiteten Körper und Konzentration auf das Wesentliche einer korrekten und sicheren Bewegungsausführung voraus und werden daher am Ende einer Stunde geübt.

> **Wichtig**
>
> Im **Anfängertraining** ist die Übungsauswahl in den Kategorien 7 und 8 eher begrenzt. Einfache Übungen zur Ganzkörperintegration können schon früher in die Choreografie eingebaut, Überkopfübungen sollten erst langsam eingeführt werden.

Die aufrechte Ausrichtung des Körpers, Balanceübungen im Stand und dazu der abschließende Blickkontakt zwischen Teilnehmern und Trainer bieten einen gelungenen **Abschluss jeder Stunde,** gleich welchen Leistungslevels.

Die Teilnehmer haben eine Stunde lang durch sinnvolle Bewegungsschulung ihren Körper gespürt, erfahren, was es heißt, eine „gute Haltung" einzunehmen und können das Erlernte von Mal zu Mal besser in ihren (Bewegungs-)Alltag integrieren.

4.1.2 Funktionskreise (◘ Abb. 4.1)

Pilates-Training ist in seiner ganzheitlichen umfassenden Sichtweise nur **schwer in isolierte Körperteilbereiche** zu gliedern. Historisch wurden Übungsabfolgen gelehrt, die nach Schwierigkeitsgrad von „leicht" bis „schwierig" aufgebaut waren. Allerdings wurde dadurch der Schwerpunkt auf das Erlernen der

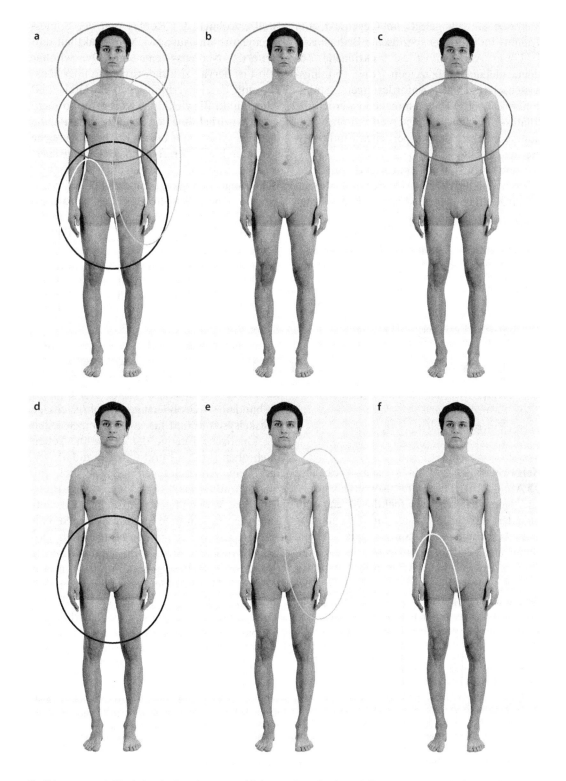

Abb. 4.1 a–f Funktionskreise des menschlichen Körpers: **a** Ganzkörperübersicht, **b** Halswirbelsäule, Kopf und Schulter, **c** Brustwirbelsäule und Schulter-Arm-Region, **d** Körperzentrum, Becken und Bein, **e** Obere Extremität, **f** Untere Extremität

4

Methode an sich gelegt, im Gegensatz zum Training individueller spezifischer Bedürfnisse.

Unser Anliegen ist es, **funktionelle Zusammenhänge** aufzuzeigen, die trainingswissenschaftlichen Anforderungen standhalten können. Dementsprechend werden die **Pilates-Übungen** in einen methodischen Zusammenhang zu den körperlichen Funktionskreisen gestellt:

— Zum einen sind sie lokal effektiv und
— zum anderen beziehen sie sich aufeinander, ganzheitlich den Bedürfnissen des Kunden/Klienten angepasst.

In ► **Übersicht** 4.2 sind die Funktionskreise des menschlichen Körpers zusammengefasst (❏ Abb. 4.1).

Übersicht 4.2: Funktionskreise
— Halswirbelsäule, Kopf und Schulter
— Brustwirbelsäule und Schulter-Arm-Region
— Körperzentrum, Becken und Bein
— Obere Extremität
— Untere Extremität

Halswirbelsäule, Kopf und Schulter (❏ Abb. 4.1b). Diese drei Körperteilbereiche sind **biomechanisch** und **funktionell** eng miteinander verbunden. Durch die Orientierung und Ausrichtung der Sinnesorgane Augen, Ohren und Gleichgewichtsorgan müssen großräumige Freiheitsgrade verfügbar sein. Selbst für die **Nahrungsaufnahme,** aber auch für das **Riechen** und **Schmecken** muss eine störungsfreie Funktion in der Einheit von Kopfbewegung, Zungen- und Kiefermotorik gewährleistet sein.

» „Wohin die Aufmerksamkeit geht, blickt der Mensch, bewegen sich die Augen, richtet sich die Wirbelsäule und dann der ganze Körper aus." (Feldenkrais 1981, 1985)

Ausdruck der Wichtigkeit dieses Funktionskreises sind die vielfältig differenzierten und komplex vernetzten **Kontroll-** und **Steuerungssysteme** im Bereich der oberen Nackenmuskulatur und der Nacken-Schulter-Region. Neurophysiologische Reaktionsmuster lösen **Stellreaktionen** des Kopfes und der Sinnesorgane aus, die Ausdruck von Intaktheit und Reife des Nervensystems sind. Die Schulter selbst ist nerval, zirkulatorisch und über Muskel- und Faszienverbindungen ein Dreh- und Angelpunkt für vielfältige Körperfunktionen.

Brustwirbelsäule und Schulter-Arm-Region (❏ Abb. 4.1c). Diese beiden Körperteilbereiche sind durch die **Kraft-** und **Bewegungsübertragung** untrennbar miteinander verknüpft. **Beidarmige Bewegungen** über Kopf erfordern extensorische BWS-Beweglichkeit, **einarmige** gleichseitig rotatorische und extensorische BWS-Beweglichkeit. Die **Schulterblattbewegungen** sind direkt mit den Rippen-Brustwand-Bewegungen verknüpft. Kraft- und Verbindungsdefizite in diesem Bereich behindern unmittelbar die Funktionsfähigkeit und können zur Entstehung verschiedener Beschwerdebilder beitragen.

Körperzentrum, Becken und Bein (❏ Abb. 4.1d). Diese drei Körperteilbereiche sind durch **muskuläre, fasziale, neurale** und **knöcherne Verbindungen** direkt und indirekt verbunden. Großflächige mehrgelenkige Muskelsysteme und fasziale Schlingen leiten die kinetische Energie der Bewegungsketten nach oben (kranial) und unten (kaudal) weiter. Kleine Abweichungen in der Ausrichtung dieses Funktionskreises können große Probleme bzw. Verletzungen verursachen. Das aufeinander abgestimmte System lokaler Stabilisatoren, zusammen mit den bewegenden, globalen Muskelanteilen, sorgt für **funktionelle Stabilität** und **Bewegungskontrolle** („motor control"). Die oberflächlichen und tiefen Anteile der muskulären Strukturen der Bauchwand verankern zusammen mit der thorakolumbalen Faszie das Körperzentrum, wobei die Verbindungen zu Zwerchfell und Beckenboden und der thorakolumbalen Faszie eine wichtige Rolle spielen. Diese motorische Kontrolle geschieht auf Basis einer neurophysiologisch korrekten Ansteuerung **(Feedforward, Glossar;** vgl. Hodges et al. 2009).

❯ **Wichtig**
Durch ihre Schlüsselstellung in der Kraftbelastung und -übertragung kommt vor allem der **unteren Lendenwirbelsäule** eine zentrale Rolle im Pilates-Training zu.

Obere Extremität (◘ Abb. 4.1e). Mit ihren feingliedrigen, stark sensibel versorgten Bereichen der Feinmotorik ist die obere Extremität auf passive und aktive Störungsfreiheit angewiesen. Das Ellenbogengelenk, die Handwurzelknochen und das Daumensattelgelenk mit seinen hoch spezifizierten Greiffunktionen ermöglichen ungestörte Alltagsfunktionen. Durch die spiralige Anordnung der Muskelsysteme können **komplexe fein-** und **grobmotorische Bewegungsketten** erzeugt werden. Entwicklungsphysiologisch hat die obere Extremität in ihrer gewichttragenden Funktion an Bedeutung verloren. Die Kraftübertragung bedient sich i. d. R. des Systems der **offenen Kette** (▶ Abschn. 8.4.1).

Untere Extremität (◘ Abb. 4.1f). Die untere Extremität stellt den Kontakt zum Boden her. **Lokomotorik** – Gehen, Rennen und Springen, aber auch Tanzen, Sport u. v. m. – wird erst durch die Beine ermöglicht. Der Gang kann Ausdruck der Persönlichkeit sein, das Rennen kann lebensrettend oder in bestimmten Lebenssituationen wichtig zum Erreichen eines Ziels sein. Die evolutionäre Aufrichtung und der aufrechte Gang brachten dem Menschen entscheidende Vorteile. Umso mehr ist der beschwerdefreie, flüssige Gang im Pilates-Training ein wichtiges Ziel. Die Kraftübertragung wird durch die spiralig angeordnete Muskulatur auf die knöchernen Strukturen übertragen; dies geschieht vorwiegend in der **geschlossenen Kette** (▶ Abschn. 8.4.2).

4.1.3 Funktionelle Anatomie

▪ **Bindegewebe**

Bindegewebe ist die zentrale, in allen Systemen des Körpers genutzte **Grundsubstanz,** die unterschiedlichste Funktionen übernehmen kann. Nach van Wingerden (1998) werden für den Bewegungsapparat folgende **Bindegewebsarten** unterschieden:
- normales Bindegewebe (Sehnen, Bänder, Gelenkkapsel, Haut),
- Bindegewebe mit spezifischen Funktionen (adipös, elastisch, mukös, lymphatisch),

- Knorpel (hyalin, elastisch, fibrös) und
- Knochen.

Drei Faserarten formen das Bindegewebe:
- kollagene Fasern (z. B. Zugfestigkeit von Gelenkkapsel, Bändern, Muskelfasern),
- retikuläre Fasern (Netzwerk glatter Muskulatur/Organe) und
- elastische Fasern (altersabhängig, rehabilitationsspezifisch).

Genetische Grundstrukturen, aber auch physiologische Anpassungen entscheiden über die Zusammensetzung der Fasertypen. Das Wissen über diese Prozesse kann helfen, durch Pilates-Training gezielte unterstützende Reize zu setzen oder störende Einflüsse bewusst zu vermeiden.

▪ **Nicht kontraktile Strukturen**

Besonders Strukturen wie **Faszien, Bänder** und **Gelenke** stehen im Vordergrund der Betrachtung. Die Eigenschaften dieser Strukturen sind indirekte Stellgrößen für die Wirksamkeit aller aktiven Maßnahmen. Im Pilates-Training werden diese inerten (nicht aktiven) Strukturen durch die bewusste Positionierung des Körpers und die Anleitung einer gezielten Stellung während einer Bewegung be- oder entlastet.

▪▪ **Knöcherne Strukturen**

Allen knöchernen Strukturen sollte im Rahmen des Pilates-Trainings Aufmerksamkeit gewidmet werden, aus mehreren Gründen:
- Knochen ist ein **reaktives Wechselgewebe,** das sich entsprechend der Belastung spezifisch verändert. Daraus resultieren Überlegungen, wie die Belastung während eines aktiven Übungsprogramms ausgerichtet wird. Vor allem diese physiologischen bzw. pathophysiologischen Aspekte erlauben z. B. eine Differenzierung innerhalb des Pilates-Trainings bzgl. Matten- und Gerätetraining. Die Druckbelastung, die die langen Röhrenknochen und Wirbelkörper benötigen, um ihre Knochendichte zu erhöhen, wird eher auf Pilates-Geräten (z. B. Reformer und Chair) erreicht als auf der Matte.

4

- Je nach **Konstitution** werden unterschiedliche Ausrichtungen und Hebelverhältnisse realisiert. Traditionell konzipierte Übungen für eine mittlere Körpergröße (bis 1,70 m) oder für von der Norm abweichende Längendifferenzen der Extremitäten verändern u. U. den Charakter einer Übung bzw. deren Durchführbarkeit massiv.

Sehnen und Bänder

Bänder (Ligamente) sind die verbindenden und kraftübertragenden Strukturen von Knochen zu Knochen, **Sehnen** von Knochen und Muskeln. Beiden Strukturen werden stark **propriozeptive Funktionen** zugeschrieben, sodass sie als Messfühler für eine adäquate Reaktion des Körpers auf Belastung dienen.

Faszien

Dem formgebenden Anteil des Bindegewebes, das alle Muskeln, aber auch die Organe umhüllt und sie miteinander verbindet, wurde bis vor kurzem eine rein passive Funktion zugewiesen. Bekannt war, dass Faszienverletzungen (z. B. durch Operationen oder großflächige Verbrennungen) die Beweglichkeit, Zirkulation und Funktion zugehöriger Strukturen stark beeinflussen können. Diese Störwirkung über die faszialen Verbindungen kann auch über **größere Distanzen** ausgeübt werden. So kann z. B. eine Retraktion der Faszien am Fuß den Bewegungsfluss des Körpers so stark stören, dass ein Beschwerdebild im Schulter-Nacken-Bereich entstehen kann.

Näher betrachtet
Pilates-Training und Faszienmobilität

In den letzten Jahren nahm die Bedeutung der Faszien, in Deutschland vor allem voran getrieben durch die Forschung und Publikationen von Dr. Robert Schleip, in Sport und Therapie stetig zu. International stellt die Therapierichtung von John F. Barnes, der das sogenannte Myofascial Release (MFR) geprägt hat, einen wesentlichen Beitrag zum Verständnis der Bedeutung von Faszien in einer ganzheitlichen Betrachtung dar. Auch für die Wirkweise und Weiterentwicklungen des Pilates-Trainings lohnt sich ein Exkurs zu diesem Thema.

Faszien sind komplexe dreidimensionale Netzwerke aus kollagen-elastischen Faserbündeln, umgeben von Grundsubstanz. Diese Grundsubstanz ist ein wässriges, hoch angereichertes Umgebungsmilieu, das dem Stoffwechsel, der Anpassung und der Informations-Übertragung im Körper dient.

In allen Aspekten des Menschen kommuniziert das myofasziale System auf eine unmittelbare, nachhaltige und multidimensionale Art mit den körperlichen, emotionalen, energetischen Ebenen. Tatsächlich existiert keine Trennung dieser Ebenen, genauso wie eine Trennung der verschiedenen faszialen Systeme von anderen Körpersystemen nicht möglich ist. Faszien sind einerseits Trennstrukturen, gleichzeitig Verbindungsgewebe und umgeben bzw. beeinflussen Muskeln, Blutgefäße, Nervenstrukturen und knöcherne Mobilität.

Fasziale Störungen entstehen durch ein direktes Trauma, Entzündungen, einseitige Körperhaltung oder falsches Training.

Aufgrund ihrer Verbindungen haben Faszienstörungen an einer Stelle des Körpers weiterreichende Auswirkungen auf entfernt gelegene Körperstellen. Andry Vleeming, Thomas Myers und andere haben die Verbindungslinien zwischen den muskulären Schichten in Ketten beschrieben, die analog für die das Muskelsystem begleitenden Faszienschichten gelten.

Der ganzheitliche Ansatz des Pilates-Trainings stellt eine sinnvolle Synergie zu der ganzheitlichen Betrachtung der Wirkweise von faszialen Geweben dar. Einerseits werden stabilisierende Wirkungen, vor allem an diagonalen Schnittstellen wie auf Höhe der Knie-, Hüft- und Schultergelenke in der Verbindung von Training und Aktivierung des Muskel-Faszien-Systems gefördert. Andererseits können größere, komplexe Freiheitsgrade durch Pilates-Übungen erzielt werden, wenn fasziale Zugrichtungen mit Berücksichtigung finden.

Neue Impulse in die Dynamik der Ausführung von Pilates-Übungen könnte durch die Forschungserkenntnisse dadurch gelangen, dass leichtes Federn als Impuls zur Aktivierung der Retraktionskräfte von Faszien diskutiert wird. Damit werden die stabilisierenden, Kräfte übertragenden und sensorischen Funktionen von Faszien um eine vierte Dimension erweitert und für das Pilates-Training sinnvoll nutzbar.

Beispiele:
- Mit der Übung Elephant auf dem Reformer wird die posteriore, longitudinale Faszienebene aktiviert (▶ Abb. 8.27).
- Mit der Übung Saw wird die schräge, hintere Kette aktiviert.
- In leichter Abwandlung kann aus der Übung Runnings auf dem Reformer (▶ Abb. 8.11) durch sanftes Federn eine dynamische Stimulierung der faszialen Systeme erfolgen.

E. Larkam (Fascia In Sport And Movement Handspring 2015 und Larkam 2015) vermutet, dass Joseph Pilates die Beteiligung der Faszien und der Faszienzugbahnen instinktiv begriff.

Bereits 1945 beschrieb es Joseph Pilates als ein Ziel seiner Contrology-Methode, den ganzen Körper im Auge zu haben, damit der Körper „so geschmeidig wird, wie der einer Katze, und nicht so muskulös wie der eines Brauereipferds". Wirklich „katzenartige" Flexibilität bekommt man aber nur, wenn man den ganzen Körper streckt und gleichmäßig entwickelt, wobei auch die Selbstwahrnehmung eine wichtige Rolle spielt (Pilates und Miller 1945).

E. Larkam stellt einzelne Pilates-Übungen auf der Matte bzw. an den Geräten systematisch anhand der myofaszialen Leitbahnen von Th. Myers dar und macht damit deutlich, dass ein durchdachtes Pilates-Training die Anforderungen, die heute an ein faszienorientiertes Training gestellt werden, erfüllen kann.

Exemplarisch werden einige Veränderungen der nicht kontraktilen Strukturen vorgestellt.

> ▶ **Beispiel**

Mögliche Veränderungen von nicht kontraktilen Strukturen
- **Beinachse:** Bei einer optimal eingestellten Beinachse stehen Mitte des Hüftgelenks, Mitte der Kniescheibe und 2. Mittelfußstrahl in einer Linie.
- **X-/O-Bein-Stellung:** Von der optimalen Beinstellung abweichende Valgus- (X-Bein-) oder Varus- (O-Bein-)Stellung, die u. a. durch eine nicht physiologisch ausgereifte Antetorsion des Hüftkopfes oder eine Tibiatorsion des Unterschenkels ausgelöst werden kann.
- **Skoliose:** Durch unklare Genese ausgelöste Fehlstellung der Wirbelsäule mit meist starker Rotationskomponente. Infolge kommt es zu Bewegungsverlusten auf allen Ebenen.
- **Anatomische Beinlängendifferenz:** Durch Wachstumsstörungen können unterschiedliche Beinlängen entstehen, die nicht beeinflussbar sind. ◀

Eine **körperliche Testung** des Klienten sowie eine differenzierte und angepasste **Übungsauswahl** können helfen, das gewünschte Trainingsziel effektiv zu erreichen. Weiterhin können ergänzende Maßnahmen (Manuelle Therapie, Dehnung, etc.), die die Qualität der nicht kontraktilen Strukturen verbessern, zu einem besseren Ergebnis im Pilates-Training beitragen.

■ **Kontraktile Strukturen**
Der Muskulatur wird mit ihrer Funktion der **dynamisch-aktiven Stabilisierung** aller Bewegungsabläufe die zentrale Rolle in jedem Training, auch im Pilates-Training zugewiesen.

◧ Tab. 4.1 Kraftzylinder vs. Powerhouse

Powerhouse (ursprüngliche Definition)	Kraftzylinder (erweiterte Definition)
M. transversus abdominis	M. transversus abdominis
Mm. obliquus internus/externus	Mm. obliquus internus/externus
M. erector spinae, M. multifidus	M. erector spinae, M. multifidus
	Diaphragma
	Beckenboden

■■ **Kernstabilisierende Muskulatur**
Traditionell gibt es eine feste Vorstellung der aktiven Organisation der Muskulatur des Menschen. Zentrale Bedeutung kommt der **kernstabilisierenden Muskulatur** zu:
- Um das Körperzentrum gruppiert sich die **Bauchmuskelgruppe** (gerade und schräge),
- in Synergie mit den **Rückenmuskeln** (direkt und indirekt).
- Mitbeteiligt an der aktiven Stabilisation sind die horizontalen Kraftsysteme **Beckenboden** und **Zwerchfell**.

> ❯ **Wichtig**
> Das Zusammenspiel der Bauch-, Rücken-, Beckenboden- und Zwerchfellmuskulatur wird als **Kraftzylinder** – früher auch von Romana Kryzanowska **als Powerhouse,** bezeichnet (◧ Tab. 4.1). Dieses **Kraftzentrum** ist die Basis der Organisation von Bewegungen der Peripherie (Extremitäten).

■■ **Hierarchie muskulärer Aktivierung**
Biomechanisch bedeutsam ist die inzwischen von verschiedenen Autoren (Hodges 2009; Vleeming et al. 2007) bestätigte Definition der **Hierarchie muskulärer Aktivierung** des Körpers.

> ❯ **Wichtig**
> Die Muskeln, die **nahe dem Achsen- und Drehpunkt** gelegen sind, sollten als lokale Stabilisatoren vor den globalen Stabilisato-

4

ren aktiviert werden (und benötigen eine entsprechend korrekte Leistungsfähigkeit).

→ **Kernstabilität** ist eine Frage des Timings und nicht hauptsächlich der Kraft!

Pilates-typisch sind weiterhin die Betrachtung und Einbeziehung der kontraktilen Strukturen in den Ganzkörperzusammenhang. Traditionell werden **anatomisch sinnvolle Zusammenhänge** fokussiert, z. B.

- Oberkörper- und Rumpfmuskulatur als Einheit zur Sicherung der oberen Extremität,
- Rumpf-, Becken- und Beinmuskulatur zur Sicherung der unteren Extremität.
- Das Becken spielt als Plattform der Kraftübertragung eine zentrale Rolle.

Betrachtungen von Feldenkrais (1981, 1985); Vleeming (2011); Hodges et al. (2009); Larkam (2009); Larsen (1997) und Myers (2004) bestätigen die seit ca. 25 Jahren bevorzugte Sichtweise einer „funktionellen Anatomie" (im Gegensatz zu einer rein „topografischen") und bilden mittlerweile eine wissenschaftlich fundierte Ausgangsbasis für das Training.

Muskelschlingen nach Vleeming et al. (2007)

> **Wichtig**
>
> Die **axiale Verlängerung** in einer Bewegung ist die räumlich optimal organisierte Bewegungsamplitude mittels Muskelschlingen.

Größere Muskelgruppen und deren Faszienverbindungen arbeiten als **Kraftpaare** zusammen. Kein Muskel arbeitet isoliert bzw. alleine. Erst das perfekte Zusammenspiel der myofaszialen Systeme ermöglicht ein funktionelles und koordiniertes Bewegen und sorgt für Stabilität und Schutz der Gelenke. Vleeming und seine Kollegen haben 1992–2015 durch Studien die Existenz von 5 Schlingensystemen nachgewiesen (Abb. 4.2).

Vorderes schräges System (VSS, Abb. 4.2)
- Äußerer schräger Bauchmuskel (M. obliquus externus abdominis),
- kontralateraler innerer schräger Bauchmuskel (M. obliquus internus abdominis),
- kontralaterale Adduktoren.

Funktion: Das **VSS** trägt erheblich zur Schließung der Beckensymphyse und des Iliosakralgelenks bei.

Hinteres schräges System (HSS, Abb. 4.2b)
- M. latissimus dorsi,
- thorakolumbale Faszie,
- kontralateraler M. gluteus maximus.

Funktion: Das **HSS** ist beteiligt an der Schließung des Iliosakralgelenks und der Belastungsübertragung auf den Beckengürtel bei Drehbewegungen und beim Gehen.

Tiefes Longitudinalsystem (TLS, Abb. 4.2c)
- M. erector spinae,
- M. multifidus, Lig. sacrotuberale,
- M. biceps femoris,
- M. peroneus longus,
- M. tibialis anterior.

Funktion: Das **TLS** ist bei jedem Schritt beteiligt und überträgt kinetische Energie auf den Oberkörper. Der M. biceps femoris dient als Bindeglied zwischen unterer Extremität und Becken.

Laterales System (LS, Abb. 4.2d) Mm. gluteus medius und minimus, kontralaterale Adduktoren, kontralateraler M. quadratus lumborum.

Funktion: Die Muskeln des **LS** sorgen für funktionelle Stabilität des Beckens beim Gehen und Stehen.

Axiales Schlingensystem (AS, Abb. 4.2e)
- M. paraspinalis
- M. transversus abdominis
- M. obliquus internus abdominis

Funktion: Die Muskeln des AS arbeiten in enger Abhängigkeit miteinander und stabilisieren, verbunden mit der TLF, den lumbosacralen Bereich der WS.

■ ■ Physiologisches Muskelverhalten: Aktive und passive Muskelinsuffizienz

Bewegt ein Muskel einen Gelenkanteil aktiv bis ans Ende einer Bewegung (z. B. Knie-

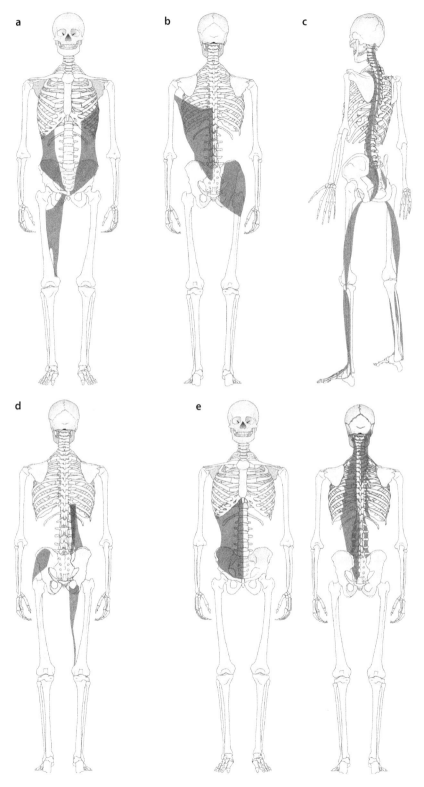

◻ **Abb. 4.2 a–d** Muskelschlingen. **a** Vorderes schräges System, **b** hinteres schräges System (HSS), **c** tiefes Longitudinalsystem (TLS), **d** laterales System (LS) (nach Vleeming et al. 2007), **e** axiales Schlingensystem

4

beugung), schieben sich die Z-Streifen im Inneren des Muskels so stark ineinander, dass kein weiterer aktiver Weg mehr möglich ist. In diesem Fall spricht man von **aktiver Insuffizienz** (Schwäche) des Muskels. Dieses Phänomen kann im Pilates-Training durch komplexere Übungen ausgelöst werden. Die dann evtl. subjektiv spürbare Schwäche kann auch als Krampfzustand wahrgenommen werden.

Die **passive Insuffizienz** wird durch eine Dehnung der Muskeln und eine entsprechend passiv ausgelöste Bewegungshemmung verursacht. Biomechanisch spielt eher die neuromuskuläre Hemmung als die bindegewebige Verkürzung eine Rolle.

Diese beiden Prinzipien sollten bei Positionen und Übungsausführungen im Pilates-Training berücksichtigt werden.

■■ Muskeltraining

Zunehmend komplexe ganzheitliche Betrachtungen der Muskelsysteme erweitern das Spektrum der Übungen und verleihen ihnen weit reichende Bedeutung. Allerdings gibt es bzgl. des Muskeltrainings **allgemein akzeptierte Trainingsprinzipien,** die an dieser Stelle kurz dargestellt werden sollen, um auch durch Pilates-Training den gewünschten Effekt zu erreichen **(Exkurs „Allgemeine Trainingsprinzipien").**

Näher betrachtet
Allgemeine Trainingsprinzipien
Für das Training in der Rehabilitation, im breiten Gesundheitssport oder im Leistungssport gelten dieselben Regeln.
Trainingsziel
Das **Trainingsziel** bestimmt
- Intensität,
- Dauer und
- Frequenz eines Trainings.

Um motorische Eigenschaften wie Kraft, Ausdauer, Flexibilität, Schnelligkeit und Koordination zu verbessern, müssen dem Körper ausreichend große Reize gesetzt werden. „Den Körper fordern, ohne ihn zu überfordern und womöglich (neue) Verletzungen zu provozieren" (van Wingerden 1998, S. 293).

Je höher das Ausgangsniveau, umso höher müssen die Anforderungen sein, um eine gewünschte Verbesserung (Adaption) zu erzielen. „Der Begriff Training oder das Trainieren steht allgemein für alle Prozesse, die

eine verändernde Entwicklung hervorrufen. ... Trainingseffekte entstehen beim Menschen durch die Verarbeitung von Reizen" (► http://de.wikipedia.org/wiki/training).

Trainingsplanung
Ausgehend von einer Verletzung beginnt van Wingerden (1998, S. 298) mit 5 Basisüberlegungen, die zu Beginn einer Übungseinheit abzuklären sind (► Übersicht 4.3).

Nach den entsprechenden Untersuchungen und Tests kann dann das Training mithilfe der **Top Ten der Trainingsplanung** durchgeführt werden (van Wingerden 1998, S. 303) (► Übersicht 4.4).

Kraftaufbau
Unabhängig davon, ob im Präventions- oder Rehabilitationsbereich: Kraft ist Bestandteil des gesamten Trainingsprogramms und der dominierende, leistungsbestimmende Faktor (van Wingerden 1998, S. 312). Man unterscheidet **zwei Aspekte** der Kraft:
- allgemeine (sportunabhängige) Kraft und
- spezielle (sportartspezifische) Kraft.

Kraftleistung (◘ Abb. 4.3) drückt sich aus in
- Maximalkraft,
- Schnellkraft,
- Reaktivkraft und
- Kraftausdauer.

Kraft tritt immer in Mischformen auf (Weineck 2010, S. 371).

Maximalkraft
„Die Maximalkraft stellt die höchstmögliche Kraft dar, die das Nerv-Muskel-System bei maximaler willkürlicher Kontraktion auszuführen vermag" (Weineck 2010, S. 371).

Kraft wird in **Maximallast,** F_{max} oder in 1 RM (1 repetition maximum) gemessen (Gottlob 2001, S. 71). Weineck hält eine Messung nach 1 RM nicht für sinnvoll, da diese zu abhängig von verschiedenen Faktoren und daher zu ungenau sei (Weineck 2010, S. 403). **Maximalkraft** wird eingeteilt in
- statische Maximalkraft und
- dynamische Maximalkraft.

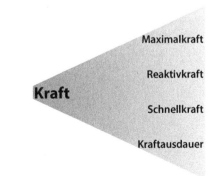

◘ **Abb. 4.3**   Kraft und Kraftleistungen

Die Maximalkraft ist von folgenden **Komponenten** abhängig:

- vom physiologischen Muskelquerschnitt,
- von der intermuskulären Koordination (Koordination zwischen den Muskeln, die bei einer Bewegung zusammenarbeiten) und
- von der intramuskulären Koordination (Koordination innerhalb des Muskels) (Weineck 2010, S. 373).

Schnellkraft

Von Schnellkraft spricht man, wenn der Körper oder Körperteile (Arme, Beine) Gegenstände (Ball, Kugel, Speer etc.) mit maximaler Geschwindigkeit bewegt (Weineck 2010, S. 374). „Die Schnellkraft ist in hohem Maße von sportart- bzw. trainingsspezifischen Faktoren abhängig" (Weineck 2010, S. 376). **Leistungsbestimmender Faktor** ist der Anteil von

- **FT-Fasern** (Typ-II- oder weiße Fasern): schnell kontrahierende Muskelfasern, trainierbar durch Maximalkrafttraining mit wenigen Wiederholungen und Explosivbewegungen, im Gegensatz zu
- **SL-Fasern** (Typ-I- oder rote Fasern): langsam kontrahierende Muskelfasern, trainierbar durch mittlere Widerstände, viele Wiederholungen, Ausdauersportarten.

Der Anteil der Muskelfasertypen ist genetisch vorbestimmt. Durch selektives Training der FT-Fasern und Querschnittsvergrößerung eines Muskels kann man „eine gewisse Verschiebung seiner prozentualen Faserzusammensetzung erreichen" (Gottlob 2001, S. 75) und die Schnell- bzw. Explosivkraft eines talentierten Sportlers steigern (Weineck 2010, S. 375).

Reaktivkraft

Unter Reaktivkraft versteht man eine „Muskelleistung, welche innerhalb eines Dehnungs-Verkürzungs-Zyklus (DVZ) einen erhöhten Kraftausstoß generiert" (Weineck 2010, S. 378). Dazu gehören alle **Sprünge** und **Sprints**.

Training der Reaktivkraft erfolgt durch dynamisch durchgeführtes Maximalkrafttraining und verlangt einen großen Anteil koordinativer Fähigkeiten. Physiologisch gesehen ist DVZ abhängig von der Elastizität des Sehnengewebes (Weineck 2010, S. 379).

Kraftausdauer

Kraftausdauer wird bestimmt durch die Faktoren **Kraft** und **Ausdauer,** „und kann definiert werden, als die von der Maximalkraft abhängige Ermüdungswiderstandsfähigkeit gegen lang dauernde, sich wiederholende Belastungen bei statischer oder dynamischer Muskelarbeit" (Ehlenz et al. 2003).

Die Trainingsanleitungen und -methoden sind sehr unterschiedlich (Weineck 2010, S. 379) und sollten daher in erster Linie sportartspezifisch angepasst sein. Ein **Kraftausdauertraining** wird wirkungsvoll gestaltet über

- höhere Widerstände,
- vielfache Wiederholung der Trainingsreize,
- Muskelarbeit in Annäherung/Übereinstimmung mit der sportartspezifischen Bewegungsstruktur.

Wechselbeziehung der Kraft zu den anderen motorischen Hauptbeanspruchungsformen

- **Kraft und Schnelligkeit:** Schnellkraft und Schnelligkeit sind sehr von der Kraft abhängig.
- **Kraft und Beweglichkeit:** Nur bei extremer Form von Muskelzuwachs (Gewichtheber) kann es zu Bewegungseinschränkungen kommen. Ansonsten kommt es zu keinen signifikanten Veränderungen der Beweglichkeit durch Zu- oder Abnahme von Kraft.
- **Kraft und koordinative Fähigkeiten:** Koordination wird durch Kraftzuwachs nicht negativ beeinflusst, aber: Beeinträchtigung in der Feinsteuerung direkt nach einem Krafttraining ist möglich.
- **Kraft und Langzeitausdauer:** Der Stoffwechselschlackenaustausch und -abtransport (ungünstige Diffusionsverhältnisse) ist bei vergrößertem Muskelquerschnitt beeinträchtigt („Er kann vor Kraft nicht laufen") und mindert die Ausdauerleistung. Allerdings ist bei Kraftausdauer eine größere Maximalkraft vorteilhaft (bei Überwindung von Widerständen 50 % F_{max} und mehr) (Weineck 2010, S. 385).

Übersicht 4.3: Basisüberlegungen zu Beginn einer Übungseinheit

1. Beurteilung und Untersuchung der betroffenen Strukturen
2. Phase der Wundheilung
3. Beeinflussende Faktoren der Wundheilung
4. Bestimmung der sportartspezifischen Eigenschaften
5. Bestimmung des Leistungsniveaus

Die Punkte 1–3 gelten für den Rehabilitationsbereich, die Punkte 4 und 5 für den Präventions- und Gesundheitssport.

Übersicht 4.4: Die Top Ten der Trainingsplanung

1. Trainingsumfang: die zur Verfügung stehende Zeit (Tage, Wochen, Monate)
2. Intensität: Widerstand/Belastungsmenge
3. Wiederholungen: Wiederholungszahl in Abhängigkeit von Gewicht und Geschwindigkeit
4. Serien: Anzahl der Serien in Abhängigkeit vom Trainingszweck

4

5. Overload: Ein wirkungsvoller Belastungsreiz muss höher sein als der einer normalen Alltagssituation
6. Frequenz: Anzahl der Trainingseinheiten pro Tag/Woche
7. Übertragbarkeit: Art und Weise der Ausführung soll sich am Trainingsziel orientieren
8. Spezifität: Übungsauswahl soll sich an sportartspezifischen Gesichtspunkten orientieren
9. Übungen: Übungsauswahl soll sich an der Funktionalität, d. h. an der Alltagstauglichkeit orientieren
10. (Mikro-)Periodisierung: u. a. Einplanen der Regenerationszeit (van Wingerden 1998, S. 307)

■■ **Pilates-Training**

Auch im Rahmen der Pilates-Methode ist ein effektives **Krafttraining** nach den Grundlagen und Erkenntnissen der Trainingslehre möglich und sinnvoll. Löst man sich von der traditionellen Sichtweise und der dominierenden Vorstellung von „Pilates – ein sanftes Wellnesskonzept", erweitert sich das Pilates-Training, sowohl bei den Pilates-Matten- als auch bei den Pilates-Geräteübungen.

Wenn größere Funktionsstörungen vorliegen, kann man nicht davon ausgehen, dass die hier vorgestellten komplexen Übungen eine ausreichende Trainingswirkung erzielen. **Gezieltes isoliertes** und vor allem **tägliches Training** über längere Zeiträume könnte nötig werden, um Defizite auszugleichen. In den beiden folgenden **Exkursen** werden Pilates-Trainingsschwerpunkte bei Funktionsstörungen des Beckenbodens und für das Aktivieren des M. transversus abdominis dargestellt.

Näher betrachtet

Patienten mit Funktionsstörungen des Beckenbodens

- Man kann nicht von einer korrekten Beckenbodenwahrnehmung bzw. -ansteuerung der Kursteilnehmer ausgehen.
- Bei Frauen mit einer Funktionsstörung erfolgt beim Husten und Niesen oft keine Präkontraktion der Beckenbodenmuskulatur.

- Patienten mit einer Funktionsstörung erfahren durch allgemeine Gymnastik keine reflektorische Kontraktion der Beckenbodenmuskulatur (Junginger 2009). Im **Gegenteil:** Bauchmuskeltraining, d. h. Übungen, die mit angehobenem Oberkörper in Rumpfbeuge ausgeführt werden, können bei Funktionsstörungen beckenbodenbelastend sein (Keller et al. 2007).
- Patienten mit einer Beckenbodenfunktionsstörung haben häufig eine ISG-Problematik und sind nicht in der Lage, den **M. transversus abdominis** gezielt anzusteuern.
- Patienten mit einer ISG-Problematik sind anfällig für Inkontinenz (Hamilton 2009).

Zu **Beginn einer Trainingseinheit** sollte man kurz auf das Thema Beckenbodenschwäche bzw. Inkontinenz und einem möglichen Zusammenhang mit Rückenschmerzen eingehen. Neulinge/Einsteiger haben häufig Hemmungen, dieses Thema anzusprechen. Das Angebot, nach der Übungsstunde Fragen in einem Einzelgespräch zu beantworten, oder Literatur bzw. Übungsblätter mitzugeben, wird gerne angenommen (Beispiel für ein Beckenbodentraining: Behandlungsziel und Übungsanleitungen).

Empfohlen wird ein tägliches Üben, um die motorische Kontrolle und Präkontraktion der Beckenbodenmuskulatur wiederzuerlangen (Alltagsintegration).

▶ **Beispiel**

Beckenbodentraining
    Behandlungsziel
    Timing und Koordination der Beckenbodenmuskulatur wiederherstellen (funktionelles Zusammenspiel der Zylindermuskeln). ◀

Übungsanleitungen

- 3-mal täglich jeweils 10-mal für ca. 10 s die Beckenbodenmuskeln kontrahieren; mit einer Spannung, die langsam bis ca. 50 % ansteigt (Ausdauertraining der Muskeln).
- Zunächst Kontraktion mit der Ausatmung üben, später auch mit der Einatmung.
- Kontraktion mit extendierter WS üben.
- Kontraktion mit flektierter WS üben.
- Im Alltag auf eine gut aufgerichtete Haltung achten, besonders beim Husten und Niesen.
- Mit Training des M. transversus abdominis verbinden.

Näher betrachtet
Gezieltes Ansteuern und Aktivieren des M. transversus abdominis

Der M. transversus abdominis (TrA) wird antizipatorisch Bruchteile von Sekunden vor jeder Bewegung unwillkürlich und richtungsunspezifisch voraktiviert (Feedforward-Mechanismus, Glossar). Dadurch stabilisiert er in Zusammenarbeit mit der Beckenbodenmuskulatur und den tiefen Anteilen des M. multifidus den LWS-Bereich (Kraftzylinder).

In verschiedenen Studien zeigten Hodges et al. (2009), dass u. a. bei Patienten mit chronischen Rückenschmerzen die Präkontraktion des TrA nicht mehr stattfindet, „gehemmt" ist.

Für den TrA ist tägliches Üben zu empfehlen, um motorische Kontrolle und Präkontraktionsfähigkeit wiederzuerlangen.

Zum Kraftzylinder zählen außerdem die tiefsten Anteile des **M. multifidus.** Um diese Anteile anzusprechen und gezielt zu aktivieren, empfiehlt Hamilton (2009) die **Anleitung** „Versucht ein Hohlkreuz zu machen, aber macht keines!" und diese Spannung wie unten beschrieben zu halten. Dieses gezielte Ansteuern hat sich übrigens bei Problemen im HWS-Bereich genauso bewährt wie im LWS-Bereich (Beispiel für ein Training des M. transversus abdominis: Behandlungsziel und Übungsanleitungen).

▶ Beispiel

Training des M. transversus abdominis
Behandlungsziel

Timing und Koordination des M. transversus abdominis wiederherstellen (funktionelles Zusammenspiel der Zylindermuskeln). ◀

Übungsanleitungen
Üben in Bauchlage, Rückenlage, Vierfüßlerstand.

- 3-mal täglich jeweils 10-mal für ca. 10 s mit langsam ansteigender Spannung bis ca. 50 % (Ausdauertraining der Muskeln) den Bauchnabel einziehen. Weiteratmen!
- Zunächst Kontraktion mit der Ausatmung üben, später auch mit der Einatmung.
- „Inneres Korsett vorsichtig von der Haut lösen".
- „Einen Seidenfaden zwischen Nabel und Wirbel zusammenziehen".
- Koaktivierung der globalen oberflächlichen Muskeln verhindern (Mm. obliquus, M. rectus abdominis – Rippen sollen beim Atmen frei beweglich bleiben, kein Pilates-übliches „Close your Ribs").
- Mit Beckenbodentraining verbinden.

■ **Physiologische Bildungsreize**

Abhängig von **Gewebestruktur** und **Gewebetyp** führen unterschiedliche Reize zu einer Adaptation und der entsprechenden Heilung bzw. Stärkung des Gewebes.

■■ **Muskelgewebe**

Das stark vaskularisierte Muskelgewebe reagiert auf **dynamische Bewegungsimpulse** mit Ausrichtung und Zuwachs. Durch Verletzung entstandene Crosslinks (**Glossar**) werden zugunsten intakter Strukturen verändert.

■■ **Knochengewebe**

Der ebenfalls stark vaskularisierte Knochen verstärkt die Ausrichtung und Konsistenz der Knochenzellen unter gerichtetem Druck. Entsprechend benötigt Knochen in seiner Aufbaufunktion **axialen Druck** zur Regeneration.

■■ **Sehnengewebe**

Das schwächer vaskularisierte Muskeln und Knochen verbindende Gewebe reagiert mit Ausrichtung und Verstärkung unter **Zug** mit moderater Last. Bewegungsimpulse mit Dehnungscharakter bieten einen idealen funktionellen Reiz.

■■ **Bänder**

Das schwach vaskularisierte Bandgewebe kann durch aktive Bewegungsimpulse kaum in seiner Qualität und Quantität verändert werden. Vielmehr benötigt ein beschädigtes Band **Schutz** vor weiterer Beschädigung und frühzeitiger Belastung durch Stabilisation der umgebenden Strukturen.

■■ **Nervengewebe**

Hier sind periphere und zentrale Nervenstrukturen und deren Bildungsreize voneinander zu unterscheiden. Man nimmt an, dass periphere Nerven (Skelett) in einer Art „Sprossung" durch **periphere Bewegungsreize** stimuliert werden. Im Gegensatz dazu können zentral-

nervöse Strukturen bzw. Gewebe (Gehirn/
Rückenmark) wahrscheinlich nicht neu gebildet
werden. Bisher ungenutzte Gewebe erlernen die
Funktion neu. Entsprechend ist der Bildungsreiz ein **physiologischer Lernreiz** (◘ Tab. 4.2**)**.

4.1.4   Funktionelle Biomechanik

Im Folgenden werden wichtige, funktionell
für das Pilates-Training bedeutsame Systeme
definiert, um einer Anwendung in den Übungen Klarheit und Relevanz zu ermöglichen.

◘ **Tab. 4.2**   Physiologische Bildungsreize

Struktur	Bildungsreiz
Muskel	Aktive Bewegung
Knochen	Axialer Druck
Sehnen	Bewegung mit Dehnungsimpulsen
Bänder	Bewegung im Gelenk (ohne Deh-nung) mit muskulärer Stabilisation
Nerven	Bewegungs- und Lernreize

- **Innerer und äußerer Kraftring des Schultergürtels** (◘ Abb. 4.4)

❯ **Wichtig**
Die **Kraftringe des Schultergürtels** sind der
synergistisch aktivierte Raum von Brustkorb, Rumpf und Arm.

Hauptmuskeln der beiden Kraftringe sind:
- **Innerer Kraftring:** Mm. pectoralis major
  und minor, Bauchmuskeln, M. biceps brachii, Pronatoren am Unterarm, Flexoren
  der Hand.
- **Äußerer Kraftring:** M. serratus, Mm.
  rhomboidei, Rückenmuskeln, M. triceps
  brachii, Supinatoren des Unterarms, Ex-
  tensoren der Hand.

Innerer und äußerer Kraftring des Beckengürtels (◘ Abb. 4.5).

❯ **Wichtig**
Die **Kraftringe des Beckengürtels** sind der
aktivierte Raum von Beckenschaufel, Ilio-
sakralgelenk, lumbosakralem Übergang
und Hüftgelenk.

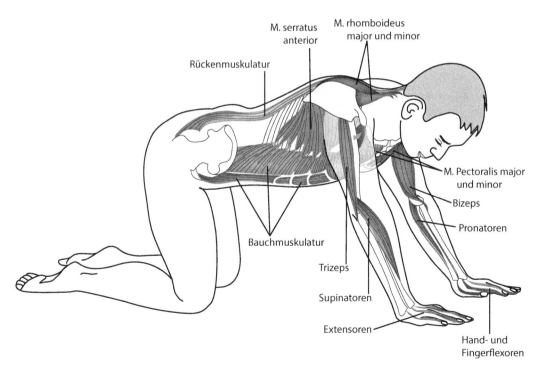

◘ **Abb. 4.4**   Aktivierte Kraftringe des Schultergürtels: Vierfüßlerstand; innerer (rot) und äußerer Kraftring (blau)

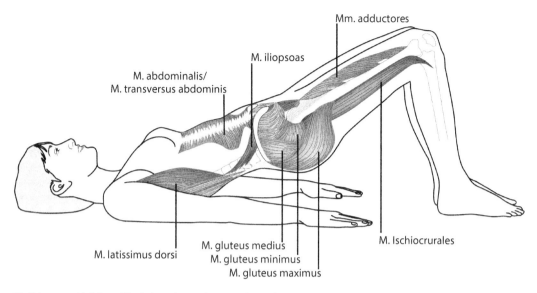

M. iliopsoas

M. abdominalis/
M. transversus abdominis

Mm. adductores

M. latissimus dorsi

M. gluteus medius
M. gluteus minimus
M. gluteus maximus

M. Ischiocrurales

◘ **Abb. 4.5** Aktivierte Kraftringe des Beckengürtels: Bridging. Innerer (rot) und äußerer Kraftring (blau).

Hauptmuskeln der beiden Beckenkraftringe sind:

— **Innerer Kraftring:** M. transversus abdominis, Beckenbodenmuskulatur, M. iliopsoas, Adduktoren.

— **Äußerer Kraftring:** M. gluteus maximus, Mm. gluteus minimus/medius, M. latissimus dorsi, M. longissimus (Fascia thoracolumbalis) und Beckenbodenmuskulatur.

■ **Atemmuskulatur (◘ Abb. 4.6)**
Bei **Ruheatmung** ist das Zwerchfell in Synergie mit der indirekten Resonanz der Beckenboden- und Rumpfmuskulatur verantwortlich für die Atemkraft. Das heißt:
Die Kraftentwicklung durch das Senken und Heben des Zwerchfells ist auf das Zusammenspiel der unterstützenden aktiven und passiven Rumpfstrukturen angewiesen.
Bei **forcierter Atmung** werden weitere Muskeln beansprucht:

— **Einatmung:** Raum erweiternde Muskeln – Mm. intercostales externi, M. trapezius, M. levator scapulae, M. sternocleidomastoideus und Mm. scaleni.

— **Ausatmung:** Bauchmuskulatur, Mm. intercostales interni, M. latissimus dorsi.

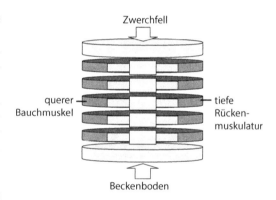

Zwerchfell

querer
Bauchmuskel

tiefe
Rücken-
muskulatur

Beckenboden

◘ **Abb. 4.6** Atmung: Biomechanik

Die Atembewegung erfolgt räumlich dreidimensional.

■ **Untere Extremität (◘ Abb. 4.7)**
Im **Stand** ist die untere Extremität aktiv verankert über die **Großzehe,** deren Aktivierung in Abduktion/Flexion und die Verbindung zu den langen Zehenflexoren erfolgt. Das **Fußgewölbe** wird aktiv aufgebaut über den funktionellen Steigbügel von M. tibialis posterior und M. peroneus. Die **Knieachse** wird ausgerichtet durch diagonale aktive Verbindungen der Ab- und Adduktoren sowie

4

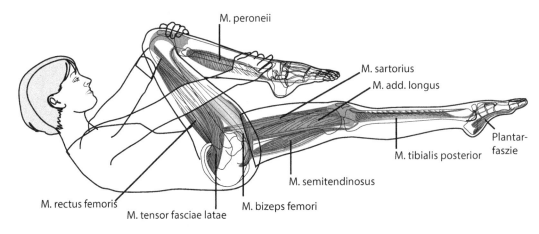

M. peroneii

M. sartorius

M. add. longus

Plantar-
faszie

M. tibialis posterior

M. semitendinosus

M. rectus femoris

M. tensor fasciae latae

M. bizeps femori

◻ **Abb. 4.7**   Kraftringe der unteren Extremität: Single Leg Stretch

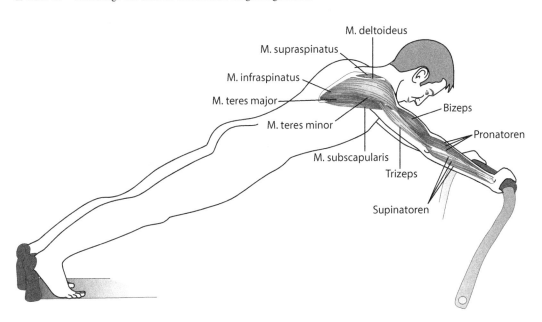

M. deltoideus

M. supraspinatus

M. infraspinatus

M. teres major

M. teres minor

Bizeps

Pronatoren

M. subscapularis

Trizeps

Supinatoren

◻ **Abb. 4.8**   Kraftringe der oberen Extremität: Long Stretch

der vorderen (M. quadriceps femoris, M. sartorius) und hinteren (Ischiokruralen, M. gastrocnemius) Muskelkette.

■ **Obere Extremität (◻ Abb. 4.8)**
An der oberen Extremität wird eine **Kongruenz der Gelenkfläche** des Humerus zur Fossa glenoidalis des Schulterblatts hergestellt durch die Rotatorenmanschette des Schultergelenks (Mm. infra- und supraspinatus, M. subscapularis und M. teres minor), M. deltoideus sowie Mm. biceps und triceps brachii. Die **rotatorische Ausrichtung** des Arms wird durch die Pro- und Supinatoren des Unterarms sowie die vorderen (M. biceps brachii) und hinteren (M. triceps brachii, M. anconeus) Armstabilisatoren aktiviert. Über die filigranen multifunktionalen Finger- und Handmuskeln reicht die Ausrichtung bis zum Daumen und zu den Fingern.

Funktionsabhängig sind alle Muskelsysteme unterschiedlich stark aktiviert, jedoch immer in **synergistischer Kokontraktion.** Schwäche oder Kontraktur einzelner oder mehrerer Muskeln erzeugen entsprechend weitreichende Destabilisierungen ganzer Funktionskreise.

4.1.5 Pilates-spezifische Terminologie

Nachfolgend werden wichtige, funktionell für das Pilates-Training bedeutsame **Positionen** und **Stellungen** definiert, um einer Anwendung in den Übungen Klarheit und Relevanz zu ermöglichen. Im Pilates-Training werden bewusst und unbewusst **Übungsanleitungen** verwendet, die sinnvolle, aus heutiger Sicht nachvollziehbare Prinzipien der Biomechanik nutzen. Einige wesentliche und für das tiefere Verständnis hilfreiche Prinzipien sollen genauer dargestellt werden.

- **Neutralstellung der Wirbelsäule**
  (◘ Abb. 4.9)

Da der Organisation der Körpermitte eine zentrale Bedeutung im Pilates-Training zukommt, richtet sich die Aufmerksamkeit primär und speziell auf diesen Körperbereich. Pilates leitete an, eine Position in **entlordosierter Lendenwirbelsäulenstellung** einzunehmen (Flat Back/Imprint). Ausgehend von der Annahme, dass die frühkindliche Stellung der Wirbelsäule die ursprünglichste, natürlichste Ausrichtung ist, empfahl Pilates auch bei Körperhaltung und Übungen im Stehen eine gerade, gestreckte Wirbelsäule. Der „Zugspannung", heute aus der Spiraldynamik bekannt, allerdings nicht unähnlich.

Abweichend von dieser Aussage wurde später eine Ausrichtung in den **physiologischen Wirbelsäulenkrümmungen** empfohlen. Die Position soll eher statisch-stabilisierend gehalten werden, was bei dynamischen Bewegungen eine Klarheit für Trainer und Klient/Kunde besonders im Anfänger-und Gruppenunterricht erschwert. Hier gilt „Safety first", und entsprechend eindeutig sollten die Übungsanleitungen formuliert sein!

Gemeinsam ist allen die Vorstellung, dass es zu einem stabilen funktionellen Verhältnis der Wirbelsäulenanteile zueinander kommen muss.

> **❯ Wichtig**
> Die korrekte Definition der **Neutralstellung der Wirbelsäule** ist eine Mittellage der kontraktilen und nicht kontraktilen Strukturen zwischen den jeweiligen Bewegungsamplituden.

Aus der Neutralstellung resultiert eine gleichmäßige Kraftverteilung zwischen allen Segmenten der Wirbelsäule; das setzt aber ein großes Maß an Körpergefühl und Körperkontrolle voraus, wenn – wie im Pilates-Training möglich – mit großen Hebeln gearbeitet wird.

> **❶ Cave**
> **Endgradige Positionen** sind zu **meiden**, da sie den Körper einem erhöhten Risiko von Überlastung und Verletzung aussetzen.

Es gilt, für die Übung spezifische, sinnvolle Positionen zu ermitteln und zu aktivieren, besonders im Anfänger- und Gruppentraining unmissverständliche Formulierungen, klare Definitionen für eine sichere Übungsausführung zu wählen.

> **▶ Beispiel**
> **Anleitung von Ausgangsstellungen: Rücken- und Bauchlage**
> - **Rückenlage:** Anzuleiten ist eine Ausgangsstellung, in der das Kreuzbein und der untere Rippenbogen unter Zugspannung flächig auf der Matte aufliegen („aktivierte Ausgangsstellung in Rückenlage").
> - **Bauchlage:** Über den Hinweis „Rollen Sie das Steißbein leicht ein" wird ein Zug der Sitzknochen in Richtung Fersen aufgebaut, das Becken aufgerichtet und die LBH-Region stabilisiert („aktivierte Ausgangsstellung in Bauchlage"). ◀

> **❯ Wichtig**
> **Aktivierte Ausgangsstellung** bedeutet: mittels Zugspannung axiale Länge herstellen.

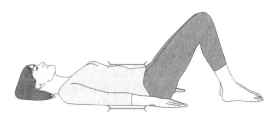

◘ **Abb. 4.9** Neutralstellung der Wirbelsäule: Bridging, Ausgangsposition (Rückenlage, Beine angestellt)

4

■ **Axiale Verlängerung (▣ Abb. 4.10)**

Dieser Begriff wird genutzt, um eine Organisation des Körpers zu beschreiben, die belastende Kompression reduziert und passive/aktive **Kongruenz** optimiert. Je nach Ausrichtung zur Schwerkraft entstehen unterschiedliche Muster der Aktivierung und Positionierung, sowohl im Rumpf als auch in den Extremitäten.

Letztlich entsteht durch axiale Verlängerung **Bewegungsraum** in den Gelenken und dadurch Verringerung von schädigender Reibung und Kompression bei gleichzeitiger Erhöhung von **Tensegrity (Glossar),** mittels Zugspannung.

■ **Becken-Rippen-Verbindung (▣ Abb. 4.11)**

Die im Rahmen der kontraktilen Strukturen vorgestellte Organisation der Körpermitte schafft eine gute Basis – nämlich dynamische Stabilität – für Pilates-Übungen. In der Übungsdynamik kann allerdings nur die Beschreibung der Beziehung zweier Bewegungsanteile hilfreich sein, nicht die statische Position. Im Pilates-Training wird deshalb die Verbindung zwischen den oberen **(Rippen/Brustkorb)** und unteren Anteilen **(Becken)** des Körperzentrums betont.

> ▶ **Beispiel**
>
> **Becken-Rippen-Verbindung**
>
> In **Ruhestellung** (Neutralposition), wie z. B. **Rückenlage,** sollten die unteren Rippen auf dem Boden liegen und das Kreuzbein an allen drei Punkten den Boden berühren. ◀

■ **Gleichmäßige (segmentale) Artikulation (▣ Abb. 4.12)**

Wirbelsäulenbewegungen sollten gleichmäßig ausgeführt werden, um eine **gleichmäßig-konstante Verteilung der Kräfte** zu ermöglichen.

❯❯ „Distribution of movement equals distribution of force."(Anderson 2004)

❯❯ „You must press something down, to lift something up."(Lesson 2011)

Zur Veranschaulichung wird ein auf alle Bewegungsebenen übertragbares Modell gewählt. Zwei Bewegungen stehen sich gegenüber, die **konvexe** (Verlängerung) und die **konkave Bewegung** (Verkürzung). Das Verhältnis der beiden Bewegungsamplituden zueinander bleibt relativ konstant.

━ **Flexionsbewegung:** Bei Rumpfflexion wird eine mäßige Verkleinerung des vorderen Becken-Rippen-Abstands bei gleichzeitiger stärkerer Vergrößerung des hinteren Becken-Rippen-Abstands angestrebt. Die Taillenlängen bleiben unverändert.

━ **Extensionsbewegung:** Bei Rumpfextension wird eine mäßige Verkleinerung des hinteren Becken-Rippen-Abstands und eine stärkere Vergrößerung des vorderen Becken-Rippen-Abstands angestrebt.

━ **Neutralstellung:** Bei neutral eingestellter Wirbelsäule gibt es keine räumliche Veränderung der Becken-Rippen-Verbindung.

━ **Lateralflexion:** Bei Seitneigung wird eine gleichseitige mäßige Verkleinerung bei gegenseitiger Verlängerung der Becken-Rippen-Verbindung erzeugt.

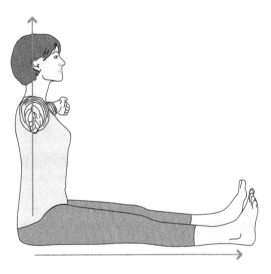

▣ **Abb. 4.10** Axiale Verlängerung: Spine Twist im Sitz, Ausgangsposition

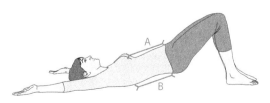

▣ **Abb. 4.11** Becken-Rippen-Verbindung: Bridging, Endposition

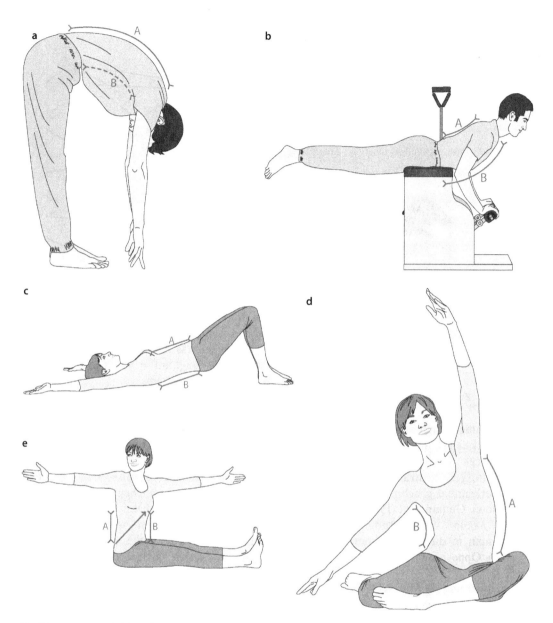

◻ Abb. 4.12 a–e Gleichmäßige (segmentale) Artikulation. **a** Flexion: Roll Down, **b** Extension: Swan, **c** Neutralstellung: Bridging, Endposition, **d** Lateralflexion: Mermaid, **e** Rotation: Spine Twist, Endposition

— **Rotationsbewegung:** Bei Rumpfrotation bleibt eine unverändert stabile Becken-Rippen-Verbindung erhalten. Nur in Kombination mit anderen Bewegungen kommt es zu diagonalen Längenveränderungen der Becken-Rippen-Verbindung.

■ **Push-and-Pull-Aktivierung (dynamische Stabilität) (◻ Abb. 4.13)**

Das **Prinzip der dynamischen Stabilität** zieht sich durch alle Pilates-Übungen. In der Übung wird instruiert, dass ein Hebel gleichsinnig zieht („pull") und der andere Hebel gleichsinnig schiebt bzw. drückt („push"). Agonis-

4

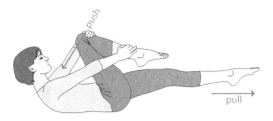

◘ **Abb. 4.13** Push-and-Pull-Aktivierung: Single Leg Stretch

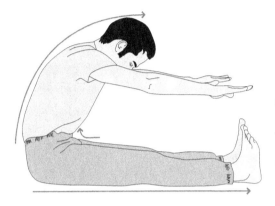

◘ **Abb. 4.14** Zugspannung: Spine Stretch II

ten und Antagonisten werden gleichmäßig abgestimmt aktiviert, mit der Folge, dass der Bewegungsweg dynamisch stabilisiert wird (▶ Abschn. 7.5, **Neutrale Zone**). Ergebnisse sind ein erkennbar gleichmäßiger Bewegungsfluss (Flow), Genauigkeit (Precision) und verstärkte axiale Verlängerung. Traditionell spricht man in diesem Zusammenhang von „**Work in Opposition**".

■ **Zugspannung (◘ Abb. 4.14)**
Dieser Begriff beschreibt ein ähnliches Phänomen. Man geht davon aus, dass durch das **ziehende Aktivieren** jede beliebige Körperstellung in allen drei Körperebenen stabilisiert werden kann. Meist wird dieses Prinzip auf die Kernstruktur des Körpers, die **aktive Aufrechterhaltung der Wirbelsäule** angewandt, um die beiden Pole Kopf und Becken auf Distanz zu bringen. Zugspannung kann aber auch – dann ähnlich verwendet wie axiale Verlängerung, auf die Extremitäten übertragen werden. Unter dem Begriff **Tensegrity** versteht man darüber hinaus die durch Wechsel-

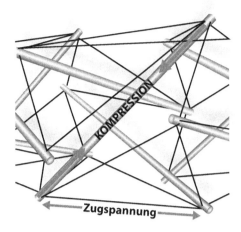

◘ **Abb. 4.15** Tensegrity

wirkung der aktiven und passiven Anteile entstehende **enorme Stabilität von komplexen Verbindungen (◘** Abb. 4.15). Der menschliche Körper zeigt auf vielfältigen Ebenen die Wirkung dieses Prinzips.

■ **Neutralposition (◘ Abb. 4.16)**
Mit diesem Begriff werden Stellungen beschrieben, die eingenommen werden sollen, um eine Übung korrekt auszuführen. Bei genauer Betrachtung erweist sich die Beschreibung einer räumlichen Position nur bedingt als sinnvoll. Vielmehr sollten **funktionell aktivierte Beziehungen** von Bewegungspartnern (Gelenkanteile oder Körperabschnitte) durch entsprechende Anleitung hergestellt werden. Nach dieser Sichtweise wird „**neutral**" dann in dem Sinn verstanden, dass die einwirkenden Kräfte einer Position oder Bewegung neutralisiert werden können (◘ Abb. 4.17). Diese Fähigkeit ist also nicht primär abhängig von einer äußerlichen anatomischen Gegebenheit, sondern einer qualitativen körperlichen Reaktion auf einen Übungsauftrag. Wenn z. B. die Bauchmuskeln eine neutralisierende Wirkung auf die LWS-Extension haben (wie in der Übung „Swan Dive"), befindet sich der untere Rücken in Neutralposition. Reichen Kraft oder dynamische Stabilität der Bewegung nicht aus, entsteht eine Stellung mit Kompression.

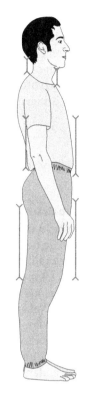

◨ Abb. 4.16   Neutralposition: Stand

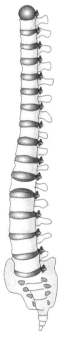

◨ Abb. 4.17   Neutralisierung einwirkender Kräfte

4.1.6 Allgemeine Krankheitsbilder und Kontraindikationen

Pilates-Training ist ein Bewegungstraining, das allgemeine und spezifische Faktoren berücksichtigen sollte, die zu einer eingeschränkten oder gänzlich unangebrachten Ausübung des Trainings führen könnten.

- **Entzündungen**

Neben durch Viren und Bakterien ausgelösten Entzündungen von Gewebe, die im generalisierten Fall mit Fieber und Störungen der Vitalfunktionen einhergehen, spielen lokale, mechanisch verursachte Entzündungen eine große Rolle.

Entzündungszeichen zeigen an, dass Bewegung bzw. Belastung am Ort der Entzündung schädlich sein kann (▶ Übersicht 4.5):

— Die **akute** Entzündung (traumatisch, infektiös) ist meist von allen Zeichen geprägt,

— die **chronische** Entzündung kann lediglich von einigen dieser Zeichen begleitet sein.

Übersicht 4.5: Klassische Entzündungszeichen
- Schwellung (Tumor)
- Wärme (Calor)
- Funktionsbehinderung (Functio laesa)
- Schmerz (Dolor)
- Rötung (Rubor)

---

❶ Cave

Bei einer **akuten Entzündung** ist ein **Training** am Ort der Entzündung grundsätzlich **kontraindiziert,** bei einer chronischen Entzündung kann das Bewegungsverbot relativiert werden.

Während und nach dem Training darf es zu keiner Zunahme der Entzündungszeichen kommen, besonders zu **keiner Verstärkung der Schmerzen.**

■ **Arthrose (Gelenkverschleiß)**

Alle Gelenkflächen des Körpers sind mit einem feinen Knorpelbelag überzogen, wodurch die Gleitfunktion des Gelenks optimiert und reibungsarme Bewegungen ermöglicht werden. Bei Arthrose sind die Knorpelflächen beschädigt, bei einer starken Arthrose sind auch die knöchernen Anteile des Gelenks betroffen. Eine Arthrose wird nach Stufen klassifiziert (I bis IV), die Auskunft geben über die morphologische Ausdehnung des Schadens. **Klinische Zeichen** der Arthrose sind:

- Krepitationen (Bewegungsgeräusche),
- Schmerz,
- Gelenkfehlstellungen,
- Kapselmuster (gelenkspezifische Bewegungshemmung durch Gelenkkapselschrumpfung) und
- „Give Way" (Zeichen der Bewegungsstörung durch Instabilität).

■ **Protrusion, Prolaps (Bandscheibenschäden)**

Die Bandscheiben des Körpers haben Pufferfunktion und ermöglichen eine dreidimensionale Druckverteilung während der Bewegungen des Körpers im Raum. Der wässrige Kern der Bandscheiben (Nucleus pulposus) und der faserige Ring (Anulus fibrosus) stellen eine stabile und gleichzeitig dynamische Verbindung zwischen zwei Wirbeln her. Diese Einheit (Wirbel-Bandscheibe-Wirbel) nennt man **Bewegungssegment.** Verschiedenste Faktoren führen zur **Degeneration der Bandscheiben:**

- Fehlhaltung,
- mechanische Überlastung,
- muskuläre Dysbalance,
- ungünstige Schlafposition,
- Ernährungsfehler.

Zuerst kommt es zu einer Dehydrierung des Nucleus pulposus, dann zu Höhenverlust, Beschädigung des Faserrings, Austreten von Bandscheibengewebe in den Wirbelkanal oder in den äußeren hinteren Zwischenwirbelraum.

Beschwerden sind neben Rückenschmerzen auch Ausstrahlungen in das entsprechende Nervengebiet. Je stärker die Beschädigung ist, umso weiter reichen die Ausstrahlungen in die Peripherie des Körpers. Beeinträchtigung der Stabilität in einem dem Bewegungssegment zugehörigen Hautareal (Dermatom) oder Muskelschwäche in einem durch den Nerv versorgten Muskel (Myotom) sind **Alarmzeichen** und müssen dringend ärztlich untersucht werden.

> ⚠ **Cave**
> Bei Taubheitsgefühl oder Kraftverlust → Arzt aufsuchen!

■ **Stenosen der Wirbelsäule**

Von einer Stenose spricht man, wenn der knöchern gebildete Raum in den Zwischenwirbelräumen oder im Spinalkanal verengt ist. **Ursachen** sind selten angeboren, oft erworben durch Prozesse in den knöchernen Gelenkanteilen aufgrund von Verschleiß. **Symptome** sind weniger Schmerz im Rücken als Ausstrahlungen im Nervenverlauf, meist verstärkt in aufrechter Körperhaltung, bei Hohlrundrücken oder in verengenden Körperpositionen wie Bauchlage.

■ **Spondylolisthese (Wirbelgleiten)**

Die Wirbelsäulensegmente werden mittels passiver und aktiver Strukturen stabilisiert. Bei einem Wirbelgleiten liegt eine **fehlende passive Stabilität** vor. **Ursache** ist meist ein knöcherner Defekt im Bereich des Wirbelbogens. In der Regel sind diese knöchernen Defekte angeboren, selten sind sie durch lang anhaltende extreme Belastungen (Kunstturnen, Tennis u. Ä.) erworben. **Symptome** sind neben Schmerzen im Rücken auch Ausstrahlungen in beide Beine oder in den medialen Oberschenkelbereich sowie ein Instabilitätsgefühl („Durchbrechen").

> ⚠ **Cave**
> Pilates-Übungen, die das Gleiten provozieren, sind zu vermeiden. Da es in den meisten Fällen zu einem **Gleiten nach ventral** kommt, sind vor allem Überstreckungen zu vermeiden, seltener Beugebewegungen (bei Gleiten nach dorsal).

■ **Hallux valgus**

Das durch eine starke Abweichung des Großzehengrundgelenks gekennzeichnete Krankheitsbild hat genetische und erworbene Ursachen. Die Beeinträchtigung des Abrollens im Vorfuß führt zu schmerzhaften Entzündungen und Arthrose im Großzehengrundgelenk. Eine Spätform ist der **Hallux rigidus,** wobei es zu einer Einsteifung des Gelenks kommt.

Zu Beginn eines Pilates-Trainings sollten weitere Störungen in der Bewegungskette analysiert werden. Übungsziel ist eine genaue **schmerzfreie Achsenbelastung.**

■ **Osteoporose**

Die Abnahme der Knochendichte (Osteopenie) ist die Vorstufe der Osteoporose, die sich durch verminderte Belastbarkeit und Gefahr von Frakturen auszeichnet. Vor allem im Bereich der spongiösen Knochenstrukturen des Körpers (lange Röhrenknochen, Wirbelkörper) treten durch die Osteoporose kritische Situationen auf. **Erste Zeichen** sind Schmerzen bei Belastung, später auch in Ruhe, direkt im Bereich der Osteoporose. Bei stark herabgesetzter Knochendichte (mehr als 20 % im Vergleich zur Altersgruppe) kann es durch Kompression zu einem **spontanen Zusammenbrechen der Belastungszone** kommen. Entsprechend müssen im Pilates-Training komprimierende Kräfte auf die Wirbelkörper (ausgelöst durch Flexions- und Lateralflexionsbewegungen unter Kompression oder Last) bei bekannter Osteoporose dringend vermieden werden.

Die **Entstehung der Osteoporose** wird in Zusammenhang gebracht mit

- hormonellen Schwankungen (Menopause),
- Training bzw. Bewegung,
- Ernährung und
- generalisierten Erkrankungen (Nierenprobleme, Krebs).

🛈 Cave

Keine Beugebewegungen mit Druck oder Last!

■ **Endoprothesen**

Die Technik des Gelenkersatzes (Totalendoprothese, TEP) hat sich in den letzten 3 Jahrzehnten stark entwickelt. 70 % aller Endoprothesen sind Hüftendoprothesen, 20 %

Knieendoprothesen und wenige Schulter-, Ellenbogen- oder Sprunggelenkendoprothesen. Durch die trauma- oder verschleißbedingte Zerstörung eines Gelenks bietet sich über eine TEP eine funktionell stabile, schmerzfreie Alternative.

🛈 Cave

Je nach chirurgischem Vorgehen und mechanischen Eigenschaften der implantierten Prothese sind bestimmte **Bewegungen** und **Belastungen zu vermeiden:**
- **Hüft-TEP:** Innenrotation, Adduktion und forcierte Flexion über 90°.
- **Knie-TEP:** endgradige Extension, forcierte Flexion und Unterschenkelrotation.

Da die Endoprothesen selbst keine Schmerzen auslösen können, müssen diese Bewegungen auch vermieden werden, wenn keine direkten Schmerzen auftreten. Die Beschwerden bei Überlastung treten oft im Nachhinein auf und können langfristig zu einer frühzeitigen Lockerung der Endoprothesen führen. Aus diesem Grund sollten **Vibrationen** bzw. Erschütterungen (Sprünge u. Ä.) vermieden werden.

■ **Herz-/Blutdruckprobleme**

Bei eingeschränkter Belastbarkeit des Herz-Kreislauf-Systems sollten in enger Absprache mit den behandelnden Ärzten die Vorsichtsmaßnahmen auf das Pilates-Training abgestimmt werden. Im Allgemeinen sollte ein Pilates-Training keine größeren Belastungen im Herz-Kreislauf-System auslösen, da es keine besondere kardiovaskuläre Beanspruchung verursacht. Unter Umständen kann **länger andauerndes Üben** in Rückenlage (speziell bei Umkehrpositionen) zu Herz-Kreislauf-Belastungen bei Bluthochdruck führen.

■ **Glaukom (erhöhter Augeninnendruck)**

Bei erhöhtem Augeninnendruck sind invertierte Körperpositionen zu meiden, da durch das Druckgefälle vom erhöhten Körperzentrum zum tieferliegenden Kopf eine **Drucküberlastung im Auge** entstehen könnte.

4

ⓘ Cave

Invertierte Körperpositionen meiden!

■ Hernien (Gewebebrüche)

Hernien treten meist im Leistenband auf (Lig. inguinale). **Ursache** ist i. d. R. eine allgemeine Gewebeschwäche mit mechanischer Überlastung. Außerdem treten **Rektusdiastasen** (Auseinanderweichen der Bauchmuskelscheidewand) nach Schwangerschaften oder bei Übergewicht und mangelnder Stützkraft im Bauch auf. Selten kommt es zu **Zwerchfellbrüchen;** diese sind oft am Hiatus ösophagus (Durchtritt der Speiseröhre durch das Zwerchfell) lokalisiert.

ⓘ Cave

Wegen der herabgesetzten Belastbarkeit des Gewebes muss darauf geachtet werden, dass **keine** zusätzliche **lokale Belastung** während der Übungen entsteht.

Bewegungen mit langem Hebel **sowie Übungen mit** Dominanz der geraden Bauchmuskulatur **und** Pressen **sind zu vermeiden!**

■ Fibromyalgie

Das sog. Weichteilrheuma ist ein Symptomkomplex mit **Schmerzlokalisation im Muskel und Bindegewebe.** Dabei findet man Triggerpunkte (reflexogene Muskelknoten) an unterschiedlichsten Stellen, die Berührungs- und Druckempfindlichkeit des Körpers ist stark erhöht. Im Training müssen Schmerz und Überlastung vermieden werden. Im Vordergrund stehen bewegungs- und zirkulationsverbessernde Übungen.

ⓘ Cave

Übermüdung und Schmerzen vermeiden!

■ Kompressionssyndrome

An funktionellen Engstellen des Körpers (v. a. Oberkörper/Schulterregion) treten zirkulatorische und mechanische Kompressionen auf. **Beschwerdebilder** sind u. a.:

- Impingementsyndrom (Periarthritis humeroscapularis, PHS),
- Karpaltunnelsyndrom (KTS),
- Thoracic outlet-Syndrom (TOS).

Gemeinsam ist allen eine Verengung aufgrund struktureller oder funktioneller Störungen.

Im Pilates-Training kann auf diese Beschwerdebilder durch **öffnende, stabilisierende Übungen** eingegangen werden.

■ Schwangerschaft

- Im Rahmen einer Schwangerschaft gibt es spezifische Veränderungen, die bestimmte **Vorsichtsmaßnahmen** notwendig machen:
- **Zu Beginn der Schwangerschaft** (1. bis 3. Monat) darf nicht stark dynamisch unter Einsatz der Bauch- und Beckenbodenmuskulatur geübt werden.
- Im **2. und 3. Trimester** sollte eine längere Rückenlage (mehr als 5 min) vermieden werden, da es zu einem Vena-cava-Insuffizienz-Syndrom kommen könnte.
- **Nach der Entbindung** sollte Pilates-Training für 4–6 Wochen nur im Rahmen der Rückbildung ausgeführt werden. Bei unauffälliger Bauchwand (keine Rektusdiastase) und Schmerzfreiheit im Bauch-, Becken- und Beckenbodenbereich sollte mit Betonung der schrägen und tiefen Bauchmuskulatur langsam steigernd geübt werden.

■ Zusammenfassung

In ❏ Tab. 4.3 sind die Kontraindikationen der vorgestellten Krankheitsbilder zusammengefasst.

◘ Tab. 4.3   Kontraindikationen

Krankheitsbild	Kontraindikation
Entzündung	Belastung am Ort der Entzündung
Arthrose	Reibung und Druck in Gelenken, unkontrollierte Bewegungen
Protrusion/ Prolaps	Druck, Verstärkung von Ausstrahlungen
Stenose	Verengende Bewegungen
Wirbelgleiten	Überstreckung, schwunghafte Bewegungen
Hallux valgus	Scherbewegungen, schlechte Ausrichtung der unteren Extremität
Osteoporose	Flexion und Lateralflexion, besonders unter Belastung, Stöße auf belastete Zonen (z. B. Springen)
Endoprothese	Adduktion, Innenrotation und Flexion über 90° unter Druck
Herz-Kreislauf-Probleme	Überlastung, starke Ermüdung, Überkopfhaltungen
Erhöhter Augendruck	Überkopfhaltungen
Gewebebrüche	Druck auf gefährdete Gewebe über lange Hebel, große Lasten
Fibromyalgie	Belastungen in schmerzempfindlichen Bereichen, Ermüdung
Kompressionssyndrome	Druck in gefährdeten Strukturen
Schwangerschaft	Lange Rückenlage, starke Dehnung, hohe Belastung

4.2   Parameter der Regression und Progression

Ausgehend von den eigentlichen Pilates-Übungen werden durch **Veränderungen einzelner Komponenten** sinnvolle Möglichkeiten der Anpassung geschaffen, ohne die Übung völlig zu verändern.

Diese Anpassungen dienen dem Zweck, einen optimalen **Lernfortschritt** zu erzielen.

Weder soll der Anfänger überfordert noch der Fortgeschrittene unterfordert werden. Didaktisch wird so eine erfolgreiche, schmerzfreie, die Erwartungen des Kunden/Klienten übertreffende Bewegungserfahrung ermöglicht. Erst im zweiten Schritt können dann andere Pilates-Übungen das Übungsprogramm weiterführen.

❯ **Wichtig**
Jede Pilates-Übung kann an den Klienten angepasst **modifiziert** werden, im Sinne einer
  − Regression (Vereinfachung) oder
  − Progression (Steigerung).

In ▸ **Übersicht** 4.6 sind die Veränderungsmöglichkeiten der Pilates-Übungen zusammengefasst.

Übersicht 4.6: Regression und Progression von Übungen
  − Hebellänge
  − Geschwindigkeit
  − Widerstand
  − Unterstützungsfläche
  − Bewegungsamplitude
  − Bewegungsebenen und -achsen
  − Anleitung

■ **Hebellänge**
Die Hebellänge des auf das Bewegungszentrum wirkenden Hebelarms ist für die **Belastung** entscheidend. Dabei können sowohl konstitutionelle Faktoren als auch Veränderungen im Übungsaufbau eine Rolle spielen. So werden Kunden mit im Verhältnis zum Oberkörper langen Beinen oder Armen eine andere Anstrengung erfahren als Kunden mit kürzeren Extremitäten. Die Stellung des Oberkörpers zur Übungsachse, das Heben eines Arms oder Beins bzw. beider Arme und Beine verändert unmittelbar den Schweregrad der Pilates-Übung.

■ **Geschwindigkeit**
Die Geschwindigkeit der Übungsausführung wird je nach Übungsauswahl eine Erleichterung oder Erschwernis bringen. Grund-

4

sätzlich gilt, bei allen Pilates-Übungen eine **gleichmäßige Bewegungsgeschwindigkeit** (sog. Flow) anzustreben, jedoch gibt es auch **Ausnahmen,** wenn z. B. eine dynamische Phase aktiviert oder ein schwieriger Übungsteil (endgradige Bewegung mit langem Hebel) kontrolliert werden soll. Im Allgemeinen erschwert die langsame Bewegungsausführung die Übungen, da es dadurch zu einer größeren Genauigkeit und Integration kommt.

■ Widerstand
Um Widerstand in Übungen aufzubauen, bieten sich vor allem die **Pilates-Geräte** an. Mittels Federn werden dynamische Widerstände in Abhängigkeit von der Dehnung der Federn genutzt. Die Widerstände dienen eher selten einer direkten Erhöhung der konzentrischen Muskelanstrengung. Meist werden konzentrischer und exzentrischer Bewegungsweg, aber auch die indirekt geforderte Stabilität des Bewegungszentrums (Rumpf/Körpermitte) durch die Widerstände trainiert. Insofern können bei bestimmten Übungen gerade **kleine Widerstände** ein Erschweren der Übungsausführung bewirken, da sie weniger Möglichkeiten zur distalen Verankerung bieten. Außerdem werden Widerstände über **Kleingeräte** (elastisches Band, Stock, Ball u. a.) zur Verstärkung des Übungsziels eingesetzt.

■ Unterstützungsfläche
Verminderung der Unterstützungsfläche führt zu einer Erschwernis der Übung. Dies kann durch Benutzen einer **instabilen Unterlage** (Roller, Balance Pad, Matte) oder Veränderung der Kontaktpunkte des Körpers zum Boden oder Gerät bewirkt werden.

■ Bewegungsamplitude (Bewegungsaus maß)
Unterschiedliche Bewegungen in den Gelenken erfordern verschiedene Stabilisationsaktivierungen. Des Weiteren werden die Bewegungen mehrerer Gelenke funktionell zusammengefasst, durch bewusste Wahl einer in allen Anteilen einer Bewegungskette nicht verriegelten Gelenkstellung. Die **Isolation** einer **Amplitude** vereinfacht, die gleichzeitige **Kontrolle mehrerer Bewegungsamplituden** erschwert die Pilates-Übung.

■ Bewegungsebenen und -achsen
Unser Körper kennt drei Freiheitsgrade, mit entsprechenden Bewegungsebenen und -achsen. Wird eine Übung in einer Bewegungsebene ausgeführt, werden die Muskeln lediglich in der Stabilisation der Bewegungsachse in dieser Ebene gefordert. Bei **Einbeziehen mehrerer Bewegungsebenen** werden multidimensionale, komplexe Verbindungen aktiviert. Dabei spielen nicht nur die Muskeln eine Rolle, sondern auch das **propriozeptive System,** das die Gelenkstellungen über die Sensoren für Tiefensensibilität rückmeldet. Um größtmöglichen funktionellen Nutzen zu erzielen, wird die Wahrnehmung einer gesunden, effektiven Achsenbelastung in vielen Pilates-Übungen unterrichtet.

■ Anleitung
Die Art und Weise der Anleitung durch den Pilates-Trainer/Therapeuten ist ein wesentlicher Faktor für Re- und Progression. Da jede Übung einen komplexen Lernfortschritt auf mentaler, somatischer und kognitiver Ebene erfordert, kann die **Betonung einzelner Übungsteile** innerhalb der Übung eine zusätzliche Erschwernis oder Erleichterung bringen. Je stärker der Lernfortschritt, umso mehr werden Anleitung und Korrekturen reduziert oder differenziert und so die Eigenkompetenz des Kunden gefordert.

4.3   Techniken zur Testung

In diesem Abschnitt werden sinnvolle praktikable Techniken zur Testung von Kunden und die entsprechende Zuordnung zu Trainingszielen vorgestellt. Eine **Testung**
- erleichtert den Zugang zum Kunden,
- verbessert die Compliance zwischen Kunde und Trainer/Therapeut und
- schafft Möglichkeiten zur Ermittlung des Ausgangsniveaus und einer späteren Erfolgskontrolle.

Die vorgestellten Tests werden entweder vor Aufnahme in ein Gruppentraining durchgeführt oder sind Teil eines Personal Trainings. Die Testübungen sind bewusst an das Pilates-Übungsrepertoire angelehnt.

■ **Pilates-Fitness-Screening**

Diese 15 Tests (▶ Übersicht 4.7) ermöglichen eine für die Pilates-Übungen spezifische Bestimmung spezieller und allgemeiner Kraft, Beweglichkeit und Koordination. Sie erleichtern zudem eine Einschätzung, ob bestimmte Pilates-Übungen zum aktuellen Zeitpunkt durchführbar sind.

> **Übersicht 4.7: Tests für das Fitness-Screening**
> 1. Wandstehen
> 2. Halbe Hocke
> 3. Hocke
> 4. Fersenheben
> 5. Liegestütz/Push Up
> 6. Seitstütz
> 7. Superman
> 8. Schulterflexion in Bauchlage
> 9. Anfersen
> 10. Press Up Bauchlage/Swan
> 11. Hundred/Abdominals
> 12. Roll Up
> 13. Langsitz
> 14. Grätsche/Hüftabduktion
> 15. Z-Sitz

Die Übungsausführung wird anhand von Beurteilungskriterien mit 3 bis 0 Punkten bewertet. Um das **Fitnesslevel** festzulegen, wird die Gesamtpunktzahl durch die Anzahl der Übungsaufgaben dividiert und nach folgendem **Bewertungsschlüssel** beurteilt:

— 3 Punkte: Fortgeschritten
— 2 Punkte: Mittleres Leistungsniveau
— 1 Punkt: Anfänger

■■ **1. Wandstehen (▫ Abb. 4.18)**

Testkomponenten

— Haltungskontrolle und Ausrichtung der Wirbelsäule
— Abduktion und Außenrotation der Schultergelenke

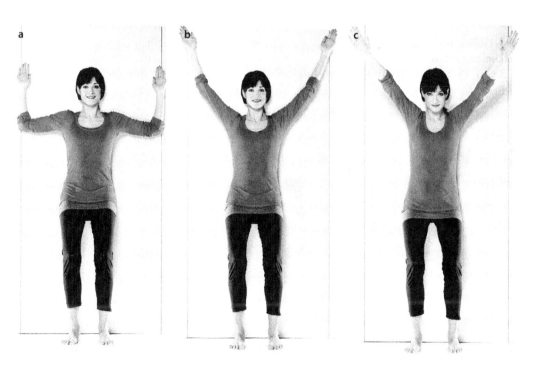

▫ **Abb. 4.18** a–c Wandstehen. **a** Ausgangsposition, **b** korrekte Ausführung, **c** Fehlerbild

4

Ausführung
- Mit einer Fußlänge Abstand von der Wand stehen
- An die Wand lehnen: Becken, Brustwirbelsäule, Schultern, Hinterkopf und Arme sind in U-Halte mit Kontakt zur Wand
- Arme langsam diagonal nach oben ausstrecken, dabei den Wandkontakt nicht verlieren

Beurteilungskriterien
- Ruhestellung der Wirbelsäule kann gehalten werden
- Wandkontakt (Kreuzbein/BWS) kann auch bei vollständiger Streckung der Arme (Abduktion) beibehalten werden

Bewertungsschlüssel
- **3 Punkte:** Erfüllt alle o. g. Beurteilungskriterien und kann die Position halten
- **2 Punkte:** Ruhestellung der Wirbelsäule kann gehalten werden, Arme werden weniger als 50 % gestreckt
- **1 Punkt:** Ruhestellung der Wirbelsäule kann nicht gehalten werden, oder Arme finden keinen Wandkontakt
- **0 Punkte:** Nicht gekonnt/nicht versucht/Schmerzen

▪▪ 2. Halbe Hocke (◘ Abb. 4.19)
Testkomponenten
- Kraft, Dehnfähigkeit und Ausrichtung der Beine

- Fähigkeit zur isolierten Bewegung von Hüfte, Becken und LWS
- Fähigkeit, die Wirbelsäule aufrecht und ruhig halten zu können

Ausführung
- Stand: Füße hüftbreit parallel, Arme schulterhoch parallel zum Boden ausgestreckt
- Knie 45° beugen, dabei Fersen auf dem Boden lassen
- Arme schulterhoch parallel zum Boden halten
- Wirbelsäule ist gestreckt
- Hüfte, Knie und Sprunggelenke sind ausgerichtet

Beurteilungskriterien
- Knie können 45° gebeugt werden, und Fersen halten Bodenkontakt
- Arme können parallel zum Boden gehalten werden, Schultern bleiben tief und entspannt
- Wirbelsäule kann während der Beugung der Beine gestreckt gehalten werden
- Hüfte, Knie und Sprunggelenke bleiben ausgerichtet

Bewertungsschlüssel
- **3 Punkte:** Erfüllt alle o. g. Beurteilungskriterien und kann die Position 30 s halten
- **2 Punkte:** Weist eins der o. g. Kriterien nicht auf

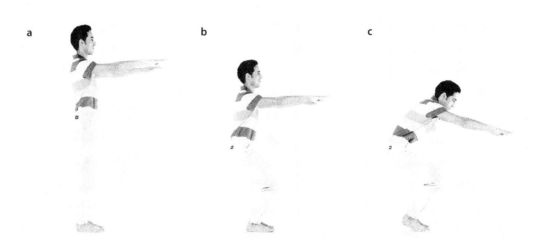

◘ **Abb. 4.19**   a–c Halbe Hocke. **a** Ausgangsposition, **b** korrekte Ausführung, **c** Fehlerbild

- **1 Punkt:** Weist zwei der o. g. Kriterien nicht auf
- **0 Punkte:** Nicht gekonnt/nicht versucht/ Schmerzen

▪▪ 3. Hocke (◩ Abb. 4.20)
Testkomponenten
- Beinkraft
- Kontrolle der Beinachse bei Hüft-/Knieflexion

Ausführung
- Stand, Füße hüftbreit parallel, Arme schulterhoch parallel zum Boden ausgestreckt
- Fließend in die Hocke gehen
- Arme schulterhoch parallel zum Boden halten
- Wirbelsäule ist gestreckt
- Hüfte, Knie und Sprunggelenke sind ausgerichtet

Beurteilungskriterien
- Stufenlose Auf- und Abbewegung ist möglich
- Wirbelsäule kann während der Beugung der Beine gestreckt gehalten werden
- Hüfte, Knie und Sprunggelenke sind ausgerichtet

Bewertungsschlüssel
- **3 Punkte:** Erfüllt alle o. g. Beurteilungskriterien

- **2 Punkte:** Bewegung ausgeführt, aber stufenlose Beugung nicht möglich bzw. Verlust der Ausrichtung
- **1 Punkt:** Keine vollständige Beugung/Streckung möglich bzw. braucht Hilfe
- **0 Punkte:** Nicht gekonnt/nicht versucht/ Schmerzen

▪▪ 4. Fersenheben (◩ Abb. 4.21)
Testkomponenten
- Kraft der Wadenmuskulatur
- Gleichgewicht

Ausführung
- Einbeinstand, Arme schulterhoch parallel zum Boden
- Stufenlos die Fersen heben, senken
- Die Hände des Trainers dürfen mit den Fingerspitzen berührt werden

Beurteilungskriterien
- Vollständige Plantarflexion des Sprunggelenks
- Kein Verlust der Ausrichtung

Bewertungsschlüssel
- **2 Punkte:** Kann ohne Fingerspitzenberührung 5 Wiederholungen mit vollem Bewegungsradius ausführen
- **1 Punkt:** Kann weniger als 5 Wiederholungen ausführen und benötigt mehr Halt
- **0 Punkte:** Nicht gekonnt/nicht versucht/ Schmerzen

a   b   c

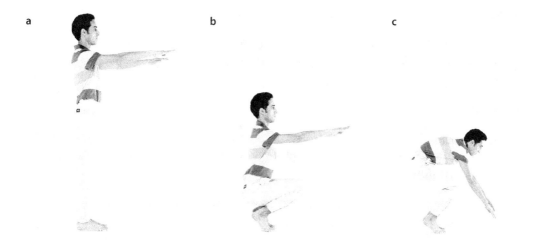

◩ **Abb. 4.20** a–c Hocke. **a** Ausgangsposition, **b** korrekte Ausführung, **c** Fehlerbild

4

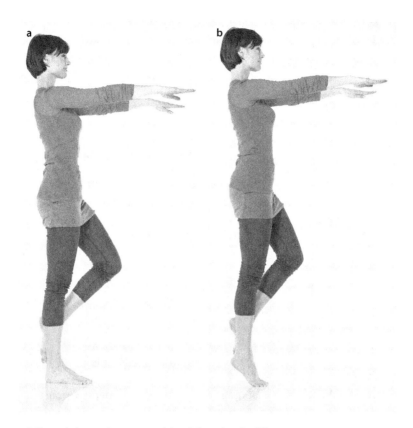

◘ **Abb. 4.21**   **a, b** Fersenheben. **a** Ausgangsposition, **b** korrekte Ausführung

▪▪ 5. Liegestütz (◘ Abb. 4.22)

Testkomponenten
— Kraft der Arm- (Trizeps-) und Brust-
  muskulatur
— Rumpfstabilität
— Stabilität der Schulterblätter

Ausführung
— In Liegestützposition Ellenbogen mit brei-
  tem Abstand der Schulterblätter beugen
— Bodenabstand des Körpers ca. 5 cm
— In die Ausgangsstellung zurückkehren

Beurteilungskriterien
— Ruhestellung der Wirbelsäule kann gehalten werden
— Anbindung der Schulter an den Rumpf
  kann hergestellt werden
— Handgelenke, Ellenbogen und Schultern
  sind ausgerichtet

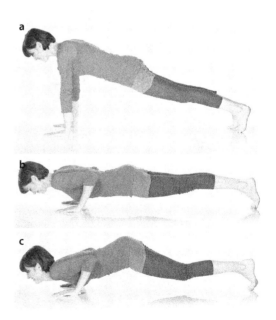

◘ **Abb. 4.22**   **a–c** Push Up/Liegestütz. **a** Ausgangsposition, **b** korrekte Ausführung, **c** Fehlerbild

Bewertungsschlüssel

- **3 Punkte:** Kann den Test 1-mal nach den o. g. Beurteilungskriterien ausführen
- **2 Punkte:** Kann den Test 1-mal nach den o. g. Beurteilungskriterien ausführen, aber die Arme sind abduziert
- **1 Punkt:** Kann Ruhestellung der Wirbelsäule nicht halten, den Körper nicht absenken und muss die Übung modifizieren (Knie aufsetzen)
- **0 Punkte:** Nicht gekonnt/nicht versucht/ Schmerzen

▪▪ 6. Seitstütz (◻ Abb. 4.23)

Testkomponenten

- Rumpf-, Schulter- und Sprunggelenksstabilität
- Kraft der Hüftabduktoren

Ausführung

- Ellenbogenstütz in Seitlage

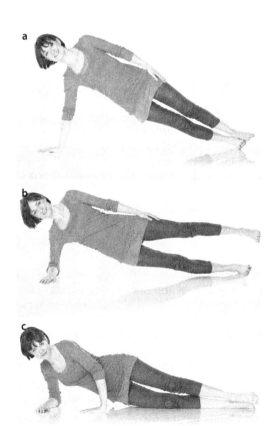

◻ **Abb. 4.23** **a–c** Seitstütz. **a** Ausgangsposition, **b** korrekte Ausführung, **c** Fehlerbild

- Das untere Bein in Dorsalflexion auf der Fußaußenkante belasten
- Das obere Bein anheben und 3 s halten

Beurteilungskriterien

- Rumpf- und Schulterstabilität kann gehalten werden
- Gleichgewicht kann gehalten werden

Bewertungsschlüssel

- **3 Punkte:** Kann den Test nach den o. g. Beurteilungskriterien ausführen
- **2 Punkte:** Kann den Test nach den o. g. Beurteilungskriterien ausführen, aber das obere Bein nicht anheben
- **1 Punkt:** Kann Hüfte anheben, aber weder Gleichgewicht noch Stabilität halten. Muss modifizieren: obere Hand aufstützen, unteres Bein gebeugt – auf Knie stützen
- **0 Punkte:** Nicht gekonnt/nicht versucht/ Schmerzen

▪▪ 7. Superman (◻ Abb. 4.24)

Testkomponenten

- Rumpfkraft, Hüftflexibilität in Extension
- Schulterorganisation

Ausführung

- Bauchlage, Beine hüftbreit geöffnet
- Arme, gestreckte Beine und Oberkörper anheben

Beurteilungskriterien

- Kann Wirbelsäule ohne Verlust der axialen Länge anheben
- Kann Oberschenkel anheben
- Kann gestreckte Arme anheben und Schultern korrekt (tief) halten

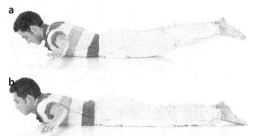

◻ **Abb. 4.24** **a, b** Superman. **a** Korrekte Ausführung, **b** Fehlerbild

Bewertungsschlüssel
- **3 Punkte:** Kann den Test nach den o. g. Beurteilungskriterien ausführen
- **2 Punkte:** Kann Brustkorb nicht anheben oder zieht Schultern hoch
- **1 Punkt:** Kann Brustbein oder Oberschenkel nicht anheben und zieht Schultern hoch
- **0 Punkte:** Nicht gekonnt/nicht versucht/ Schmerzen

▪▪ 8. Schulterflexion in Bauchlage (▣ Abb. 4.25)

Testkomponente
- Bewegungsradius der Schulter in Bauchlage

Ausführung
- Bauchlage, Kopf liegt auf dem Boden
- Arme sind schulterbreit nach vorne ausgestreckt
- Beine sind hüftbreit geöffnet

Beurteilungskriterien
- Kann Schultern mit ausgestreckten Armen tief halten, keine Anspannung des oberen Trapezmuskels
- Kann Ruhestellung der Wirbelsäule halten, d. h. keine Überstreckung der Hals- bzw. Lendenwirbelsäule

Bewertungsschlüssel
- **3 Punkte:** Kann den Test nach den o. g. Beurteilungskriterien ausführen und Arme ca. 2,5 cm über dem Boden halten
- **2 Punkte:** Kann den Test nach den o. g. Beurteilungskriterien ausführen, aber nicht beide Arme anheben
- **1 Punkt:** Kann Arme nicht schulterbreit geöffnet ausstrecken und Ruhestellung der Wirbelsäule halten. Muss modifizieren: Arme nur diagonal ausgestreckt und angehoben

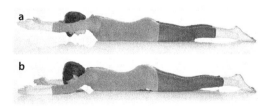

▣ **Abb. 4.25   a, b** Schulterflexion in Bauchlage. **a** Korrekte Ausführung, **b** Fehlerbild

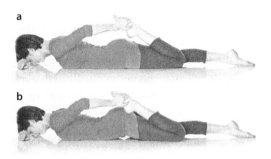

▣ **Abb. 4.26   a, b** Anfersen. **a** Korrekte Ausführung, **b** Fehlerbild

- **0 Punkte:** Nicht gekonnt/nicht versucht/ Schmerzen

▪▪ 9. Anfersen (▣ Abb. 4.26)

Testkomponente
- Flexibilität der Hüftflexoren: Mm. rectus femoris und iliopsoas

Ausführung
- Bauchlage
- Einen Fuß fassen
- Eine Hand unter die Stirn legen, Kopf ablegen
- Knie sind geschlossen
- Schambein in Richtung Bauchnabel ziehen, Becken aufgerichtet halten
- Oberschenkel anheben

Beurteilungskriterien
- Kann Ruhestellung der Wirbelsäule (Becken aufgerichtet) halten
- Kann Becken ohne Rotation bzw. Lateralflexion halten
- Kann den Oberschenkel anheben

Bewertungsschlüssel
- **3 Punkte:** Kann die Bewegungsaufgabe nach den o. g. Beurteilungskriterien ausführen
- **2 Punkte:** Kann die Bewegungsaufgabe nach den o. g. Beurteilungskriterien ausführen, aber den Oberschenkel nicht anheben
- **1 Punkt:** Kann den Fuß nicht festhalten (nur mit Hilfe), und kann Beckenaufrichtung nicht halten
- **0 Punkte:** Nicht gekonnt/nicht versucht/ Schmerzen

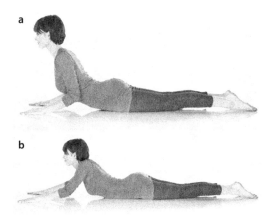

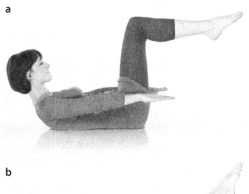

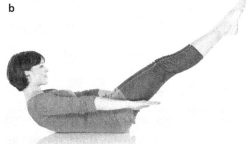

◻ Abb. 4.27 **a, b** Press Up in Bauchlage/Swan. **a** Korrekte Ausführung, **b** Fehlerbild

■■ **10. Press Up in Bauchlage (◻ Abb. 4.27)**

Testkomponenten
- Beweglichkeit der Wirbelsäule in Extension
- Verteilung der Streckung in den einzelnen HWS-, BWS- und LWS-Segmenten
- Ausrichtung von Schultern und Armen im Stütz unter Belastung

Ausführung
- Aktivierte Ausgangsstellung der Wirbelsäule in Bauchlage
- Beine sind hüftbreit gestreckt
- Hände sind seitlich an der Brust
- Ellenbogen sind eng am Körper, zeigen zur Decke

Beurteilungskriterien
- Keine Hyperextension in der Halswirbelsäule
- Gleichmäßige Streckung der Brustwirbelsäule
- Aufrichtung des Beckens und Schambeinkontakt mit Matte
- Streckung in der Hüfte
- Aktivierte Bauchdecke
- Schultern stehen tief
- Arme sind korrekt ausgerichtet

Bewertungsschlüssel
- **3 Punkte:** Kann die Bewegungsaufgabe nach den o. g. Beurteilungskriterien ausführen

- **2 Punkte:** Kann Bewegung ausführen, aber ohne gleichmäßige Artikulation der Wirbelsäule
- **1 Punkt:** Kann die Wirbelsäule nicht gleichmäßig bis zur vollen Streckung anheben
- **0 Punkte:** Nicht gekonnt/nicht versucht/ Schmerzen

■■ **11. Abdominals (Bauchmuskeln) (◻ Abb. 4.28)**

Testkomponente
- Aktivierung und Ansteuerung der Bauchmuskulatur bei Flexion der Wirbelsäule

Ausführung
- Rückenlage
- Aktivierte Ausgangsstellung in Table-Top-Position
- Arme sind seitlich auf dem Boden abgelegt
- Kopf und Schultern anheben
- Beine zur Decke ausstrecken und zum Boden senken

◻ Abb. 4.28 **a, b** Abdominals (Bauchmuskeln). **a** Ausgangsposition, **b** Endposition

4

Beurteilungskriterien
- Table-Top Position kann gehalten werden
- Keine Vorwölbung des M. rectus abdominis
- Beine können ohne Verlust der aktivierten Ausgangsstellung zur Decke gestreckt werden
- Beine können ohne Verlust der Rumpfkontrolle gesenkt werden
- Organisation der Schultern bleibt erhalten

Bewertungsschlüssel
- **3 Punkte:** Kann die Bewegungsaufgabe nach den o. g. Beurteilungskriterien ausführen und Beine bis 10 cm über den Boden senken
- **2 Punkte:** Kann Bewegung ausführen, aber Beine kaum senken
- **1 Punkt:** Kann Oberkörper ohne Verlust der Grundspannung anheben, aber Beine nicht ausstrecken
- **0 Punkte:** Nicht gekonnt/nicht versucht/ Schmerzen

■ ■ 12. Roll Up (◘ Abb. 4.29)
Testkomponenten
- Artikulation der Wirbelsäule in Flexion
- Bauchmuskelkraft
- Organisation der Schultern

Ausführung
- Rückenlage
- Arme sind nach hinten ausgestreckt
- In den Sitz hoch- und abrollen

Beurteilungskriterien
- Gleichmäßig fließende Bewegung, ohne Schwungholen und Anheben der Beine
- Becken- und Rumpforganisation bleibt während der Bewegung stabil
- Organisation der Schultern bleibt erhalten

Bewertungsschlüssel
- **3 Punkte:** Kann die Bewegungsaufgabe nach den o. g Beurteilungskriterien ausführen
- **2 Punkte:** Keine vollständige Artikulation der Wirbelsäule möglich
- **1 Punkt:** Übung muss modifiziert werden
- **0 Punkte:** Nicht gekonnt/nicht versucht/ Schmerzen

a
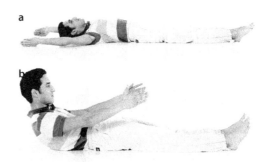

b

c
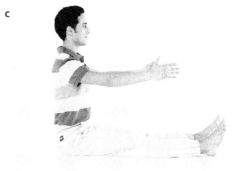

d
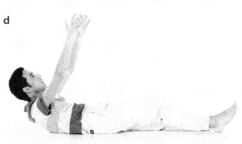

◘ **Abb. 4.29** **a–d** Roll Up. **a** Ausgangsposition, **b** korrekte Rollbewegung, **c** Endposition, **d** Fehlerbild

■ ■ 13. Langsitz (◘ Abb. 4.30)
Testkomponenten
- Flexibilität der Muskeln der Beinrückseite
- Fähigkeit zur aufrechten Sitzhaltung

Ausführung
- Sitz
- Schulterbreit gegrätschte Beine
- Aktivierte Ausgangsstellung der Wirbelsäule

Beurteilungskriterien
- Beine sind gestreckt, Wirbelsäule ist aufgerichtet
- Schultern sind entspannt

a

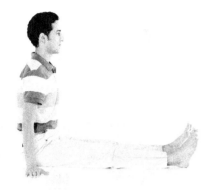

a

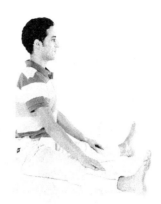

b

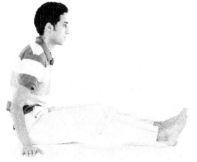

b

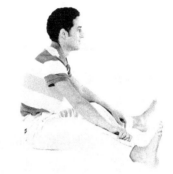

◨ **Abb. 4.30 a, b** Langsitz. **a** Korrekte Ausführung,
b Fehlerbild

◨ **Abb. 4.31 a, b** Hüftabduktion sitzend. **a** Korrekte
Ausführung, **b** Fehlerbild

Bewertungsschlüssel
— **3 Punkte:** Kann die Bewegungsaufgabe
  nach den o. g. Beurteilungskriterien ausführen und Oberkörper noch leicht nach
  vorne neigen
— **2 Punkte:** Aktivierte Ausgangsstellung der
  Wirbelsäule kann nicht gehalten werden
— **1 Punkt:** Aktivierte Ausgangsstellung der
  Wirbelsäule kann nicht gehalten, die Beine
  können nicht gestreckt werden
— **0 Punkte:** Nicht gekonnt/nicht versucht/
  Schmerzen

■■ **14. Hüftabduktion sitzend (◨ Abb. 4.31)**
Testkomponenten
— Flexibilität der Hüftadduktoren und des
  Hüftgelenks
— Fähigkeit zur aufrechten Körperhaltung
  im Sitz

Ausführung
— Sitz evtl. an einer Wand
— Beine > 45° von der Mittellinie aus ge-
  öffnet und gestreckt

— Aktivierte Ausgangsstellung der Wirbelsäule

Beurteilungskriterien
— Beine sind gestreckt, Wirbelsäule ist auf-
  gerichtet
— Schultern sind entspannt

Bewertungsschlüssel
— **3 Punkte:** Kann die Bewegungsaufgabe
  nach den o. g. Beurteilungskriterien ausführen
— **2 Punkte:** Beine sind < 45° geöffnet. Aktivierte Ausgangsstellung der Wirbelsäule
  kann gehalten werden. Beine können gestreckt werden
— **1 Punkt:** Beine sind < 45° geöffnet, und aktivierte Ausgangsstellung der Wirbelsäule
  kann nicht gehalten werden. Beine können
  nicht gestreckt werden
— **0 Punkte:** Nicht gekonnt/nicht versucht/
  Schmerzen

a 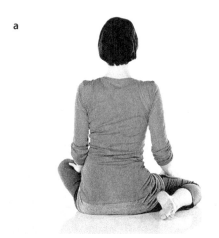   b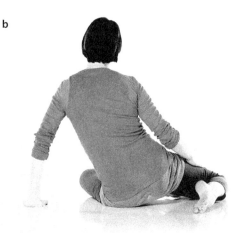

⬛ Abb. 4.32   a, b Z-Sitz. **a** Korrekte Ausführung, **b** Fehlerbild

■ ■ 15. Z-Sitz (⬛ Abb. 4.32)

Testkomponenten
- Innen- und Außenrotation der Hüftgelenke
- Fähigkeit zur aufrechten Sitzhaltung

Ausführung
- Z-Sitz
- Aktivierte Ausgangsstellung der Wirbelsäule
- Beide Sitzbeinhöcker sind auf der Matte

Beurteilungskriterien
- Kann Wirbelsäule im Lot über dem Becken aufgerichtet und Sitzbeinhöcker auf der Matte halten
- Schultern sind entspannt

Bewertungsschlüssel
- **3 Punkte:** Kann die Bewegungsaufgabe nach den o. g. Beurteilungskriterien ausführen
- **2 Punkte:** Kann die Bewegungsaufgabe nach den o. g. Beurteilungskriterien ausführen und Sitzbeinhöcker des hinteren Beins < 5 cm über der Matte halten
- **1 Punkt:** Kann Sitzbeinhöcker nicht < 5 cm über der Matte halten. Verliert aktivierte Ausgangsstellung der Wirbelsäule und Lotstellung über dem Becken
- **0 Punkte:** Nicht gekonnt/nicht versucht/ Schmerzen

4.3.1 Haltungs- und Bewegungsanalyse im Stand

■ ■ Körperhaltung im Stand (⬛ Abb. 4.33)
Im Stand ist eine Momentaufnahme der Körperhaltung in Beziehung zur Schwerkraft möglich. Dabei spielen inerte (nicht aktive) Strukturen eine ebenso wichtige Rolle wie die dynamisch aktiven Anteile (kontraktile Strukturen) des Körpers. Über die Körperhaltung können bei entsprechender Kenntnis des Trainers/Therapeuten auch Rückschlüsse auf psychosomatischer Ebene gezogen werden.

Für die **Inspektion** wird der Kunde aufgefordert, entspannt zu stehen, oder er wird im einführenden Gespräch unauffällig beobachtet. Dabei spielt die **Ansicht** eine entscheidende Rolle:
- Von **vorne** und **hinten** sind Abweichungen aus der Frontalebene zu beurteilen,
- von der **Seite** Abweichungen in der Sagittalebene und
- von **beiden Seiten** indirekt Abweichungen in der Transversalebene.

Um die Reaktion der Haltung auf eine Veränderung zu beurteilen, aber auch um die Organisation von Kopf, Hals, Schulterbereich zu prüfen, kann der Kunde aufgefordert werden, die Arme zu heben.

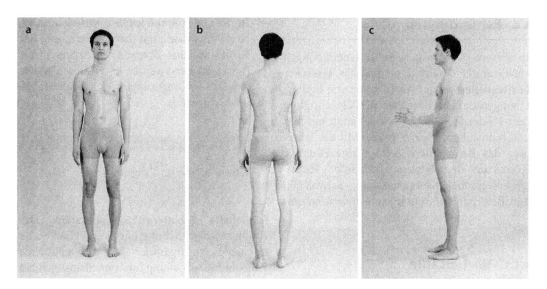

○ **Abb. 4.33** **a–c** Inspektion im Stand. Ansicht von **a** ventral, **b** dorsal, **c** lateral

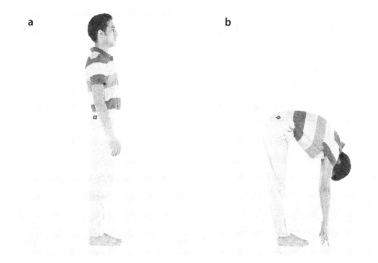

○ **Abb. 4.34** **a, b** Roll Up-Down im Stand/Finger-Boden-Abstand. **a** Ausgangsposition, **b** Abrollbewegung

▪▪ Roll Up/Down im Stand (Finger-Boden-Abstand) (○ Abb. 4.34)

Der Kunde wird aufgefordert, sich im Stand langsam nach vorne zu beugen und, soweit es schmerzfrei möglich ist, die Finger in Richtung Boden zu bewegen. Die Knie können gestreckt oder gebeugt sein. Der Test gibt **Aussage** über

- Beweglichkeit der Wirbelsäule in Flexion,
- Bewegungsmuster in der alltäglichen Bewegung „Nach-vorne-Beugen" (Gewichtsverlagerung, Zonen der Dominanz von Belastung, Bewegung, Kompression),
- Beweglichkeit der Becken-Bein-Muskulatur,
- Strategie der Aktivierung der Bewegung zurück in die Ausgangsstellung,
- Erkennen von Fehlstellungen (Skoliose, Blockaden).

4

4.4 Fehlerquellen

In diesem Abschnitt werden Überlegungen zur Grundlage häufig auftretender, **typischer Fehlerquellen** bei der Ausführung von Pilates-Übungen dargestellt, unter Berücksichtigung der Pilates-Prinzipien sowie anatomischer und biomechanischer Aspekte. Mit der Schulung des Beobachtens gelingt eine effektive Korrektur der Bewegungsabläufe. Pathophysiologische Kompensation, Schwächen und Bewegungseinschränkungen werden einsichtiger und infolgedessen gezielt lösbar.

4.4.1 Wirbelsäule

■ ■ **Halswirbelsäule/Schulter/Kopf**
Hier gilt es zu beachten:

Verlust der stabilen Anbindung des Kopfes an den Rumpf. **Ursachen** sind Schwäche der ventralen Halsmuskulatur oder Verkürzung der dorsalen kurzen Nackenmuskulatur.

> **Tipp**
>
> **Fitness Screening:** Abdominals, Roll Up. Kann der Kopf mit Unterstützung einer Hand oder vom Trainer korrekt gehalten werden, handelt es sich um eine **Schwäche** (aktive Insuffizienz); gelingt es auch dann nicht, handelt es sich um eine **Verkürzung** (Kontraktur).

Mangelnde axiale Verlängerung der physiologischen HWS-Lordose. Die physiologische Lordose der Halswirbelsäule ermöglicht einen störungsfreien Bewegungsablauf in den Gelenken, **Kompression** (Verlust axialer Verlängerung) erschwert und behindert die Bewegungen. Mangelnde axiale Verlängerung der HWS ist primär von der Organisation der darunter liegenden Strukturen abhängig. Unkorrekte Ausrichtung des Rumpfes im Stand erzwingt eine reaktive Abweichung der HWS-Ausrichtung, da das Kopfgewicht horizontal stabilisiert werden muss.

━ **Im Sitz oder Stand** leichten Druck auf den Kopf ausüben und beobachten, ob der Kopf mühelos über dem Körperschwerpunkt gehalten werden kann. In schlechter axialer Verlängerung weicht der Kopf nach vorne aus.

> **Tipp**
>
> **Fitness Screening: Langsitz.**

Fehlerhafte Schulter-HWS-Organisation. Der Raum zwischen Schultergürtel und HWS sollte in einer Form organisiert sein, dass er für die Hals-und Kopfstellung funktionell ausreichend Bewegungsfreiheitsgrade eröffnet, aber auch den Gelenken des Schultergürtels eine gute Verbindung ermöglicht. Ein zu kranial organisierter **Schulter-HWS-Bereich** ist ebenso wenig funktionell wie ein unzureichend von kaudal gestützter und damit funktionell zu tiefer Schulterbereich (Hängeschultern). Zudem ist es sinnvoll, die Organisation beim Stützen in geschlossener Kette und bei Bewegungen in der offenen Kette zu unterscheiden.

> **Tipp**
>
> **Fitness Screening:** Liegestütz, Schulterflexion in Bauchlage.

Kompression des zervikothorakalen Übergangs (CTÜ). Durch nicht achsengerechte Ausrichtung der Körperabschnitte, starkes, ungestütztes Bauchgewicht, Fehlstellungen im Becken-Bein-Bereich oder vermehrte BWS-Kyphose kommen **Kompressionsbelastungen** des Übergangs von HWS und BWS zustande, sichtbar durch einen gestörten Bewegungsfluss und **Rückwölbung des CTÜ**. Bei länger bestehenden Störungen kommt es zu Quellungen und Stauungen in den angrenzenden Bereichen.

> **Tipp**
>
> **Fitness Screening: Press Up.**

■■ **Brustwirbelsäule/Schulter/Arm**

Hier gilt es zu beachten:

Einschränkung der physiologischen Rotation. Der Rotationsbeweglichkeit der BWS kommt funktionell eine große Bedeutung zu. Für die freie Atemexkursion, einen ungestörten Gang und die dynamische Ausrichtung des Rumpfes im Sport ist die freie Rotation zu beiden Seiten unerlässlich. Oft ist der **Verlust der Rotation gekoppelt mit verminderter Extension.** Dies hat weitreichende Konsequenzen, da die Kraftübertragung nach kaudal und kranial gestört wird. In der Bewegung wirken Armbewegungen oder Kopfdrehung herabgesetzt, jedoch muss in vielen Fällen auch eine mangelnde BWS-Beweglichkeit als mögliche Ursache in Betracht gezogen werden.

Tipp

Test: Im Sitz oder Stand sollte es möglich sein, den Oberkörper ohne Mitbewegung des LWS-Becken-Bereichs soweit zu drehen, um mühelos über die Schulter zu schauen.

Einschränkung der physiologischen Extension. Alle Behinderungen in Extensionsbewegungen der großen Körpergelenke erzeugen **Behinderungen der physiologischen Fortbewegung.** Entsprechend werden der normale Gang und Beschleunigungen nach vorne gebremst.

Dieser Prozess erzeugt eine vermehrte Belastung und kompensatorische Hypermobilität an anderer Stelle. So muss z. B. die Lendenwirbelsäule die fehlende Streckung ausgleichen. Außerdem kommt es zu Druckbelastungen aller ventralen Strukturen des Oberkörpers. Ursächlich können Krankheitsbilder wie Morbus Scheuermann oder Morbus Bechterew vorliegen.

Tipp

Fitness Screening: Press Up.

Einschränkung der physiologischen Flexion. Die Flexionsbewegung der BWS kann durch eine **skoliotische Fehlhaltung** bedingt sein, da die Verschiebung der Wirbel durch die Rotation auch die Bewegungsamplituden in der Sagittalebene vermindert. Die ansonsten eher selten anzutreffende Einschränkung in Flexion könnte außerdem auf Spannungen oder Störungen im organischen Bereich zurückzuführen sein.

Tipp

Fitness Screening: Roll Up, Hundred.

Verlust aktiver Stabilität in den physiologischen Bewegungen (z. B. Flachrücken). Liegen verminderte physiologische Schwingungskurven vor, vermindern sich die **aktiven** und **passiven Reaktionsmöglichkeiten.** Infolge der unfunktionellen Ausrichtung der Zwischenwirbelgelenke und der entsprechend ungünstig gelagerten Muskulatur kommt es zu Belastungen und Beschwerden. Für die Anbindung des Schulterblatts geht durch die Brustkorbstellung beim Flachrücken die konvexe Kontaktfläche teilweise verloren. Dies führt zu einer Instabilisierung.

Tipp

Fitness Screening: Halbe Hocke, Hocke, Seitstütz.

Verringerte aktive Anbindung der Armbewegung an den Rumpf (Schulterblätter). Die konkav geformte Innenseite der Schulterblätter bietet für die konvex geformte Gelenk-/Gleitfläche des Rippenkorbs eine kongruente Bewegungsebene. Durch schlechte Organisation der BWS verschiebt sich die Gleitfläche für die Schulterblätter und verschlechtert gleichzeitig durch die Verlagerung der stabilisierenden Muskelansätze die aktive Anbindung während einer Armbewegung. Diese relative funktionelle Instabilität des **skapulothorakalen Rhythmus** kann eine rein muskuläre Insuffizienz vor-

4

täuschen. Tatsächlich handelt es sich in diesen Fällen um eine Mischform, da durch Korrektur der Rumpfhaltung unmittelbar die Anbindung der Armbewegung zum Rumpf stabilisiert werden kann.

> **Tipp**
>
> **Fitness Screening:** Liegestütz, Schulterflexion in Bauchlage.

Verlust axialer Verlängerung in Bewegungen der BWS. **Die** Bewegungen der BWS und angrenzender Gebiete werden stärker als in anderen Körperabschnitten durch **Gelenkschluss** („form closure") geführt. Die Wirbelrippengelenke werden lediglich mittelbar lokal stabilisiert. Die BWS-Rippen-Bewegungen werden durch Atembewegungen, Interkostalmuskulatur und indirekte Kraftübertragung über die Rippen-Becken-Verbindung beeinflusst. Die durch Gelenkschluss (Kapsel-/Bandapparat, Knochenkontakt) ausgelöste **Stabilität** ist primär **passiv.** Trifft eine starke Kompression auf diese Gelenkverbindungen, werden die passiv artikulierten Strukturen übermäßig belastet. Dadurch kann es zu Reizungen, Schmerzen und arthrotischen Veränderungen kommen. Entsprechend sollte auf Verlust der axialen Verlängerung in der BWS geachtet werden. Sichtbar wird axiale Verlängerung durch möglichst lang gezogene Bewegungsamplituden innerhalb einer Bewegung.

> **Tipp**
>
> **Fitness Screening: Roll Up.**

Verminderte Öffnung der ventralen Strukturen (Brustmuskulatur, Gelenkverbindungen, Brustbein). Allen ventral verbindenden Strukturen kommt die Rolle der Stabilisation zu, aber auch die Notwendigkeit einer öffnenden Funktion. Durch eine Entsprechung von Öffnung und Schließung entsteht Balance, in diesem Fall von ventralen und dorsalen Strukturen. Im BWS-Brustkorb-Bereich bedeutet **verminderte Öffnung** Störung der Zirkulation und Über-

lastung der passiven Strukturen wie Akromyoklavikulargelenk (ACG) und Sternoklavikulargelenk (SCG). Als Test bietet sich die Rückenlage an. In dieser Körperposition sollten die Schultern offen bodenwärts fallen und Hinterkopf und hinterer Brustkorb auf gleicher Ebene liegen.

> **Tipp**
>
> **Fitness Screening:** Wandstehen, Superman.

Ungenügende Anbindung des Brustkorbs an das Becken. In der Bewegung wird offensichtlich, ob die Körperabschnitte Brustkorb und Becken dynamisch stabil zueinander geführt werden können. Die verbindenden Muskelsysteme werden entsprechend konzentrisch oder exzentrisch gefordert. **Verlust der Stabilität** zeigt sich im Verlust der gleichmäßigen Relation von Verlängerung (Exzentrik) zu Verkürzung (Konzentrik). Dieser Verlust wiederum erzeugt Belastungen in den entsprechenden vermittelnden Gelenkstrukturen (TLÜ, L5/S1 u. a.).

> **Tipp**
>
> **Fitness Screening:** Seitstütz, Liegestütz.

Lendenwirbelsäule/Hüfte/Becken – Einschränkung der physiologischen Flexion. **Hauptursachen** einer Beschränkung der LWS-Flexion sind Kontrakturen der Hüftbeugemuskulatur, Spannungszustände mit Raumforderung im viszeralen Bereich und Hypertonus der globalen LWS-Stabilisatoren. Der **Hypertonus** der globalen Stabilisatoren, auch der beckenübergreifenden Pomuskulatur wird sichtbar beim Auftrag, die Wirbelsäule segmental zu artikulieren. Eine Schwäche der flexorisch wirkenden Muskulatur hat nur eine untergeordnete Bedeutung.

> **Tipp**
>
> **Fitness Screening: Roll Up.**

Einschränkung der physiologischen Extension. Eine **flexorische Schonhaltung der LWS** kann ursächlich dem Schutz eines akuten oder subakuten Bandscheibenproblems dienen. Auch andere schwerwiegende Pathologien müssen als Ursache in Erwägung gezogen werden (Tumore). Diese Einschränkungen müssen nicht schmerzhaft blockiert sein, oft liegt eine **Hypotonie** der lumbalen lokalen Stabilisatoren vor. Als Test kann man in Bauchlage dazu auffordern, ein Bein oder beide Beine anzuheben. Dies wird bei einer reaktiven Blockierung nicht möglich sein.

Tipp

Fitness Screening: Superman.

Einschränkung der physiologischen Lateralflexion. **Ein** länger bestehender Hypertonus des M. quadratus lumborum beschränkt die Lateralflexion zur Gegenseite. Bänder, die das Becken und die LWS verbinden, können **einseitige Restriktionen** entwickeln, wodurch sie die Seitneigung passiv einschränken. Bei **beidseitiger Restriktion** kommt es eher zu einer Hemmung der Flexion. Stehen mehrere LWS-Segmente in Extensionsstellung, wird auch die unilaterale Öffnung und damit die Seitneigung behindert.

Tipp

Fitness Screening: Seitstütz.

Fehlende axiale Verlängerung. Wenn die LWS in der Bewegung nicht ausreichend axial verlängert wird, kommt es zur **Kompression** aller an der Bewegung beteiligten passiven Strukturen. Gerade in der LWS ist das eine der häufigsten Ursachen für Pathologien der Bandscheiben. Sichtbar wird die Belastung durch den **Verlust der relativen Bewegungsamplituden.** Auch in statischen Positionen wird bei längerem Üben eine starke Belastung ausgeübt. Das aktive Aufrechterhalten der Lordose ist die Grundbedingung einer Belastungsreduzierung.

Tipp

Fitness Screening: Langsitz, Roll Up.

Ungenügende Anbindung des Beckens an den Brustkorb. Bei Übungen, bei denen eine stabile Verbindung gefordert wird, können Becken oder Brustkorb aus der Bewegungsebene abweichen. Gibt das Becken die Position auf, nimmt es die LWS mit in die Fehlhaltung. Reaktiv entstehen unmittelbar Auswirkungen auf die Anbindung der unteren und oberen Extremität zum Rumpf. Je nachdem, ob seitliche oder sagittale Anbindung gefordert werden, hat dies Folgen für die jeweiligen aktiven und passiven Strukturen.

Tipp

Fitness Screening: Superman, Seitstütz, Liegestütz.

4.4.2 Extremitäten

■ ■ Obere Extremität
Hier gilt es zu beachten:

Einschränkung der Beweglichkeit der oberen Extremität. Die obere Extremität verfügt über große Bewegungsfreiheiten und entsprechend große muskulärdynamische Stabilität. Das Glenohumeralgelenk ist nur schwach gelenkig stabilisiert, was die große Beweglichkeit auslöst und entsprechend zur Wahrung der Kongruenz der Gelenkflächen in allen Bewegungen und Positionen große muskulärdifferenzierte Stabilisierung erfordert.

Einschränkungen der Freiheitsgrade können aus dem **Schulterkomplex** selbst resultieren, ausgelöst z. B. durch muskuläre Dysbalancen (Verkürzungen, Schwäche), oder werden durch **sekundäre Faktoren** verursacht (BWS-, HWS-Bewegungseinschränkungen u. a.).

Tipp

Fitness Screening: Wandstehen, Schulterflexion in Bauchlage.

4

Schlechte Ausrichtung (Alignment) in der offenen Kette. In der offenen Kette werden die Muskelketten der Schulter benötigt, um den Arm in guter Anbindung an den Rumpf zu führen. Diese Führung und Anbindung werden auch über das gleichmäßige Gleiten der Schulterblätter während der Bewegung sichtbar. Ferner muss das Gleichgewicht zwischen ventraler und dorsaler Bewegungsführung beobachtet werden. Störungen zeigen sich über **vermehrte Protraktion** (Dominanz ventraler Strukturen), selten auch Retraktion (Dominanz dorsaler Strukturen).

> **Tipp**
>
> **Fitness Screening:** Wandstehen, Schulterflexion in Bauchlage.

■■ **Langsames Heben der Arme und Beobachten der Schulterblätter und der Pro-/Retraktionsbewegungen**
Hier gilt es zu beachten:

Schlechte Ausrichtung (Alignment) in der geschlossenen Kette. In der geschlossenen Kette realisieren innerer und äußerer Kraftring vermehrt die Kongruenz der Gelenkbewegungen. **Abweichungen** zeigen sich wie folgt:
- Sinkt im Armstütz der Oberkörper bodenwärts ab, handelt es sich um eine **Schwäche des inneren Kraftrings.**
- Bleibt der Oberkörper zu stark gewölbt und deckenwärts gehoben, handelt es sich um eine **Dominanz des inneren Kraftrings,** entsprechend Schwäche des äußeren Kraftrings.

> **Tipp**
>
> **Fitness Screening: Liegestütz.**

Fehlende axiale Verlängerung. Die obere Extremität ist in verschiedenen Gelenkketten organisiert. Durch eine gute Ausrichtung innerhalb dieser Gelenkketten wird eine störungsfreie Kraft- und Bewegungsübertragung gewährleistet. Axiale Verlängerung in peripheren Gelenken wird sichtbar durch die Fähigkeit, **komprimierende Stellungen** in einer geschlossenen Kette zu vermeiden:
- Im **Ellenbogengelenk:** Vermeiden von Hyperextension (Überstreckung).
- Im **Handgelenk:** Vermeiden von Abweichungen aus der Mittelstellung.

Auch in der offenen Kette ist neben der aktiven Anbindung an den Schulter-Rumpf-Komplex das Stabilisieren der Gelenkketten mit axialer Verlängerung wesentlich, da dadurch alle Hand- und Armfunktionen ermöglicht werden.

> **Tipp**
>
> **Fitness Screening: Liegestütz.**

■■ **Untere Extremität**
Hier gilt es zu beachten:

Einschränkung der Beweglichkeit der unteren Extremität. Die Gelenkketten der unteren Extremität erfahren zum Teil erst durch verbindenden **Gelenkschluss** volle Funktion. Dabei sind die verschiedenen Freiheitsgrade funktionell sehr bedeutsam für jede Art von Fortbewegung und Kraftübertragung.

In den **Hüftgelenken** treten meist Einschränkungen in Abduktion oder Extension auf. Durch die großen mehrgelenkigen Muskeln, die die Gelenke überziehen, ist es sinnvoll, zwischen einer vom Gelenk selbst ausgelösten Bewegungsbehinderung oder einer durch Muskelkontrakturen verursachten Bewegungsbehinderung zu differenzieren.

> **Tipp**
>
> **Fitness Screening:** Langsitz, Grätsche, Z-Sitz.

In den **Kniegelenken** sind meist nur Einschränkungen der Extension bedeutsam. Das gestörte Gangbild, das kompensatorische Muster aufruft, ist eines der wesentlichen äußeren Zeichen.

In den **Fußgelenken** finden sich Einschränkungen der Dorsalflexion des oberen Sprunggelenks und Dorsalflexion des Großzehengrundgelenks. Diese Einschränkungen verändern Bewegungsabläufe und verlagern Belastungszonen in Sehnenübergänge (z. B. Achillessehne) oder erzeugen Muskelstörungen.

> **Tipp**
>
> **Fitness Screening:** Fersenheben, Halbe Hocke.

Schlechte Ausrichtung (Alignment) in der offenen Kette. Die **Bewegungsabläufe in der unteren Extremität** folgen in der offenen Kette einerseits der reaktiven Vorbahnung (Schwungphase im Gang), andererseits der eher ungewohnten aktiven Anbindung an den Rumpf ohne Bodenkontakt. Deshalb sind Übungen in der offenen Kette stark auf **externe Führung** angewiesen, da ihnen zum Teil die innere propriozeptive Wahrnehmung fehlt.

> **Tipp**
>
> **Fitness Screening:** Superman, Hundred.

Schlechte Ausrichtung (Alignment) in der geschlossenen Kette. Durch den Kontakt zu einer festen Ebene entsteht guter Gelenkkontakt, wenn gleichzeitig die Muskelketten entgegen der einwirkenden Schwerkraft aktiviert werden. Entscheidend sind die **funktionelle Ausrichtung der Bewegungsachsen** und die **spiralig organisierten Muskelketten**. Beeinträchtigungen einer dieser beiden Faktoren lassen Reibung und Führungsfehler, später Degeneration in den passiven Gelenkstrukturen entstehen.

> **Tipp**
>
> **Fitness Screening:** Hocke, Fersenheben.

Fehlende aktive Stabilität in der Bewegung. **Verlust dynamischer Stabilität** in Bewegungen der unteren Extremität wird durch unkontrollierte Bewegungsausschläge sichtbar. Dabei spielt die gleichmäßige, präzise Bewegungsausführung eine große Rolle:

- Bei **symmetrischen Bewegungen** kann die Synchronität beider Seiten als Bewertung aktiver Stabilität verwendet werden.
- Bei **asymmetrischen Bewegungen** wird durch die erhöhte koordinative Steuerungsanforderung aktive Stabilität in unterschiedlichen Mustern gefordert.

Da asymmetrische komplexe Bewegungen durchaus zur Anforderung im Alltag gehören, sollte im Pilates-Training auf eine korrekte Ausführung Wert gelegt werden. Reaktive Stabilität spielt ebenfalls eine wichtige Rolle (▶ Abschn. 4.1.4).

> **Tipp**
>
> **Fitness Screening:** Hocke, Halbe Hocke, Fersenheben.

Fehlende axiale Verlängerung. Das Fehlen ausreichender axialer Verlängerung wird sichtbar durch **ungenügende aktive Fähigkeit zur Dekompression** in den Gelenkketten. Es zeigt sich

- als räumliche Fehlstellung im Bereich der Fußgewölbe, mit **abgesunkenem Längs-** und **Quergewölbe**
- an **allen anderen Gelenken** mit mangelnder vertikaler Ausdehnung.

> **Tipp**
>
> **Fitness Screening:** Anfersen, Superman, Seitstütz.

Unfunktionelle Bewegungsübertragung auf den Rumpf. Überstreckte Kniegelenke, Streckdefizit in den Hüftgelenken, Rotationsfehlstellungen in den Sprung- und Fußgelenken

4

übertragen die auf den Körper einwirkenden Kräfte unfunktionell. Treten diese Störungen einseitig auf, entstehen oft **rotatorische Kompensationen im unteren LWS-Bereich** mit entsprechend nachteiligen Auswirkungen.

> **Tipp**
>
> **Fitness Screening:** Hocke, Langsitz, Grätsche.

Beeinträchtigung von Stand, Gleichgewicht und reaktiver Stabilität. Da der Stand ein Sammelbild und eine Momentaufnahme der Gesamtkörperhaltung darstellt, müssen Störungen im Stand gezielt analysiert und bewertet werden. Das resultierende **Gleichgewicht** ist die Folge von
- Gewichtsverteilung,
- räumlicher Organisation der für das Gleichgewicht relevanten Sinnesorgane
- und reaktiver Stabilität.

Dies bedeutet, dass der Körper jederzeit sinnvoll und ökonomisch Irritationen im Stand mit entsprechenden körperlichen Mechanismen beantworten muss. Treten Unsicherheiten oder Fehler auf, sollte das entsprechende System angesprochen werden (z. B. periphere Propriozeption, zentrale Haltungsreflexe oder strukturelle Störungen).

> **Tipp**
>
> **Fitness Screening: Fersenheben, Halbe Hocke.**

- **Ganzkörperaktivitäten**

Schlechte Koordination im Raum.

Der **Wechsel von Positionen im Raum** und damit das Verhältnis des Körpers zum Raum ordnet sich i. d. R. im Verhältnis zur einwirkenden Schwerkraft. Treten Fehlerbilder auf, z. B. eine verspätete stabilisierende Ordnung in einer neuen Position, müssen die relevanten Bewegungen vermehrt geübt werden.

> **Tipp**
>
> **Fitness Screening:** Hocke, Roll Up, Hundred.

Schlechte Körperkoordination. Bei Übungen, die eine Integration des ganzen Körpers erfordern (z. B. Abfolge von Sequenzen mehrerer Körperteile) werden **Fehlerbilder** durch unterbrochenen Bewegungsfluss und fehlerhafte Einordnung innerhalb des Körpers sichtbar. In diesem Fall muss dem Training der Steuerung eine Wahrnehmungsschulung vorangestellt werden.

> **Tipp**
>
> **Fitness Screening:** Langsitz, Roll Up.

4.5   Anwendung von Kleingeräten

Wie anfangs erwähnt, entwickelte Pilates für sein Bodenprogramm **dicke Bodenmatten** mit Schlaufen, um die Füße einzuhängen bzw. einen Gymnastikstock durchzuschieben, den er als Orientierungshilfe (heute würde man sagen: als „externen Fokus") im Mattenprogramm einsetzte. Weiterhin ist bekannt, dass er einen Metallring als Hilfsmittel verwendete, den **Magic Circle** – ursprünglich angeblich Metallringe von Bierfässchen.

In der heutigen modernen Pilates-Mattenstunde steht eine wesentlich größere Auswahl an Kleingeräten oder sog. **Props** zur Verfügung. In diesem Buch werden folgende **Geräte** vorgestellt:
- **Pilates-Roller:** Rolle aus Hartschaum, wurde aus der Feldenkrais-Methode entliehen und findet sich seit den 90er-Jahren als fester Bestandteil von Pilates-Übungen auf der ganzen Welt;
- **Pilates-Circle:** moderne Version des Magic Circle, in verschiedenen Widerstandsgraden erhältlich;

- **Pilates-Band:** ca. 20 cm breites, 1,50 m langes Stoffband mit „Taschen" für die Füße bzw. Hände;
- Theraband;
- Pezziball.

Die Möglichkeiten, diese und andere Kleingeräte wie z. B. Bälle in verschiedensten Größen im modernen Pilates-Unterricht einzusetzen, sind unerschöpflich. Das Training wird dadurch nicht nur grundsätzlich abwechslungsreicher, sondern die Übungen können gezielt erleichtert bzw. erschwert und jedem Leistungsniveau angepasst werden.

Literatur

Anderson B (2004) Polestar Ausbildungshandbuch. Polestar GmbH, Köln

Ehlenz H, Grosser M, Zimmermann E (2003) Krafttraining. Grundlagen, Methoden, Übungen, Trainingsprogramme. BLV Buchverlag, München

Fascia In Sport And Movement Handspring (2015) Faszien Fitness. Riva, München

Feldenkrais M (1981) Die Entdeckung des Selbstverständlichen. Suhrkamp, Frankfurt am Main

Feldenkrais M (1985) Das starke Selbst. Suhrkamp, Frankfurt/Main

Gallagher S, Kryzanowska R (2000) The complete writings of Joseph H. Pilates: Your Health 1934 – Return to Life through Contrology 1945, Bainbridge, Philadelphia (PA)

Gottlob A (2001) Differenziertes Krafttraining mit Schwerpunkt Wirbelsäule. Urban & Fischer, München

Hamilton C (2009) Lokale Stabilität der Gelenke. Handout Hamilton, Regensburg

Hodges et al (2009) Segmentale Stabilisation im LWS- und Beckenbereich Elsevier

Junginger B (2009) Dysfunktion und Training des Beckenbodens. Uro-News. http://www.physiotherapiejunginger.de. Zugegriffen am Dezember 2009

Keller Y, Krucker J, Seleger M (2007) BeBo® Gesundheitstraining. BeBo Verlag GmbH, Zürich

Larkam E (2009) Faszien im Zentrum der Aufmerksamkeit. Medical Tribune 13. http://www.somatics.de. Zugegriffen am 04.06.2011

Larkam E (2015) Fascia in sport and movement. Handspring United Kingdom, S 121–131

Larsen C (1997) Die S-Form der Wirbelsäule. Physiotherapie ÖPV Wien 2:1–8

Lesson D (2011) Workshop Köln 2011 Written communication

Myers TW (2004) Anatomy Trains, 1. Aufl. Elsevier, München

Pilates J, Miller WJ (1945) Return to life through contrology, reprint

Schleip R (2009) Faszien im Zentrum der Aufmerksamkeit. Medical Tribune 13. http://www.somatics.de. Zugegriffen am 04.06.2011

Vleeming A (2011) Funktionelle Anatomie. Kursunterlagen Juni 2011, Berlin

Vleeming A, Mooney V, Stoeckart R (2007) Movement, stability and lumbopelvic pain. Elsevier, London

Weineck J (2010) Optimales Training. Spitta Verlag, Balingen

van Wingerden B (1998) Bindegewebe in der Rehabilitation. Scipro, Frankfurt am Main

Die Übungen

Inhaltsverzeichnis

© Der/die Autor(en), exklusiv lizenziert an Springer-Verlag GmbH, DE,
ein Teil von Springer Nature 2024
V. Geweniger, A. Bohlander, *Pilates-Lehrbuch*,
https://doi.org/10.1007/978-3-662-66945-7_5

5.1 Pilates in der Prävention: Das Basisprogramm

Das Basisprogramm beinhaltet **vorbereitende Übungen** (die auch gelegentlich Pre-Pilates-Übungen genannt werden), die als Grundlage für den Anfängerunterricht und das regelmäßige Training zu Hause gedacht sind. In verschiedenen Ausgangspositionen werden die Pilates-Bewegungskategorien bewusst gemacht und eingeübt. Das Bodenprogramm ist damit in der Prävention unerlässlich und wird nach SGB V § 20 als Präventionsmaßnahme auch in Kombination mit „Kleingeräten" unterstützt. Korrekte Anleitung und Korrektur, ob verbal oder taktil, stehen im Vordergrund.

In diesem Kapitel werden nur **Übungen** vorgestellt, die auf der Matte und nicht an den großen Geräten ausgeführt werden. Unabhängig vom motorischen Leistungsstand des Klienten können jedoch auch die klassischen großen **Pilates-Geräte** schon im Präventionsbereich eingesetzt werden, da die Übungen von ihrer Grundstruktur ähnlich, wenn nicht sogar identisch sind, und der Einsatz der Geräte zudem verstärkt Interesse oder Bewegungsfreude wecken kann. Inzwischen wird auch das gerätegestützte Training am Reformer und am Chair in Verbindung mit Einheiten aus dem Bodenprogramm nach dem SGB V § 20 als Präventionsmaßnahme gefördert!

> **Wichtig**
> Die **Mattenübungen** sollten auch in einem **Gerätetraining** für mindestens 20 min fester Bestandteil einer Unterrichtsstunde sein!

Den Teilnehmern sollte ein **großes Mattenübungsrepertoire** vermittelt werden, das sie zu Hause kompetent und konsequent anwenden können. Nur durch das mehrmals wöchentliche selbstständige Üben entwickelt der Übende Körpergefühl und Körperkompetenz, das sollte das Ziel sein. Dadurch bekommt das Übungsrepertoire auf der Matte eine besondere Bedeutung.

> **Wichtig**
> Es wird mit **eigenem Körpergewicht** trainiert, daher richtet sich die Wiederholungsanzahl nach dem Leistungsstand der Gruppe bzw. des Einzelnen. In der Regel werden bis zu **10 Wiederholungen** durchgeführt.

5.1.1 Atmung (◨ Abb. 5.1)

Korrekte Atmung ist für Joseph Pilates die **Basis aller Bewegung** (▶ Abschn. 3.4). Die Atmung soll zielgerichtet eingesetzt werden, um die Bewegung zu unterstützen und zu begleiten:

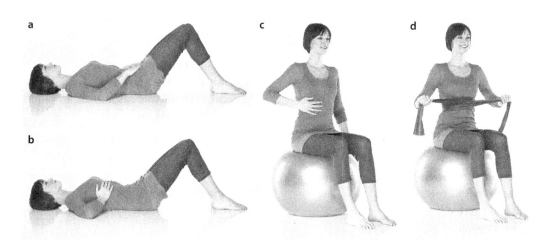

a

b

c

d

◨ **Abb. 5.1** a–d Atmung. **a** Entspannungsatmung, **b** Pilates-Atmung, **c** Atmung im Sitzen: In die Seite atmen; **d** Atmung mit Theraband

— Die **Einatmung** (durch die Nase) dient der Vorbereitung, der Konzentration auf die folgende Bewegungsausführung,

— mit der tiefen **Ausatmung** (durch den Mund) erfolgt die Bewegung.

Mit zunehmender Übungserfahrung können als weitere Herausforderung die einstudierten Atemmuster bei den einzelnen Übungen umgekehrt werden („paradox breathing").

■ **Durchführung: Atmung in Rückenlage**

— Ruhestellung, Beine ausgestreckt oder aufgestellt (◲ Abb. 5.1)

Variante A

— Hände auf den unteren Bauch legen (zwischen Schambein und Bauchnabel)

— In den Bauch atmen (Entspannungsatmung)

— Durch die Nase ein- und ausatmen

— Bauchdecke hebt und senkt sich mit der Atmung

Variante B

— Hände seitlich an die unteren Rippenbögen legen (◲ Abb. 5.1b)

— In die Hände, in die Flanke, in den Rücken atmen (Pilates-Atmung)

— Durch die Nase ein- und durch den Mund ausatmen

— Mit der Ausatmung Bauchdecke und Rippen sinken lassen

— Sanfte Beckenbodenspannung aufbauen: einatmen, dabei den unteren Bauch flach lassen, und ausatmen

■ **Durchführung: Atmung im Sitzen**

— Eine Hand seitlich an den unteren Brustkorb legen und ein paar Atemzüge nur in diese Seite (in diese Hand, die Flanke, den Rücken) atmen, dann Seitenwechsel (◲ Abb. 5.1c)

■ **Bewegungskategorie: Rückenlage (Integration des Körperzentrums)**

Anleitung verbal

— **Einatmung**:
  – In die Hände, die Flanke, den Rücken atmen
  – In die Matte atmen

– Die unteren Rippen dreidimensional öffnen

– Kontrolle der Bauchdecke: Der untere Bauch zwischen Bauchnabel und Schambein bleibt flach

— **Ausatmung**:
  – Komplett ausatmen
  – Brustbein sinken lassen
  – Die Rippen sinken lassen
  – Die Bauchdecke fällt nach innen/fallen lassen

Anleitung taktil

— Im Sitz oder Stand beide Hände um die Taille des Übenden legen und Hinweis „in meine Hände atmen" geben

Variationen

— Nur in den Rücken „bis zum Steißbein" atmen

Fehlerbilder

— Zu flache Atmung

— Übertriebene Atmung

— Hochatmung: Der obere Brustkorb und die Schultern heben und senken sich

— Paradoxe Atmung: Bauchdecke wird mit der Einatmung eingezogen

Fehlerquellen

— Verminderte Öffnung der Strukturen (Brustmuskulatur, Gelenkverbindungen, Brustbein)

— Eingeschränkte Beweglichkeit der Rippen

— Eingeschränkte Streckung der BWS

Lösungsmöglichkeiten: Regression

— Hilfsmittel: Theraband

— Mit dem Theraband ausatmen (leichten Zug aufbauen) (◲ Abb. 5.1d)

5.1.2 Pelvic Clock (◲ Abb. 5.2)

■ **Ausgangsstellung**

— Rückenlage, Ruhestellung: Beine angewinkelt

■ **Durchführung**

— **Sagittale Ebene:**

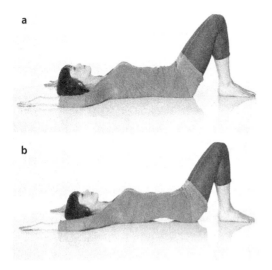

a

b

◘ **Abb. 5.2** a,b Pelvic Clock: **a** Sagittale Ebene,
b Transversale Ebene

- Ausatmen, dabei das Becken nach posterior kippen, Steißbein einrollen („LWS flach machen") (◘ Abb. 5.2a)
- Einatmen, dabei das Becken nach anterior kippen („Hohlkreuz machen") (◘ Abb. 5.2b)
- Anleitung: von Norden nach Süden bzw. von 6.00 bis 12.00 Uhr bewegen
- Mehrmals wiederholen
- **Transversale Ebene:**
  - Becken von Ost nach West bzw. von 9.00 bis 3.00 Uhr bewegen
  - Mehrmals wiederholen
- **Mehrere Ebenen:**
  - Bewegungen verbinden und kreisen, dabei das Becken nicht anheben, eher in die Matte drücken
  - Fließend atmen

- **Bewegungskategorie: Rückenlage (Integration des Körperzentrums)**
Fokus: Kontrolle Körperzentrum und Mobilität in allen Ebenen

Anleitung verbal
- Auf dem Becken liegt eine Uhr bzw. ein Kompass; der Nabel ist Mittelpunkt
- Beckenkamm rechts/links: Richtung 9.00 Uhr und 3.00 Uhr bzw. von Ost nach West bewegen (heben und senken)

- Schambein/Rippen: Richtung 6.00 Uhr und 12.00 Uhr bzw. von Nord nach Süd bewegen (Hohlkreuz/flachen Rücken machen)

Anleitung taktil
- Fingerspitzen tippen auf den Beckenkamm und zeigen eine Bewegung von 3.00 bis 9.00 Uhr (Ost/West)
- Hände umfassen den Beckenkamm und führen in die Bewegung von 6.00 bis 12.00 Uhr (Nord/Süd)

Fehlerbilder
- Zu viel Muskelanspannung in Oberkörper und Beinen
- Mangelhafte Ausrichtung der Beine während der Bewegung

Fehlerquellen
- Lendenwirbelsäule/Becken:
  - Einschränkung der physiologischen Beweglichkeit in Flexion, Extension, Rotation
- Untere Extremität:
  - Schlechtes Alignment in der geschlossenen Kette (geschlossene Kette, ▶ Abschn. 8.4.2)

Lösungsmöglichkeiten: Regression
- Kleiner Ball (wenig Luft!) oder Ballkissen unter das Becken legen
- Im Sitzen (Ball/Stuhl)
- Im Stehen

5.1.3 Shoulder Drops (◘ Abb. 5.3)

- **Ausgangsstellung**
- Aktivierte Ausgangsstellung: Kreuzbein und Rippen flach auf der Matte
- Beine angewinkelt
- Arme schulterbreit zur Decke ausgestreckt
- Daumen zeigen nach hinten, die Handflächen zueinander

- **Durchführung**
- Einatmen und Arme zur Decke ziehen, Schultern lösen sich von der Matte; dann
- Ausatmen und Schulterblätter in die Matte gleiten lassen (◘ Abb. 5.3)

5

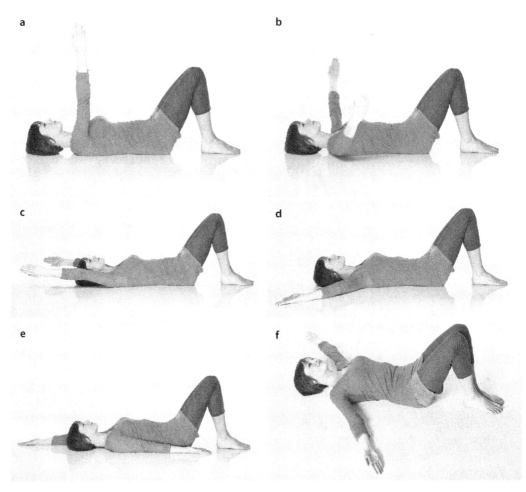

◘ **Abb. 5.3**   **a–f** Shoulder Drops. **a** Übung. **b** Open Close; **c** Progression: Arm Arcs; **d** Arm Arcs: Arme zurückführen; **e** Progression: Windmill; **f** Windmill: Über den Boden wechseln

■ **Bewegungskategorie: Rückenlage (Integration des Körperzentrums)**

Hier ist wichtig:

Anleitung verbal
– Schultern breit und weit
– Schlüsselbeine wachsen nach rechts und links in den Raum
– Großer Abstand zwischen Schultern und Ohren
– Zur Decke greifen

Anleitung taktil
– Hände des Übenden sanft nach oben ziehen
– Trainer legt seine Hand unter das Schulterblatt, „Lass deine Schulter auf meine Hand fallen"

Fehlerbilder
– Arme bleiben nicht gestreckt
– Falsche Armhaltung (nicht im Lot, sondern zu weit in Richtung Kopf)
– Kein Los-/Fallenlassen des Schulterblatts

Fehlerquellen
– Einschränkung der Beweglichkeit in der oberen Extremität
– Schlechtes Alignment in der offenen Kette (offene Kette, ► Abschn. 8.4.2)
– Ungenügende Anbindung des Brustkorbs an das Becken

Lösungsmöglichkeiten: Regression
– Kleingerät: Roller
– RL auf Roller:

– Einatmen und Arme zur Decke ziehen, Schulterblätter lösen sich vom Roller
– Ausatmen und Schulterblätter am Roller seitlich rechts und links heruntersinken lassen
– Arme bleiben gestreckt

Modifikationen: Progression
▬ **Open Close:**
  – Die Arme „als wolle man den großen Ball umarmen" nach oben halten, dann mit der Einatmung langsam zur Seite hin öffnen und mit der Ausatmung schließen, dabei die Schultern breit und weit (◩ Abb. 5.3b)
▬ **Arm Arcs:**
  – Einatmen und Arme gestreckt nach hinten führen (◩ Abb. 5.3c), Brustkorb auf der Matte lassen
  – Ausatmen und Arme oben oder seitlich über den Boden zurückführen (◩ Abb. 5.3d)
  – **Anleitung verbal:** „Locker die Arme über den Boden ziehen, Schultern breit und weit, großer Abstand zwischen Schultern und Ohren"
▬ **Windmill:**
  – Beide Arme zur Decke ausstrecken
  – 2-mal „Armkreuzen": den linken Arm nach hinten, rechten Arm nach unten; dann den rechten Arm nach hinten, den linken nach unten, Handflächen zeigen jeweils nach oben (◩ Abb. 5.3e), anschließend
  – 1-mal die Arme im Halbkreis über den Boden wechseln: den linken Arm nach hinten, den rechten Arm nach unten (◩ Abb. 5.3f); wieder
  – 2-mal „Armkreuzen"
  – 1-mal Arme im Halbkreis über den Boden wechseln
  – Arme sind lang und gestreckt
  – **Anleitung verbal:** „Kreuzen, kreuzen, kreisen; Schultern breit und weit, großer Abstand zwischen Schultern und Ohren, großer Abstand zwischen rechter und linker Hand, Hände voneinander wegziehen"

▬ **Kleingeräte:**
  – Alle Übungen auch auf dem Roller

5.1.4 Chest Lift (◩ Abb. 5.4)

■ **Ausgangsstellung**
▬ Aktivierte Ausgangsstellung: Kreuzbein und Rippen flach auf der Matte
▬ Beine angewinkelt, Kopf ruht auf den Händen

■ **Durchführung**
▬ Einatmen und mit dem Ausatmen das Kinn leicht einrollen, den Kopf anheben und bis zu den Schulterblattspitzen hochrollen; das Becken ist leicht nach dorsal gekippt (◩ Abb. 5.4)
▬ Einatmen, Bauchdecke dabei flach lassen, dann mit dem Ausatmen lang machen und Wirbel für Wirbel abrollen

■ **Bewegungskategorie: Rückenlage (Bauchmuskeltraining)**
Fokus: Wirbelsäulenartikulation mit Axialverlängerung

Anleitung verbal
▬ Kopf aus dem Nacken ziehen, Nacken aus den Schultern, Kinn rollt ein und hoch
▬ Faustgroßer Abstand zwischen Kinn und Brustbein
▬ In größtmöglichem Bogen rollen
▬ Wirbel für Wirbel abrollen
▬ Schultern breit und tief
▬ Die Mitte geht runter (Bauch), damit der Oberkörper hochkommen kann

Anleitung taktil
▬ Hand unter BWS und Hochrollen führen
▬ Fingerspitzen tippen auf Bauchmuskeln, um Sinken der Bauchdecke anzuleiten

Fehlerbilder
▬ Schultern werden zu den Ohren gezogen
▬ Keine Kontrolle der Bauchmuskeln (Bauchdecke wölbt sich)

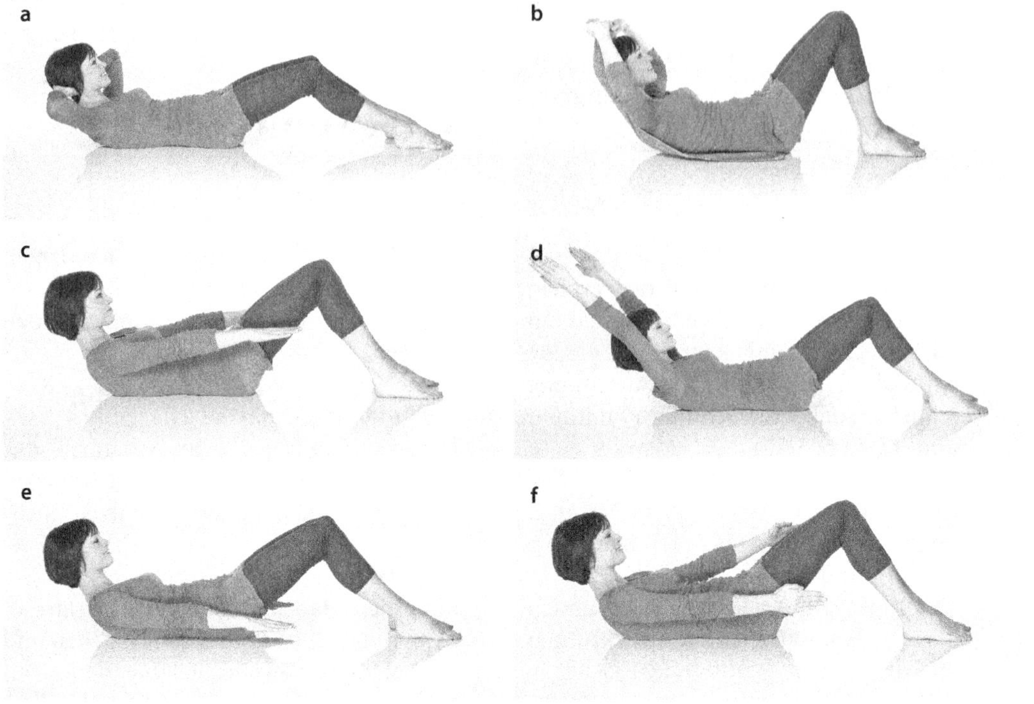

Abb. 5.4 a–f Chest Lift. a Chest Lift, b mit Handtuch, c Modifikation Progression: Einatmen, Arme zum Becken anheben d Ausatmen, Arme in eine Linie mit den Ohren anheben; e Progression: Pumpbewegungen; f Progression: Hackbewegungen

Fehlerquellen
- Verlust der stabilen Anbindung des Kopfes an den Rumpf
- Fehlerhafte Schulter-HWS-Organisation
- Einschränkung der physiologischen Flexionsbeweglichkeit

Lösungsmöglichkeiten: Regression
- Bei HWS-Problematik:
- Auf einem Handtuch liegen, Kopf ruht auf Handtuch
- Die Ecken fassen
- Oberkörper mithilfe des Handtuchs aufrollen (Abb. 5.4b)

Modifikationen: Progression
- **Mit dem Ausatmen hochrollen:**
  - Einatmen, die Arme zum Becken führen (Abb. 5.4c)
  - Ausatmen und etwas höher rollen
  - Einatmen, die Arme in einer Linie mit den Ohren (Abb. 5.4d)
  - Ausatmen und etwas höher rollen
  - Einatmen, die Hände wieder an den Hinterkopf
  - Mit dem Ausatmen abrollen
- **Arme seitlich hüfthoch halten:**
  - Handflächen zeigen nach unten: kleine, schnelle Pumpbewegungen von oben nach unten ausführen (Abb. 5.4e)
  - Daumen zeigt nach oben: gegengleich Hackbewegungen ausführen (Abb. 5.4f)
- **Kleingerät:** In RL auf Roller

5.1.5 Dead Bug (Abb. 5.5)

- **Ausgangsstellung**
- Aktivierte Ausgangsstellung: Kreuzbein und Rippen flach auf der Matte
- Beine in Table-Top-Position (Hüfte, Knie 90° gebeugt), die Arme liegen seitlich neben dem Becken

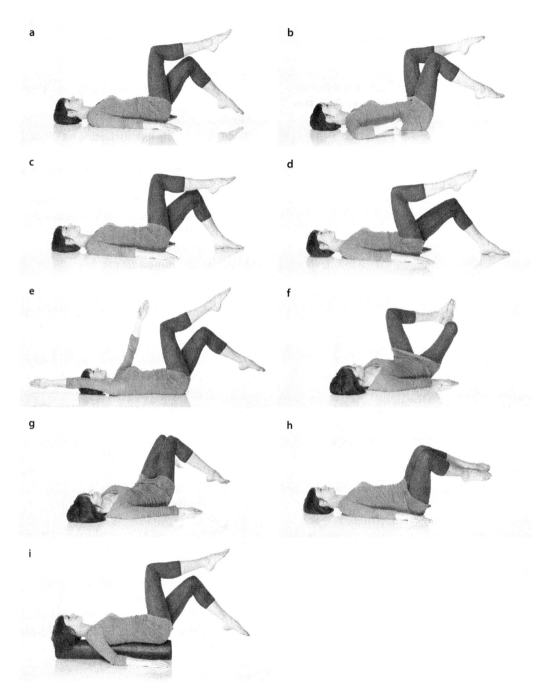

■ **Abb. 5.5 a–i** Dead Bug. **a** Beine abwechselnd senken, **b** Selbstkontrolle mit Handtuch, **c** Modifikation Regression: Femur Arcs Bein anheben; **d** Femur Arcs Bein kreisen; **e** Modifikation Progression: Arm- und Beinkoordination; **f** Modifikation Progression: Außenrotation; **g** Modifikation Progression: Innenrotation; **h** Modifikation Progression: Beine geschlossen, Füße tippen rechts/links; **i** Modifikation Progression: mit Roller

- **Durchführung**
- Mit der Ausatmung die Beine abwechselnd gebeugt zum Boden absenken (◘ Abb. 5.5)

- **Bewegungskategorie: Rückenlage (Integration des Körperzentrums, Bauchmuskeltraining)**
Hier ist wichtig:

Anleitung verbal
- Rücken lang und flach lassen
- Großer (gleichbleibender) Abstand zwischen Beckenkamm und Rippen

Anleitung taktil
- Eine Hand unter die Wirbelsäule legen und LWS-Position kontrollieren
- Zur Selbstkontrolle ein zusammengerolltes Geschirrhandtuch unter die Wirbelsäule legen (◘ Abb. 5.5b)

Fehlerbilder
- Keine Kontrolle der Bauchmuskeln (Bauchdecke wölbt sich)
- Aktivierte Ausgangsstellung der Wirbelsäule kann nicht gehalten werden
- Überbeanspruchung der Hüftbeuger

Fehlerquellen
- Ungenügende Anbindung des Beckens an den Brustkorb
- Fehlende axiale Verlängerung
- Fehlende aktive Stabilität in der Bewegung

Lösungsmöglichkeiten: Regression
- **Femur Arcs:**
  - Beine gebeugt, Füße auf dem Boden aufgestellt
  - Wirbelsäule in aktiver Ausgangsstellung
  - Einatmen, dabei Hüfte beugen und ein Bein in 90/90°-Position anheben (◘ Abb. 5.5c)
  - Ausatmen und Bein wieder aufstellen
  - Ein Bein angewinkelt (90/90°) lassen und kreisen (◘ Abb. 5.5d)
- **Leg Lowers:**
  - Ein Bein wird am Boden aufgestellt, das andere nach oben zur Decke ausgestreckt

  - Bein gestreckt In Richtung Boden absenken, mit Dorsalflexion der Füße, und mit Plantarflexion gestreckt heben
- **Bicycle:**
  - Bein gestreckt senken, gebeugt anziehen

Modifikationen: Progression
- **Beide Beine gebeugt** in Richtung Boden senken:
  - Beide Füße abwechselnd in Plantar-, dann in Dorsalflexion
  - Den rechten Fuß in Plantar-, den linken Fuß in Dorsalflexion, dann wechseln
  - Arme seitlich am Becken oder gestreckt nach hinten ablegen
- **Armbewegung hinzufügen:**
- **Beine gebeugt**, Arme zur Decke gestreckt:
  - Rechten Arm nach hinten, linkes Bein nach unten in Richtung Boden senken und heben (◘ Abb. 5.5e), dann wechseln
  - Gleichzeitig beide Arme nach hinten und beide Beine Richtung Boden senken und heben
- **Beine gestreckt**, Arme zur Decke gestreckt:
  - Rechten Arm und linkes Bein in Richtung Boden senken und heben
  - Beide Arme und Beine in Richtung Boden senken und heben
- Mit **Außen-/Innenrotation** der Hüfte, abwechselnd:
  - Außenrotation Hüfte: Knie nach außen, Fußsohlen zusammen (◘ Abb. 5.5f)
  - Innenrotation Hüfte: Knie zusammen, Unterschenkel öffnen (◘ Abb. 5.5g)
  - Knie und Füße fest geschlossen, Rotation in der Hüfte und abwechselnd nach rechts/links in Richtung Boden senken, Füße bleiben in einer Linie mit dem Rumpf (◘ Abb. 5.5h)
- **Kleingerät:** Roller (◘ Abb. 5.5i)

5.1.6   Side to Side (◘ Abb. 5.6)

- **Ausgangsstellung**
- Aktivierte Ausgangsstellung: Kreuzbein und Rippen flach auf der Matte

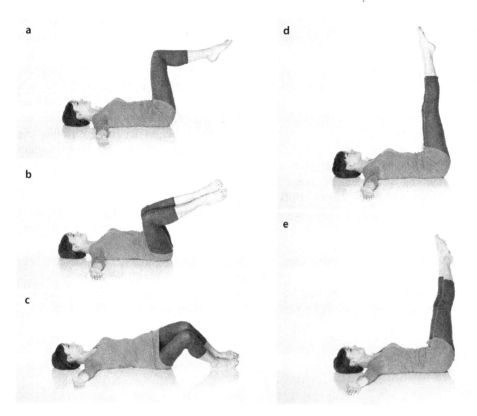

Abb. 5.6   a–e Side to Side. **a** Ausgangsposition, **b** Beine nach rechts, **c** Modifikation Regression: Füße am Boden; **d** Modifikation Progression: Beine ausstrecken, **e** Beine geschlossen nach rechts/links

- Beine in Table-Top-Position (90/90°)
- Arme seitlich ausgestreckt, Handflächen zeigen nach oben (Abb. 5.6)

- **Durchführung**
- Einatmen, dann beim
- Ausatmen die Beine und linke Hüfte nach rechts führen (Abb. 5.6b)
- Einatmen, Beine in die Ausgangsposition zurückholen; Seite wechseln
- Ausatmen, Beine und rechte Hüfte nach links führen, beim
- Einatmen die Beine zurückholen

- **Bewegungskategorie:**
  Ganzkörperintegration
  (Komplexe Koordination)
Fokus: Kontrolle des Körperzentrums in allen Positionen

Anleitung verbal
- Schultern auf der Gegenseite zum Boden lassen
- Beine geschlossen halten
- Knie liegt über Knie, Fuß über Fuß

Anleitung bildlich
- Wie ein Pendel die Beine hin und her bewegen

Anleitung taktil
- Arme in der ganzen Länge ausstreichen
- Schultern fixieren
- Beine/Füße halten bzw. führen

Fehlerbilder
- Schultern lösen sich von der Matte
- Becken kippt nach anterior (Hohlkreuz), Länge in der Wirbelsäule kann nicht gehalten werden

5

Fehlerquellen

- Einschränkung der physiologischen Rotationsbeweglichkeit
- Fehlende axiale Verlängerung
- Ungenügende Anbindung des Beckens an den Brustkorb

Lösungsmöglichkeiten: Regression

- Füße auf dem Boden aufstellen
- Knie und Füße geschlossen von rechts nach links Richtung Boden sinken lassen
- Knie über Knie, Fuß über Fuß (◘ Abb. 5.6c)

Modifikationen: Progression

- Atmung umdrehen: bei Einatmung drehen, auf Bauchspannung achten!
- Beine gebeugt zur Seite führen, seitlich ausstrecken, beugen, gebeugt zurückholen

- **Zur Stabilisation:** Beine zur Decke ausstrecken (◘ Abb. 5.6d), gestreckt nach rechts führen, dabei nun aber die linke Hüfte auf der Matte lassen, mehrere Atemzüge halten; dann beide Beine nach links führen, die rechte Hüfte auf der Matte lassen; Beininnenseiten gleiten aneinander vorbei, in der Endposition ist ein Fuß deutlich tiefer als der andere (◘ Abb. 5.6e)!

5.1.7 Bridging I (◘ Abb. 5.7)

- **Ausgangsstellung**
- Aktivierte Ausgangsstellung: Kreuzbein und Rippen flach auf der Matte
- Beine gebeugt, hüftbreit, Arme seitlich, Handflächen nach unten (◘ Abb. 5.7)

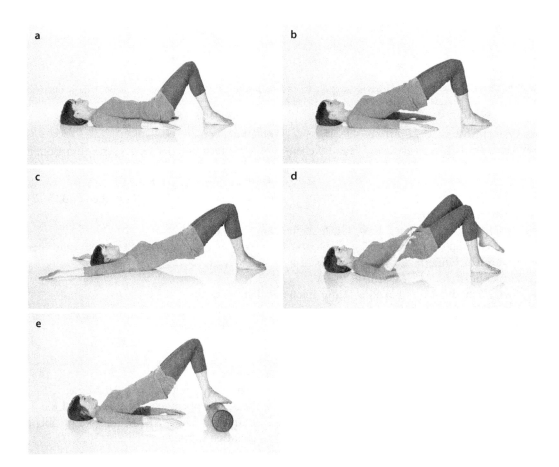

◘ **Abb. 5.7** **a–e** Bridging I. **a** Ausgangsstellung, **b** Endstellung, **c** Modifikation Progression 1: Arme zur Decke und nach hinten; **d** Modifikation Progression 2: Stabilisation; **e** Bridging mit Roller

- **Durchführung**
- Einatmen und mit dem Ausatmen vom Steißbein her Wirbel für Wirbel bis zu den Schulterblättern hochrollen (◌ Abb. 5.7b)
- Einatmen und mit dem Ausatmen Wirbel für Wirbel abrollen

- **Bewegungskategorie: Rückenlage (Integration des Körperzentrums)**

Fokus: Wirbelsäulenartikulation in der Sagittalebene

Anleitung verbal
- Hochrollen:
  - Brustbein entspannt sinken lassen
  - Steißbein zu Schambein, Schambein zu Bauchnabel und Wirbel für Wirbel rollen
  - Sitzknochen in die Kniekehle ziehen
- Endposition:
  - Schambein höher als Rippen
  - Knie zur gegenüberliegenden Wand schicken
  - Schultern entspannt und breit
  - Rücken wie in einer Hängematte
- Abrollbewegung:
  - Wirbel auseinanderziehen
  - Jeden Wirbel einzeln auf einer (gedachten) Linie abrollen
  - Steißbein ist weiter weg (vom Kopf) als vorher

Anleitung taktil
- Hochrollen:
  - Auf Brustbein tippen („Sinken lassen!" oder „Entspannt!")
  - Mit Händen an den Beckenschaufeln rechts/links die Beckeneinrollbewegung führen
- Endposition:
  - Hände auf beide Knie legen und Zugbewegung („zur gegenüberliegenden Wand") anweisen
  - Hinter die Kniekehlen fassen und Zug
- Abrollbewegung:
  - Hand unter die Wirbelsäule, und Wirbel antippen
  - Mit Zeige- und Mittelfinger entlang der Wirbelsäule die Bewegung ausstreichen

Fehlerbilder
- Keine Rollbewegung, keine Artikulation der Wirbelsäule
- Schlechte Ausrichtung der Beine/Füße

Fehlerquellen
- Einschränkung der physiologischen Flexionsbeweglichkeit
- Schlechte Körper- und Raumkoordination
- Fehlende axiale Verlängerung

Lösungsmöglichkeiten: Regression
- Taktile Führung des Beckens
- Korrektur der Fußstellung
- **Kleingeräte:**
  - Ball oder Circle zwischen die Knie, zur Korrektur der Beinachse

Modifikationen: Progression
- **Bridging mit Armeinsatz:**
  - Mit dem Ausatmen hochrollen
  - Einatmen, dabei die Arme zur Decke und nach hinten führen (◌ Abb. 5.7c)
  - Ausatmen und abrollen
  - Einatmen, dabei die Arme über den Boden seitlich in Halbkreisen zurück zum Becken führen
- **Bridging mit Stabilisation:**
  - Mit dem Becken hochrollen
  - Hände auf den Beckenkamm legen (besser: Gymnastikstock)
  - Rechtes Bein etwas anheben, 10 s halten; kein Ausweichen/Kippen!
  - Mit dem linken Bein wiederholen, abrollen (◌ Abb. 5.7d)
  - Fließend atmen
- **Marching:**
  - Mit dem Becken hochrollen
  - Hände auf den Beckenkamm legen (besser: Gymnastikstock)
  - Abwechselnd rechtes/linkes Bein heben
  - Auf der Stelle laufen, mit möglichst geringer Mitbewegung des Beckens
- **Kleingeräte:**
  - Füße auf instabilem Untergrund (Roller, Disc, Ball) (◌ Abb. 5.7e)
  - Circle oder Ball zwischen die Knie

5

5.1.8 Roll Over I (◘ Abb. 5.8)

- **Ausgangsstellung**
- ▬ Aktivierte Ausgangsstellung: Kreuzbein und Rippen flach auf der Matte
- ▬ Beine in 90/90°-Position, Knie geschlossen
- ▬ Arme seitlich am Becken ausgestreckt, Handflächen nach unten (◘ Abb. 5.8)

- **Durchführung**
- ▬ Einatmen und beim Ausatmen mit dem Becken bis zum Schulterblatt hochrollen (◘ Abb. 5.8b), wieder
- ▬ Einatmen und mit dem Ausatmen langsam Wirbel für Wirbel in die Ausgangsposition abrollen

a

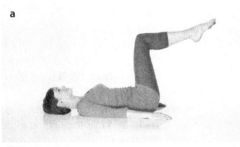

b

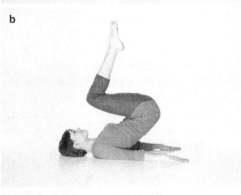

c

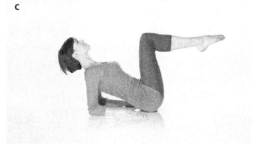

◘ **Abb. 5.8 a–c** Roll Over I. **a** Ausgangsposition, **b** Endposition, **c** Modifikation Regression: Aus dem Stütz im Sitz beginnen

- **Bewegungskategorie:** Überkopforganisation (Umkehrhaltungen, Beweglichkeit und dynamische Stabilität)

Fokus: Wirbelsäulenartikulation in der Sagittalebene

Anleitung verbal
- ▬ Steißbein zum Schambein, Schambein zum Bauchnabel rollen
- ▬ Mit entspannten Schultern lange Arme in die Matte drücken
- ▬ Ohne Schwung
- ▬ Wirbel auseinanderziehen

Anleitung taktil
- ▬ Füße gegen die Oberschenkel/Hände des Trainers drücken und mit dem Becken hochrollen

Fehlerbilder
- ▬ Bewegung wird mit Schwung ausgeführt
- ▬ Kompression der HWS

Fehlerquellen
- ▬ LWS/Hüfte/Becken:
  - – Einschränkung der physiologischen Flexionsbeweglichkeit
  - – Fehlende axiale Verlängerung
- ▬ Ganzkörperaktivitäten:
  - – Schlechte Koordination im Raum
  - – Schlechte Körperkoordination
  - – Ungenügende Anbindung des Beckens an den Brustkorb

Lösungsmöglichkeiten: Regression
- ▬ Becken in der Ausgangsposition erhöht legen (Keilkissen, gerolltes Handtuch, Roller)
- ▬ Statt aus Rückenlage, aus **Stütz im Sitz** beginnen (◘ Abb. 5.8c):
  - – Einatmen, BWS strecken, Brustbein zur Decke
  - – Ausatmen, die geschlossenen Knie in Richtung Brust ziehen und kontrolliert bis zum Schulterblatt rollen (wie ◘ Abb. 5.8b), dann
  - – Einatmen und in den Stütz zurückrollen
  - – Während der gesamten Vor-Rück-Bewegung bleiben die Ellenbogen an einer Stelle!

5.1.9 Assisted Roll Up/Roll Down (☑ Abb. 5.9)

- **Ausgangsstellung**
- Aktivierte Ausgangsstellung: Rückenlage
- Beine angewinkelt
- Hände hinter die Knie, Schultern tief und „breite" Ellenbogen (☑ Abb. 5.9)

- **Durchführung**
- Einatmen, mit dem Ausatmen das Kinn einrollen, Kopf und Schulterblätter von der Matte anheben, Beinrückseite in die Hände drücken (☑ Abb. 5.9b) und bis in den Sitz hochrollen, Füße aufstellen (☑ Abb. 5.9c), dann

- Einatmen, die WS aufrichten, beim nächsten Ausatmen kontrolliert in RL abrollen, dabei die Beinrückseite halten

- **Bewegungskategorie: Rückenlage (Integration des Körperzentrums, Bauchmuskeltraining)**
Fokus: Organisation Schulter-Nacken-Kopf bei Beugung

Anleitung verbal
- Nicht einsinken/kollabieren
- In möglichst großem Bogen Wirbel für Wirbel abrollen
- „C-Kurve" der WS beibehalten
- Füße wegschicken

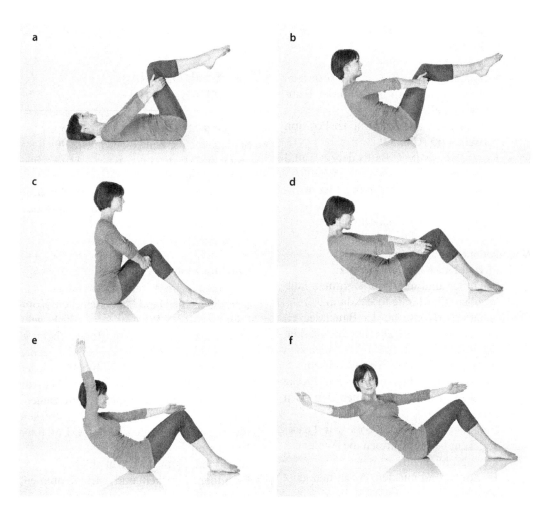

☑ Abb. 5.9 **a–f** Assisted Roll Up. **a** Ausgangsposition, **b** Beine in die Hände drücken und hochrollen, **c** Endposition im Sitz, **d** Half Roll Down aus dem Sitz, **e** Modifikation Progression 1: Half Roll Down mit Armeinsatz; **f** Modifikation Progression 2: Half Roll Down mit Rotation

5

Anleitung taktil

- Leichten Zug an Füßen oder Händen halten, und Bewegung durch leichten Zug führen

Fehlerbilder

- Schwung holen
- Keine Rollbewegung
- Keine Artikulation der Wirbelsäule

Fehlerquellen

- HWS/Schulter/Kopf:
  - Verlust der stabilen Anbindung des Kopfes an den Rumpf
- LWS/Hüfte/Becken:
  - Einschränkung der physiologischen Flexionsbeweglichkeit

Lösungsmöglichkeiten: Regression

- **Half Roll Down:**
  - Aus dem Sitz beginnen
  - Einatmen, dann mit dem Ausatmen halb abrollen, wenn nötig an der Beinrückseite halten
  - Evtl. mehrere Atemzüge in der Position verweilen (◘ Abb. 5.9d)
  - Kontrolle von Bauchdecke und Schultergürtel!
  - Ausatmen und wieder in den Sitz hochkommen
  - Übung mehrmals wiederholen

Modifikationen: Progression

- **Half Roll Down mit Armeinsatz:**
  - Einatmen und mit dem Ausatmen halb abrollen, die Hände lösen; dann
  - Einatmen (Kontrolle der Bauchdecke!) und rechten Arm zur Decke strecken (◘ Abb. 5.9e), mit dem Ausatmen den Arm wieder senken; Arme wechseln
  - Einatmen und linken Arm zur Decke strecken, mit dem Ausatmen den Arm senken; dann
  - Einatmen und beide Arme zur Decke strecken, beim Ausatmen die Arme senken; abschließend
  - Einatmen und mit dem Ausatmen ganz abrollen

- **Half Roll Down mit Rotation:**
  - Mit dem Ausatmen halb abrollen
  - Mit dem Einatmen den Oberkörper drehen und Armkreis über unten rechts (◘ Abb. 5.9f), beim Ausatmen zurück zur Mitte; Arme wechseln
  - Mit dem Einatmen den Oberkörper drehen und Armkreis über unten links, beim
  - Ausatmen zurück zur Mitte; abschließend
  - Einatmen und mit dem Ausatmen ganz abrollen
  - Armkreise später auch über oben führen
- **Assisted Roll Up/Roll Down:**
  - Mit angewinkelten Beinen („assisted") hochrollen, oben dann die Beine ausstrecken, und mit geschlossenen, gestreckten Beinen langsam abrollen.

5.1.10 Book Openings (◘ Abb. 5.10)

■ **Ausgangsstellung**

- Seitlage rechts, Bein angewinkelt: 90° Beugung in Hüfte und Knie, Arme ausgestreckt übereinander
- Aktivierte Ausgangsstellung: Wirbelsäule in Zugspannung, Taille berührt den Boden nicht
- Kopf mit langem Nacken halten

■ **Durchführung**

- Einatmen, beim Ausatmen den linken Arm über die rechte Hand hinausschieben; Kopf folgt der BWS-Rotation, der Blick geht nach unten in Richtung Boden (bzw. je nach Beweglichkeit auch über die rechte Schulter nach hinten) (◘ Abb. 5.10); wieder
- Einatmen, den linken Arm nach oben zur Decke, diagonal zur anderen Seite ziehen, dabei den Oberkörper strecken (◘ Abb. 5.10b); Knie über Knie, Fuß über Fuß lassen
- Ausatmen, Kopf und Arm ablegen
- Einatmen, strecken und zurückkommen, in der Ausgangsposition ausatmen

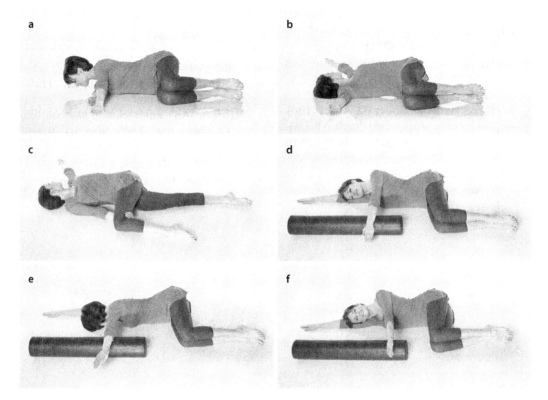

◘ Abb. 5.10   a–f Book Openings. **a** Ausgangsposition, **b** Arm nach links oben führen, **c** Stretch; **d** Mobilisation Schulter Ausgangsposition, **e** Mobilisation Schulter Pronation, **f** Mobilisation Schulter Supination

■ **Bewegungskategorie: Ganzkörper-integration (Komplexe Koordination)**
Fokus: Wirbelsäulenartikulation in mehreren Ebenen

Anleitung verbal
- Knie über Knie lassen
- Schultern breit und tief, Arme weit
- Blick, Brustkorb folgen der Bewegung
- Wirbelsäule strecken, drehen, ablegen
- Verjüngt die Taille

Anleitung taktil
- Korrektur an Schulter/Nacken
- Korrektur der Beinposition

Fehlerbild
- Blick, Brustkorb folgen nicht der Armbewegung

Fehlerquellen
- BWS/Schulter/Arm:
  - Einschränkung der physiologischen Rotationsbeweglichkeit
  - Verlust der axialen Verlängerung in den Bewegungen der BWS
  - Ungenügende Anbindung des Beckens an den Brustkorb

Lösungsmöglichkeiten: Regression
- Den unteren Arm unter den Kopf legen
- Flaches Kissen unter den Kopf legen

Modifikationen: Progression
- Unteres Bein lang am Boden ausgestreckt, oberes Knie am Boden oder wird in Bodennähe gehalten
- Als Abschluss auf jeder Seite den Stretch mehrere Atemzüge halten, dabei das Knie

fassen, sanft in Richtung Boden ziehen, Oberarm und Schulter des unteren Arms in die Matte drücken (◘ Abb. 5.10c)

— **Kleingerät:** Roller zur Mobilisation von Schulter/BWS
  – Seitlage
  – Oberer Arm auf Roller (◘ Abb. 5.10d)
  – Roller vor-/zurückrollen durch Ab-/Adduktion der Schulter bzw. Pro- (◘ Abb. 5.10e) und Supination des Arms (◘ Abb. 5.10f)
  – Becken geht nicht mit: Knie über Knie lassen

5.1.11 Side Kick-Serie I (◘ Abb. 5.11)

▪ **Ausgangsstellung**
— Seitlage rechts, Bein angewinkelt, Hüfte und Knie 90° gebeugt
— Aktivierte Ausgangsstellung: Wirbelsäule in Zugspannung, Taille berührt Boden nicht
— Kopf ruht auf dem unteren Arm
— Oberer Arm stützt

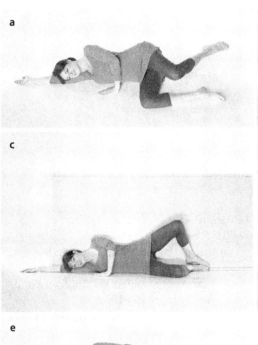
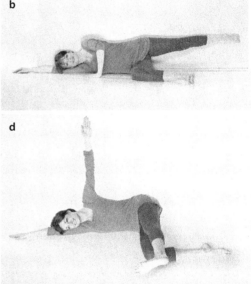
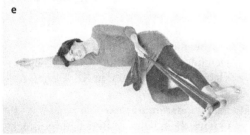

◘ **Abb. 5.11   a–e** Side Kick Serie I. **a** Hüftextension, **b** Modifikation Regression an der Wand; **c** Lösungsmöglichkeit Regression: Clam; **d** Modifikation Progression: oberen Arm zur Decke ausstrecken; **e** Modifikation Progression: mit Theraband

- **Durchführung**
- Einatmen und oberes Bein hüfthoch heben, dann
- Ausatmen und Bein zurückbewegen (Extension in der Hüfte) (■ Abb. 5.11); wieder
- Einatmen und oberes Bein nach vorne bewegen (Flexion in der Hüfte)

- **Bewegungskategorie: Seitlage (Stabilisation)**

Fokus: Kontrolle des Körperzentrums in allen Ebenen und Kontrolle der Beinachse

Anleitung verbal
- Bein aus der Hüfte parallel zum Boden (wie auf einer Tischplatte) nach vorne und hinten bewegen
- Keine Mitbewegung im Becken
- Großer Abstand zwischen Becken und Brustkorb
- Verjüngt die Taille
- Bein lang und gestreckt (Zugspannung)

Anleitung taktil
- Eine Hand unter die Taille legen, mit der anderen Hand den oberen Beckenkamm fixieren, leichter Zug vom Brustkorb weg
- Korrektur an der oberen Schulter

Fehlerbilder
- Schaukeln der Hüfte
- Keine parallele Beinführung

Fehlerquellen
- Ganzkörperaktivitäten:
  - Schlechte Koordination im Raum
  - Schlechte Körperkoordination
  - Ungenügende Anbindung des Beckens an den Brustkorb
- Untere Extremität:
  - Einschränkung der Beweglichkeit in der unteren Extremität
  - Schlechtes Alignment in der offenen Kette
  - Fehlende aktive Stabilität in der Bewegung
  - Fehlende axiale Verlängerung

Lösungsmöglichkeiten: Regression
- **Sidelying an der Wand:**
  - Hinterkopf, beide Schultern, Becken, Ferse des oberen Beins berühren die Wand (■ Abb. 5.11b)
  - Unteres Bein in Hüfte und Knie 90° gebeugt
  - Oberes Bein gestreckt heben/senken
  - Ferse verlässt die Wand nicht!
- **Fußstellung:**
  - Parallel zum Boden
  - In der Hüfte ausgedreht (Fuß zeigt zur Decke)
  - In der Hüfte eingedreht (Fuß zeigt zum Boden)
  - Je 10 Wiederholungen pro Bein
- **Clam:**
  - Fußsohlen in einer Linie mit dem Rumpf, im Knie 90° gebeugt
  - Oberes Knie zur Decke „aufklappen"
  - Fußinnenkanten bleiben zusammen, Hüfte bleibt über Hüfte (■ Abb. 5.11c)

Modifikationen: Progression
- Oberes Bein gestreckt
- Oberen Arm zur Decke ausstrecken, nicht stützen! (■ Abb. 5.11d)
- Vor-/rückwärts bewegen
- Heben/senken
- Kleine Kreise malen, vor-/rückwärts
- **Kleingeräte:** Thera- oder Pilates-Band führen das gestreckte obere Bein (■ Abb. 5.11e)
  - Vor-/rückwärts bewegen
  - Heben und senken
  - Kreisen

5.1.12 Side Lift (■ Abb. 5.12)

- **Ausgangsstellung**
- Beine beugen, Knie, Hüfte, Schultern in einer Linie
- Aktivierte Ausgangsstellung: Unterarmstütz (■ Abb. 5.12)

- **Durchführung**
- Einatmen, dann beim Ausatmen das Becken heben (■ Abb. 5.12b), 10–30 s halten

5

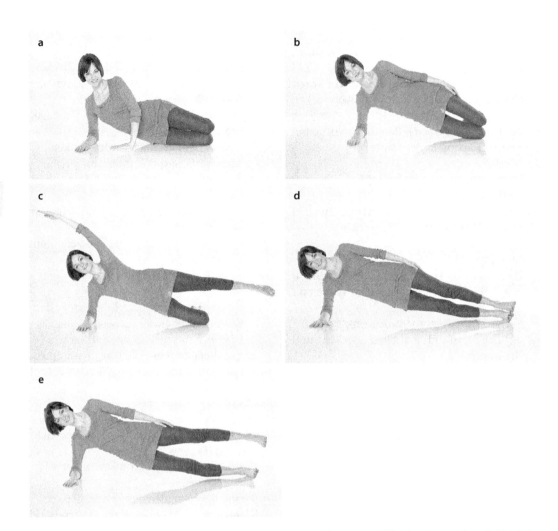

◘ Abb. 5.12   a–e Side Lift. **a** Ausgangsposition, **b** End-position, **c** Modifikation Progression: oberes Bein heben und senken; **d** Modifikation Progression: beide Beine ausstrecken; **e** Modifikation Progression: beide Beine ausgestreckt, oberes Bein halten bzw. heben und senken

■ **Bewegungskategorie: Seitstütz (Stabilisation)**

Fokus: Ausrichtung und Belastung der oberen Extremität

Anleitung verbal
- Zugspannung
- Verjüngt die Taille
- Hüfte über Hüfte
- Schultern breit und tief
- Push and Pull
- Brustkorb anheben

Anleitung taktil
- Korrektur und Hilfe am Becken

Fehlerbilder
- Schultern werden hochgezogen
- Becken wird kaum angehoben

Fehlerquellen
- Obere Extremität:
  - Schlechtes Alignment in der ge-schlossenen Kette
  - Fehlende axiale Verlängerung

- Ganzkörperaktivitäten:
  - Schlechte Körperkoordination
  - Ungenügende Anbindung des Beckens an den Brustkorb

Lösungsmöglichkeiten: Regression
- Dynamisches Heben und Senken des Beckens
- Oberer Arm stützt zusätzlich vor dem Oberkörper (auf zu viel Rotation im Oberkörper achten!)

Modifikationen: Progression
- Oberes Bein und oberen Arm strecken
- Oberes Bein heben und senken (◧ Abb. 5.12c)
- Beide Beine ausstrecken, Füße übereinander (◧ Abb. 5.12d)
- Oberes Bein halten, heben und senken (◧ Abb. 5.12e)
- **Kleingerät:** Roller
  - Ellenbogenstütz, Roller quer, beide Beine auf den Roller legen
  - Oberes Bein vorn
  - Becken heben
  - Beide Beine ausstrecken
  - Balance halten

5.1.13 Spine Stretch I (◧ Abb. 5.13)

- **Ausgangsstellung**
- Aktivierte Ausgangsstellung: Sitz (wenn möglich an einer Wand)
- Beine schulterbreit geöffnet, leicht gebeugt, Knie zur Decke
- Arme seitlich locker

- **Durchführung**
- Einatmen, lang machen (◧ Abb. 5.13); beim Ausatmen das Kinn einrollen und Wirbel für Wirbel abrollen, Becken mit sanftem Druck an die Wand drücken (◧ Abb. 5.13b)
- Einatmen, wieder aufrollen

- **Bewegungskategorie: Sitz (Aufrechte Körperhaltung)**
Fokus: Wirbelsäulenartikulation mit Axialverlängerung

Anleitung verbal
- Sitz:
  - Sitzknochen sind die Basis
  - Push and Pull
- Abrollen:
  - Erst mit dem Scheitel zur Decke, dann abrollen
  - Bauchnabel bleibt wie „Druckknopf" an der Wand"
  - Entspannter Nacken, entspannte Schultern, entspannte Arme
- Aufrollen:
  - Wirbel einzeln übereinander stapeln
  - Wirbel auseinanderziehen, Platz schaffen

Fehlerbilder
- Schultern werden hochgezogen
- Hüftflexion statt Wirbelsäulenflexion
- Mangelnde Streckung der Wirbelsäule
- Mangelnde Fähigkeit, im Langsitz zu sitzen
- Mangelnde Kontrolle der Bauchdecke

Fehlerquellen
- BWS/LWS:
  - Einschränkung der physiologischen Flexionsbeweglichkeit
- Untere Extremität:
  - Einschränkung der Beweglichkeit in der unteren Extremität

Lösungsmöglichkeiten: Regression
- Erhöht sitzen, z. B. auf zusammengerollter Matte oder Roller

Modifikationen: Progression
- Ohne Unterstützungsfläche (Wand) üben
- **Kleingeräte:** Pilates-Band oder Gymnastikstock zur Korrektur und Ausrichtung des Schultergürtels
  - An der Wand, die Arme in U-Halte

5

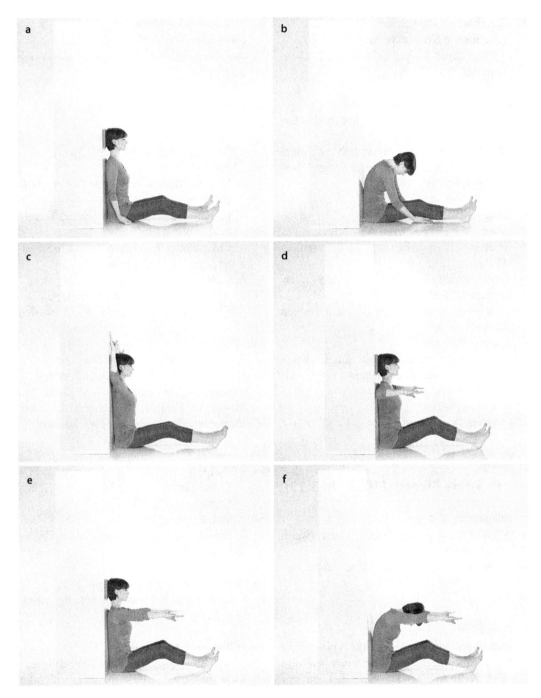

◘ Abb. 5.13 **a–f** Spine Stretch I. **a** Ausgangsposition, **b** Endposition, **c** Modifikation Progression mit Gymnastik-stock: Ausgangsposition, **d** Mobilisieren des Schultergürtels, **e** Arme strecken, **f** Abrollen

- Einatmen (◘ Abb. 5.13c), dann
- Ausatmen und Stock parallel zum Boden führen, Ellenbogen an die Wand drücken (◘ Abb. 5.13d)

- Einatmen und Arme parallel zum Boden ausstrecken, gleichzeitig WS lang machen (◘ Abb. 5.13e)

– Ausatmen und Wirbel für Wirbel an der Wand abrollen, evtl. die Beine strecken (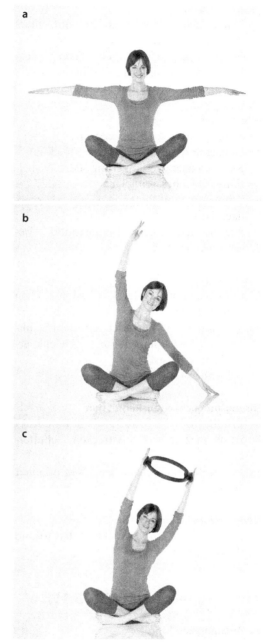 Abb. 5.13f)

– Am Bewegungsende einatmen und mit dem Ausatmen aufrollen, die Ellenbogen an die Wand führen (Abb. 5.13d) und in die Ausgangsposition zurückkommen

5.1.14 Mermaid I (Abb. 5.14)

■ **Ausgangsstellung**
– Aktivierte Ausgangsstellung: Schneidersitz
– Arme seitlich parallel zum Boden (Abb. 5.14)
– Schultern tief und weit

■ **Durchführung**
– Einatmen, dabei lang machen, Arme nach rechts/links „verlängern"
– Ausatmen, dabei den rechten Arm zur Decke strecken und im großen Bogen die Wirbelsäule nach links bewegen (Abb. 5.14b); die linke Hand gleitet auf den Fingerspitzen über den Boden nach links
– Einatmen und zurück in die Ausgangsposition; dann Arme wechseln
– Ausatmen und linken Arm zur Decke strecken, beim
– Einatmen lang machen und zur Decke strecken, im großen Bogen die Wirbelsäule nach rechts bewegen
– Übung auf jeder Seite mehrmals wiederholen

■ **Bewegungskategorie: Sitz (aufrechte Körperhaltung)**
Fokus: Wirbelsäulenartikulation in Sagittalebene

Anleitung verbal
– Erst mit dem Scheitel zur Decke, dann über einen großen Ball hinweg beide Sitzknochen fest verankern

Abb. 5.14 a–c Mermaid I. **a** Ausgangsposition, **b** Endposition, **c** Modifikation Progression mit Circle

– Zwischen zwei Glasscheiben lang machen
– Schultern breit und tief
– Abstand Ohr-Oberarm bleibt bei Seitneigung gleich

Anleitung taktil

– Hinter dem Übenden stehen, mit einem Bein den Rücken stützen
– Nach oben gestreckten Arm „ausstreichen" und verlängern, führen
– Hochgezogene Schultern korrigieren

Fehlerbilder

– Schultern werden hochgezogen
– Schlechte Armführung: keine Streckung
– Keine axiale Verlängerung der Wirbelsäule, zu frühes Seitneigen
– Seitneigung mit Beugung des Oberkörpers nach vorne
– Sitzknochen verlieren Bodenkontakt (Becken geht mit)

Fehlerquellen

– Einschränkung der physiologischen Lateralflexion
– Verminderte Öffnung der ventralen Strukturen (Brustmuskulatur, Gelenkverbindungen, Brustbein)
– Fehlende axiale Verlängerung

Lösungsmöglichkeiten: Regression

– Erhöht sitzen, z. B. auf großem Ball/Stuhl
– Beine in Langsitz ausstrecken, schulterbreit geöffnet
– Bewegung mit Rücken und Arm an einer Wand ausführen

Modifikationen: Progression

– **Kleingeräte:** Circle oder Pilates-Band (◘ Abb. 5.14c)

5.1.15 Scarecrow (◘ Abb. 5.15)

■ **Ausgangsstellung**

– Aktivierte Ausgangsstellung: Bauchlage
– Steißbein leicht einrollen
– Sitzknochen in Richtung Fersen ziehen
– Beine hüftbreit parallel ziehen
– Arme in U-Halte, Daumen nach oben (◘ Abb. 5.15)

■ **Durchführung**

– Einatmen, Unterarme heben; Handgelenke lang (◘ Abb. 5.15b)

– Ausatmen, Ellenbogen heben; Hände bleiben höher als Ellenbogen (◘ Abb. 5.15c)
– Einatmen, Brustwirbelsäule strecken und Oberkörper anheben (◘ Abb. 5.15d)
– Ausatmen, die Arme strecken; kein Absinken des Oberkörpers (◘ Abb. 5.15e)
– Einatmen, die Arme beugen (◘ Abb. 5.15f)
– Ausatmen, den Oberkörper abrollen (◘ Abb. 5.15g)
– Einatmen, Ellenbogen ablegen (◘ Abb. 5.15h), abschließend
– Ausatmen, Unterarme ablegen (◘ Abb. 5.15i)

■ **Bewegungskategorie: Bauchlage (Rumpftraining)**

Fokus: Kontrolle des Körperzentrums in Bauchlage und dynamische Stabilität der Schultern in Flexion und Extension

Anleitung verbal

– Steißbein leicht einrollen
– Sitzknochen in Richtung Fersen ziehen (Zugspannung in der Wirbelsäule)
– Handgelenke lang und gerade lassen
– Schultern breit und tief

Anleitung taktil

– Schultern antippen, falls hochgezogen
– U-Halte der Arme korrigieren (90° im Ellenbogen)
– Handgelenke ausstreichen

Fehlerbilder

– Schultern werden hochgezogen
– Mangelnde Kontrolle des Körperzentrums

Fehlerquellen

– Einschränkung der physiologischen Extensionsbeweglichkeit
– Verminderte Öffnung der ventralen Strukturen (Brustmuskulatur, Gelenkverbindungen, Brustbein)
– Ungenügende Anbindung des Beckens an den Brustkorb

Lösungsmöglichkeiten: Regression

– Bewegung nur teilweise ausführen: Zunächst nur Hände heben durch Außenrotation der Schulter, dann Oberarme dazu anheben

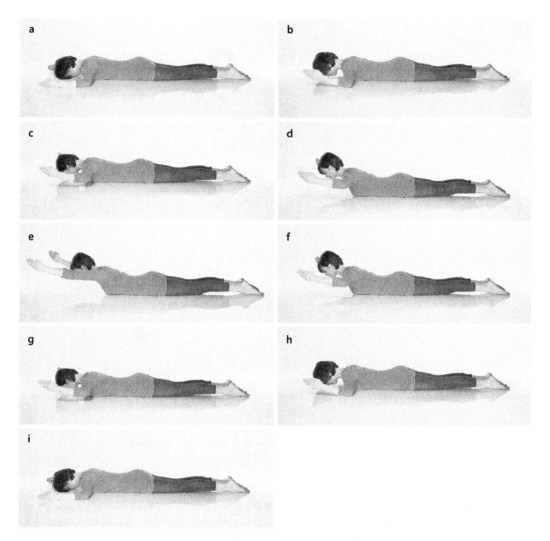

☐ Abb. 5.15 a–i Scarecrow. **a** Ausgangsposition, **b** Einatmen und Unterarme heben, **c** Ausatmen, **d** Einatmen und Oberkörper anheben, **e** Ausatmen in Endposition, **f** Einatmen und Arme beugen, **g** Ausatmen und Oberkörper Wirbel für Wirbel abrollen, **h** Einatmen und Ellenbogen ablegen, **i** Ausatmen und Unterarme ablegen

5.1.16 Swan (☐ Abb. 5.16)

■ **Ausgangsstellung**
- Aktivierte Ausgangsstellung: Bauchlage
- Steißbein leicht einrollen
- Sitzknochen in Richtung Fersen ziehen (☐ Abb. 5.16)
- Hände in Augenhöhe
- Beine hüftbreit parallel

■ **Durchführung**
- Einatmen, beim Ausatmen die Ellenbogen in die Matte drücken, die BWS Wirbel für Wirbel strecken und den Brustkorb bis zum Bauchnabel anheben (☐ Abb. 5.16b)
- Einatmen, mit dem Ausatmen abrollen

5

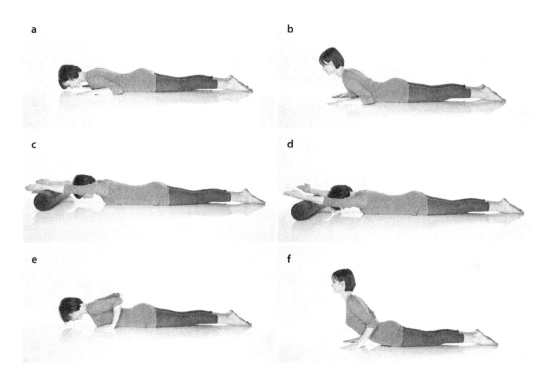

☐ Abb. 5.16   a–f Swan. **a** Ausgangsposition, **b** Endposition, **c** Lösungsmöglichkeit Regression: mit Roller, einatmen, **d** Ausatmen **e** Modifikation Progression: Einatmen; **f** Modifikation Progression: ausatmen

■ **Bewegungskategorie: Bauchlage (Rumpftraining)**

Fokus: Axialverlängerung mit Wirbelsäulen-artikulation in der Brustwirbelsäule

Anleitung verbal
- Sitzknochen zu den Fersen ziehen (Zugspannung in der Wirbelsäule)
- Schultern breit und tief
- Ellenbogen in die Matte drücken („Low Swan")
- Kopf wie eine Schildkröte aus dem Hals ziehen

Anleitung taktil
- Ellenbogen korrigieren, sanft in Richtung Boden streichen
- Schultern antippen
- Kopfhaltung korrigieren, sanft den Nacken entlang in Richtung Scheitel ausstreichen

Fehlerbilder
- Schultern werden hochgezogen
- Mangelnde Kontrolle im Körperzentrum

Fehlerquellen
- Einschränkung der physiologischen Extensionsbeweglichkeit
- Ganzkörperaktivitäten:
  - Schlechte Koordination im Raum
  - Schlechte Körperkoordination
  - Ungenügende Anbindung des Beckens an den Brustkorb

Lösungsmöglichkeiten: Regression
- **Kleingerät:** Roller
- Nur **Schulterblattbewegung** üben:
  - Arme gestreckt auf Roller
  - Einatmen, Schulterblätter hoch zu den Ohren schieben, Roller wegrollen, Kleinfingerkante der Hand nach oben

zur Decke drehen (Pronation) (■ Abb. 5.16c); dann
- Ausatmen und Schulterblätter runterziehen, Handfläche nach oben drehen (Supination) (■ Abb. 5.16d)

Modifikationen: Progression
- Hände seitlich am Brustkorb aufsetzen, Ellenbogen nach oben wie „Flügelchen" (■ Abb. 5.16e)
- Einatmen und
- Ellenbogen in Richtung Füße ziehen, gleichzeitig die BWS Wirbel für Wirbel strecken und Oberkörper anheben („so hoch wie möglich ohne Unterstützung der Hände")
- Ausatmen, dabei
- Hände in die Matte drücken und Oberkörper anheben (■ Abb. 5.16f)
- Je nach Extensionsfähigkeit der BWS maximal bis zum Schambein
- Verbindung Brustkorb-Becken halten (Rippen geschlossen)
- Einatmen und mit dem Ausatmen abrollen
- Falls Probleme mit Handgelenken: Hände zu Fäusten ballen und seitlich am Brustkorb aufsetzen
- **Atmung variieren:**
  - Mit der Einatmung Ellenbogen in Richtung Füße ziehen und gleichzeitig Arme strecken
  - Mit der Ausatmung abrollen

5.1.17 Dart (■ Abb. 5.17)

- **Ausgangsstellung**
- Aktivierte Ausgangsstellung: Bauchlage
- Steißbein leicht einrollen
- Sitzknochen in Richtung Fersen ziehen
- Beine hüftbreit parallel
- Kopf wird in Verlängerung der Wirbelsäule gehalten
- Arme seitlich eng halten, Daumen nach unten (■ Abb. 5.17)

- **Durchführung**
- Einatmen, dabei BWS strecken und Oberkörper anheben, Hände in Richtung Füße ziehen (■ Abb. 5.17b), dann ausatmen
- Einatmen, Oberkörper weiter anheben, wieder ausatmen und ablegen

- **Bewegungskategorie: Bauchlage (Rumpftraining)**
Fokus: Extension in Schulter- und Hüftgelenken

Anleitung verbal
- Sitzknochen in Richtung Fersen ziehen (Zugspannung in der Wirbelsäule)
- Schultern breit und tief
- Kopf aus dem Nacken ziehen, Nacken aus den Schultern
- Brustbein nach vorne oben
- Atmung und Bewegung verbinden
- Pomuskeln nur sanft anspannen

a
b
c
d

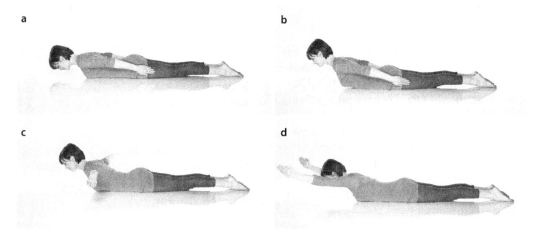

■ **Abb. 5.17** a–d Dart. a Ausgangsposition, b Endposition, c Modifikation Progression: einatmen, Arme nach vorne führen; d Progression: Endposition

5

Fehlerbilder

- Hyperextension der LWS und/oder HWS
- Füße heben vom Boden ab
- Zu viel Spannung in der Pomuskulatur

Fehlerquellen

- BWS/Schulter/Arm:
  - Einschränkung der physiologischen Extensionsbeweglichkeit
  - Verlust der axialen Verlängerung in Bewegungen der BWS
  - Verminderte Öffnung der ventralen Strukturen (Brustmuskulatur, Gelenkverbindungen, Brustbein)
  - Ungenügende Anbindung des Brustkorbs an das Becken

Lösungsmöglichkeiten: Regression

- Atemmuster umkehren: mit der Ausatmung heben
- Kleines Kissen oder zusammengerolltes Handtuch unter den Bauch

Modifikationen: Progression

- **Oberkörper oben halten:**
  - Gestreckte Arme sanft in Richtung Decke federn, Handflächen nach unten
  - Auf 5 Zeiten aus- und auf 5 Zeiten einatmen
- **Oberkörper oben halten:**
  - Hände falten, Daumen in Richtung Po
  - Hände in Richtung Fersen ziehen
  - Sanftes Anheben zur Decke
  - Mehrere Atemzüge halten
- **Armkreise:**
  - Einatmen, und beim Ausatmen den Oberkörper anheben
  - Einatmen, Arme in einem großen Kreis (◘ Abb. 5.17c) parallel zum Boden in Richtung Kopf führen (◘ Abb. 5.17d)
  - Ausatmen, Oberkörper und Arme ablegen
  - Einatmen, Arme und Oberkörper anheben
  - Ausatmen, Arme in einem großen Kreis zurück zum Becken führen
  - Einatmen, ablegen

5.1.18 Quadruped (◘ Abb. 5.18)

- **Ausgangsstellung**
- Aktivierte Ausgangsposition: Vierfüßlerstand (Zugspannung in der Wirbelsäule)
- Hände unter Schulter, Knie unter Hüfte (◘ Abb. 5.18)

- **Durchführung**
- Einatmen, beim Ausatmen den rechten Arm über den Boden ziehen und nach vorne parallel zum Boden ausstrecken (◘ Abb. 5.18b)
- Einatmen, Arm zurückführen; links wiederholen
- Ausatmen, rechtes Bein über den Boden schieben und parallel zum Boden anheben (◘ Abb. 5.18c), beim Einatmen, zurückführen, links wiederholen
- Gesamte Abfolge mehrmals wiederholen
- Atmung auch umkehren

- **Bewegungskategorie: Ganzkörperintegration (komplexe Koordination)**

Fokus: Kontrolle des Körperzentrums in allen Bewegungsebenen und Gewichtsübernahme der Extremitäten

Anleitung verbal

- Zugspannung Wirbelsäule: Steißbein weg vom Kopf, Kopf weg vom Steißbein
- Kraftring Arme-Brustkorb: Brustbein zwischen die Schulterblätter schieben
- Keine Mitbewegung, keine Ausweichbewegung seitlich und im Becken!
- Vom Boden abstoßen

Anleitung taktil

- Korrektur an der Hüfte (Hüfte bleibt über Knie)
- Arm- und Beinposition korrigieren

Fehlerbilder

- Wenig Länge und Streckung in Bein und Hüfte, Arme und Schulter, Wirbelsäule
- Keine Kontrolle des Körperzentrums

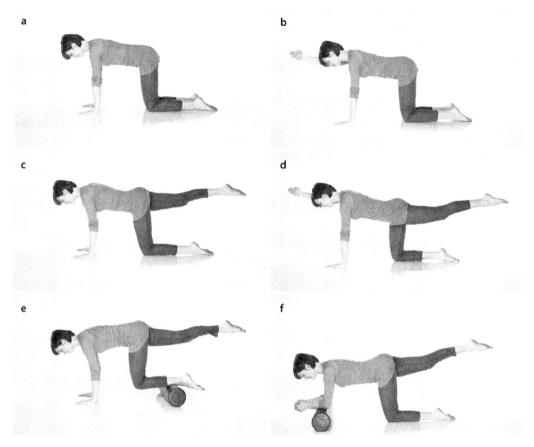

◘ Abb. 5.18 a–f Quadruped/Vierfüßlerstand. **a** Ausgangsstellung, **b** rechten Arm ausstrecken, **c** rechtes Bein strecken, **d** Modifikation Progression: Arm- und Beinbewegung kombinieren; **e** Modifikation Progression: mit Roller; **f** Modifikation Progression: mit Roller im Unterarmstütz

Fehlerquellen
- Schlechte Koordination im Raum
- Schlechte Körperkoordination
- Ungenügende Anbindung des Beckens an den Brustkorb

Lösungsmöglichkeiten: Regression
- Nur Bein- bzw. Armführung üben
- Im Ellenbogenstütz zunächst nur Beinarbeit
- Kleingeräte: Ellenbogenstütz auf Roller, Hocker

Modifikationen: Progression
- Arm- und Beinbewegung in der Diagonalen kombinieren (◘ Abb. 5.18d)

- Arm- und Beinbewegung auf der gleichen Seite mit minimaler Ausgleichbewegung im Becken
- Hände bzw. Knie auf instabiler Unterlage (Wackelmatte)
- **Kleingerät: Roller**
  - Beine auf Roller, beide Knie anheben
  - Ein Bein langsam ausstrecken (◘ Abb. 5.18e)
  - **Ellenbogenstütz auf Roller:**
    - Beine abwechselnd nach hinten ausstrecken (◘ Abb. 5.18f)
    - Kombination mit Armstreckung (rechter Arm/linkes Bein)

5.1.19   Roll Down (■ Abb. 5.19)

- ▪ **Ausgangsstellung**
- − Aktivierte Ausgangsposition: Stand, Beine hüftbreit parallel
- − Arme locker, Schultern entspannt

- ▪ **Durchführung**
- − Einatmen, strecken (■ Abb. 5.19)
- − Ausatmen und Wirbel für Wirbel abrollen (■ Abb. 5.19b), Knie evtl. leicht gebeugt
- − Einatmen, beim Ausatmen hochrollen, dabei die Wirbel auseinanderziehen, Knie strecken

5

- ▪ **Bewegungskategorie: Stand (Ausrichtung der Beinachse, Stabilität, axiale Verlänger ung)**

Fokus: Artikulation der Wirbelsäule mit Axialverlängerung

Anleitung verbal
- − Die Füße sind die Basis: gegen die Schwerkraft ankämpfen
- − Wirbel für Wirbel ab-/hochrollen
- − Entspannte Arme, entspannte Schultern
- − Gewicht bleibt gleichmäßig auf beide Fußsohlen verteilt

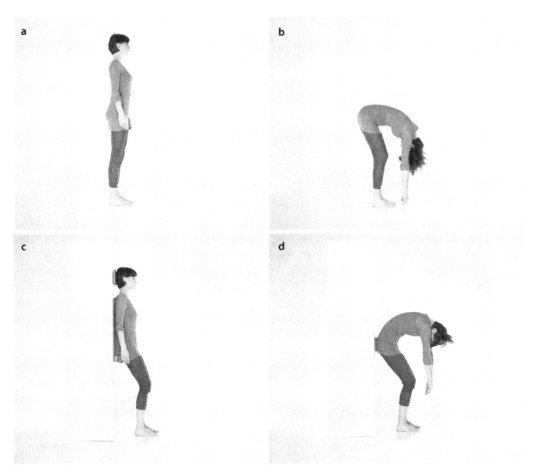

■ **Abb. 5.19 a–d** Roll Down. **a** Ausgangsposition, **b** Endposition, **c** Lösungsmöglichkeit Regression: Roll Down an der Wand, Ausgangsposition **d** Endposition

Anleitung taktil

- Für die Streckung der Wirbelsäule sanft eine Hand auf den Kopf legen: „Drücke meine Hand weg!"
- Korrektur von hochgezogenen Schultern durch Antippen

Fehlerbilder

- Hyperextension in den Knien
- Schlechte segmentale Rollbewegung
- Anspannung in Nacken und/oder Schultern
- Gewichtsverlagerung auf die Fersen

Fehlerquellen

- LWS/Hüfte/Becken:
  - Einschränkung der physiologischen Flexionsbeweglichkeit
  - Fehlende axiale Verlängerung
  - Untere Extremität:
  - Beeinträchtigung von Stand, Gleichgewicht und reaktiver Stabilität

Lösungsmöglichkeiten: Regression

- **Roll Down an der Wand:**
  - Mit einer Fußlänge Abstand zur Wand aufstellen (◙ Abb. 5.19c)
  - Knie leicht gebeugt, später auch gestreckt
  - Rücken an die Wand legen
  - Wirbel für Wirbel abrollen, Becken bleibt an der Wand (◙ Abb. 5.19d)

5.1.20 Standing Balance (◙ Abb. 5.20)

- **Ausgangsstellung**
- Aktivierte Ausgangsstellung: Stand
- Beine hüftbreit parallel (◙ Abb. 5.20)

- **Durchführung**
- Einatmen und Fersen und Arme heben (◙ Abb. 5.20b)
- Ausatmen und senken

- **Bewegungskategorie: Stand (Ausrichtung der Beinachsen, Stabilität, axiale Verlängerung)**

Hier ist wichtig:

Anleitung verbal

- Die Füße sind die Basis: gegen die Schwerkraft ankämpfen
- Push and Pull: aus dem Boden herauswachsen
- Schultern breit und tief

Fehlerbilder

- Pro- oder Supination des Standfußes
- Schultern werden hochgezogen

Fehlerquellen

- Untere Extremität:
  - Beeinträchtigung von Stand, Gleichgewicht und reaktiver Stabilität
- Fehlende axiale Verlängerung

Lösungsmöglichkeiten: Regression

- **Kleingeräte:**
  - **Roller:**
  - Ein Fuß auf dem Roller
  - Standbeinferse heben und senken (◙ Abb. 5.20c)
  - Stand und Balance auf Roller, auf Matte (Rutschgefahr) oder in Wandnähe (◙ Abb. 5.20d)
- **Pilates-Band:**
  - Arme parallel zum Boden, Pilates-Band auseinanderziehen (◙ Abb. 5.20e)
  - Einatmen, Arme und Fersen heben (◙ Abb. 5.20f)
  - Ausatmen, Arme und Fersen senken

🛈 **Cave**

Balanceübungen im Stand auf dem Roller wegen der Rutschgefahr immer auf einer Matte oder in Wandnähe ausführen.

5

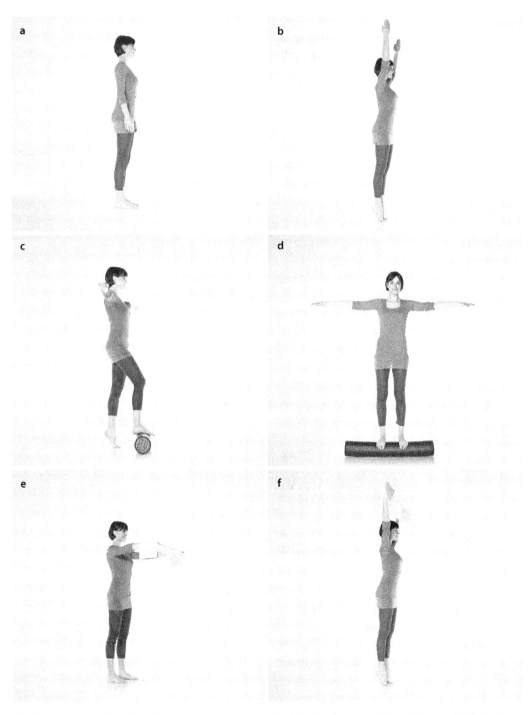

◘ **Abb. 5.20 a–f** Standing Balance. **a** Ausgangsposition, **b** Einatmen, Arme und Fersen heben; **c** Standing Balance mit Roller, Standbeinferse heben/senken, **d** mit beiden Beinen auf dem Roller, **e** mit Pilates-Band, Ausgangsposition; **f** Einatmen und Fersen heben

5.2 Pilates in der Prävention: Das Aufbauprogramm

Die vorgestellten Übungen sind im mittleren bis fortgeschrittenen Leistungsniveau angesiedelt. Die Ausführung der Übungen setzt ausreichend Kenntnis und Bewegungserfahrung aus dem Basis-Repertoire voraus. Die körperlichen Voraussetzungen müssen vorhanden sein, um aufbauend trainieren zu können. Die Modifikationen machen eine individuelle Anpassung möglich.

> **Wichtig**
> Im Aufbauprogramm wird der Krafteinsatz (so wenig wie möglich, so viel wie nötig) ökonomischer, und der Bewegungsfluss rückt mehr in den Vordergrund; fließende Übergänge (▶ Abschn. 5.2.17) werden eingebunden.

Es wird mit **eigenem Körpergewicht** trainiert, daher richtet sich die Wiederholungsanzahl nach der Zielsetzung und dem Leistungsstand der Gruppe bzw. des Einzelnen.

> **Wichtig**
> In der Regel werden die Übungen mit bis zu 10 Wiederholungen durchgeführt.

5.2.1 Hundred (◘ Abb. 5.21)

- **Ausgangsstellung**
- Aktivierte Ausgangsstellung: Rückenlage
- Beine geschlossen in 90/90°-Position
- Arme seitlich am Körper (◘ Abb. 5.21)

- **Durchführung**
- Einatmen, Arme zur Decke, Schultern sinken in die Matte
- Ausatmen und mit dem Oberkörper hochrollen, Arme hüfthoch halten; Beine geschlossen zur Decke strecken und bis zum Endpunkt (bis zu der Position senken, in der das Becken kontrolliert gehalten werden kann) in Richtung Matte senken (◘ Abb. 5.21b); mit gestreckten Armen

kleine, kontrollierte Pumpbewegungen hinzufügen, d. h., die Arme ca. 10 cm auf und ab bewegen
- Fließend auf 5 Zeiten ein- und 5 Zeiten ausatmen (ergibt 100 Zählzeiten, daher die Bezeichnung „Hundred")

- **Bewegungskategorie: Rückenlage (Integration des Körperzentrums)**
Fokus: Atmung

Anleitung verbal
- Bauch mit jeder Ausatmung mehr fallen lassen
- Aktive Beininnenseite und aktiver Beckenboden
- Blick zu Knie oder Bauchnabel
- Beine nur so weit senken, wie die Körpermitte sie halten kann
- Mitte nach unten, damit das Ende (Kopf/Beine) gehalten werden (und „arbeiten") kann
- Arme/Hände/Beine/Füße bleiben lang bis in die Finger-/Fußspitzen

Fehlerbilder
- Keine Kontrolle der Bauchmuskeln (Bauchdecke wölbt sich)
- Schultern werden zu den Ohren gezogen

Fehlerquellen
- Ungenügende Anbindung des Beckens an den Brustkorb
- Fehlende axiale Verlängerung
- Fehlerhafte Organisation der Schultern und fehlende aktive Stabilität in der Bewegung Schlechtes Alignment in der offenen Kette

Lösungsmöglichkeiten: Regression
- **Atmung wird gehalten:**
  - Zählzeiten reduzieren auf z. B. 3 Zählzeiten
  - Atemzyklen reduzieren: mit 3 Atemzügen beginnen; wenn diese beherrscht werden, steigern
  - Atmung aus Basisprogramm vorschalten (▶ Abschn. 5.1.1)

5

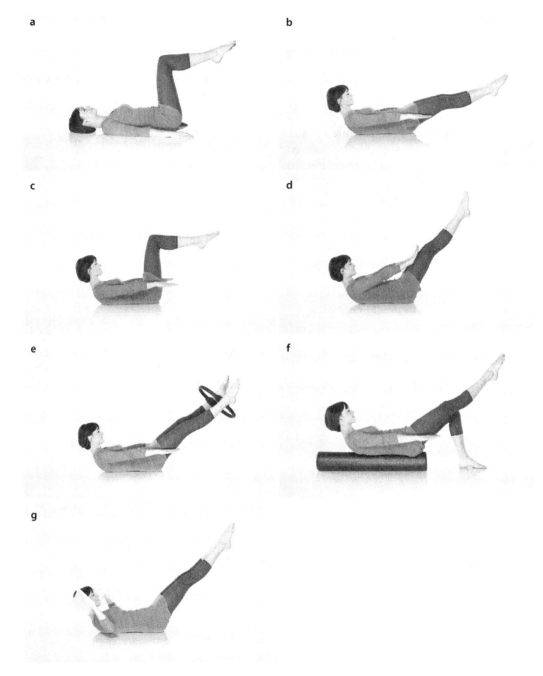

○ **Abb. 5.21**   **a–g** Hundred. **a** Ausgangsposition, **b** Endposition, **c** Regression: Beine in Table Top halten; **d** Regression: Hände drücken gegen Knie; **e** Progression: mit Circle, **f** mit Roller, **g** mit Pilates-Band

▬ **Ungenügende Anbindung des Beckens an den Brustkorb** und/oder **fehlerhafte Organisation der Schultern** und **fehlende aktive Stabilität in der Bewegung:**
  – Chest Lift (▶ Abschn. 5.1.4)

– Beine in Table-Top-Position halten, nicht ausstrecken (○ Abb. 5.21c)
– Kopf liegen lassen, nur Pumpbewegung der Arme, mit gebeugten bzw. gestreckten Beinen

- Beine zur Decke ausstrecken, absenken, Kopf ruht auf den Händen
- Beine zur Decke ausstrecken und absenken, Hände drücken gegen die Knie (◘ Abb. 5.21d)

Modifikationen: Progression
- **Percussive Breathing** (Stakkato-Atmung):
  - Durch die Nase auf 1-2-3-4-5-Zählzeiten einatmen
  - Durch den Mund mit Lippenbremse forciert auf 1-2-3-4-5-Zählzeiten ausatmen
  - Dazu im gleichen Rhythmus die Pumpbewegung der Arme ausführen
- **Kleingeräte:**
  - Circle oder Ball zwischen die Beine (◘ Abb. 5.21e)
  - Instabiler Untergrund durch Roller (◘ Abb. 5.21f)
  - Kopf ruht auf Pilates-Band (◘ Abb. 5.21g)

5.2.2 Roll Up (◘ Abb. 5.22)

- **Ausgangsstellung**
- Aktivierte Ausgangsstellung: Rückenlage
- Arme nach hinten ausgestreckt, die unteren Rippen bleiben auf der Matte
- Beine geschlossen, Plantarflexion der Füße (◘ Abb. 5.22)

- **Durchführung**
- Einatmen, dabei Arme zur Decke heben und Schulterblätter auf die Matte fallen lassen (◘ Abb. 5.22b), Kopf und Oberkörper hochrollen, Dorsalflexion der Füße (◘ Abb. 5.22c)
- Ausatmen, Hände ziehen zu den Füßen und in einer fließenden Rollbewegung hochrollen (◘ Abb. 5.22d)
- Einatmen, mit dem Zurückrollen beginnen
- Ausatmen und langsam ganz abrollen, Plantarflexion der Füße

- **Bewegungskategorie: Rückenlage (Integration des Körperzentrums, Bauchmuskeltraining)**

Fokus: Kontrolle des Körperzentrums bei Flexion der Wirbelsäule

Anleitung verbal
- Zugspannung
- Wirbel für Wirbel rollen
- Schultern breit und tief
- Verjüngt die Taille
- Hände ziehen zur gegenüberliegenden Wand: „Folgt den Händen!"
- Beininnenseite aktiv und geschlossen

Fehlerbilder
- Keine segmentale Rollbewegung
- Keine Kontrolle der Bauchmuskeln (Bauchdecke wölbt sich)
- Schultern werden zu den Ohren gezogen

Fehlerquellen
- Einschränkung der physiologischen Flexionsbeweglichkeit
- Fehlende axiale Verlängerung
- Ungenügende Anbindung des Brustkorbs an das Becken
- Fehlerhafte Schulter-HWS-Organisation

Lösungsmöglichkeiten: Regression
- Assisted Roll Up, Roll Down (▶ Abschn. 5.1.9)
- Half Roll Down (▶ Abschn. 5.1.9)
- Chest Lift (▶ Abschn. 5.1.4)

Oder:
- Rechtes Bein fassen (◘ Abb. 5.22e) und in den Sitz hochrollen (◘ Abb. 5.22f)
- Abrollen, Arme und Beine ausstrecken
- Linkes Bein fassen und in den Sitz hochrollen
- **Kleingeräte:**
  - Theraband: als Hilfsmittel für eine korrekte Rollbewegung um die Füße legen (◘ Abb. 5.22g)

5

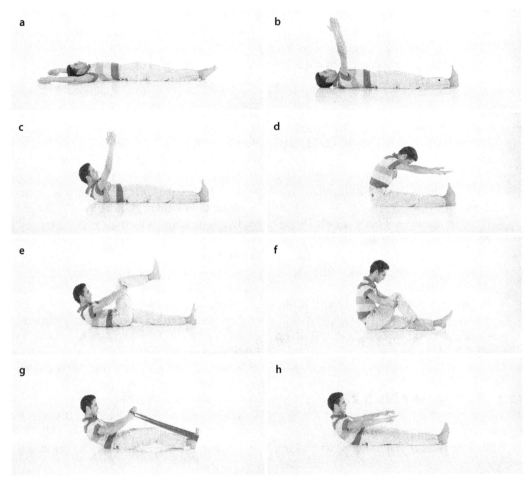

⬛ Abb. 5.22   a–h Roll Up. **a** Ausgangsposition, **b** Einatmen, Arme zur Decke, **c** hochrollen, **d** Endposition, **e** Regression: Bein fassen; **f** Regression: in den Sitz rollen; **g** Regression: mit Theraband; **h** Regression: mit Gymnastikstock

– Gymnastikstock: als Hilfsmittel für die korrekte Armhaltung den Gymnastikstock während der Rollbewegungen parallel zum Boden halten (⬛ Abb. 5.22h)

5.2.3 Roll Over II (⬛ Abb. 5.23)

■ Ausgangsstellung

– Aktivierte Ausgangsstellung: Rückenlage
– Wirbelsäule unter Zugspannung in Bodenkontakt
– Beine geschlossen gestreckt, Plantarflexion der Füße
– Arme seitlich neben dem Becken ausgestreckt
– Handflächen nach unten (⬛ Abb. 5.23)

■ Durchführung

– Einatmen, mit dem
– Ausatmen die Beine zur hinteren Wand ziehen und mit dem Becken bis zum Schulterblatt hochrollen (⬛ Abb. 5.23b)
– Einatmen, die Beine schulterbreit öffnen, Dorsalflexion der Füße (⬛ Abb. 5.23c)
– Mit dem Ausatmen langsam Wirbel für Wirbel in die Ausgangsposition abrollen, dabei die Beine im Halbkreis nach außen führen (⬛ Abb. 5.23d); am Endpunkt der Rollbewegung die Beine schließen, Plantarflexion der Füße
– Aus dieser Position (Beine ca. 45°) Bewegung ca. 3-mal wiederholen, dann Bewegung umkehren
– Einatmen und Beine schulterbreit öffnen, Dorsalflexion der Füße (⬛ Abb. 5.23d)

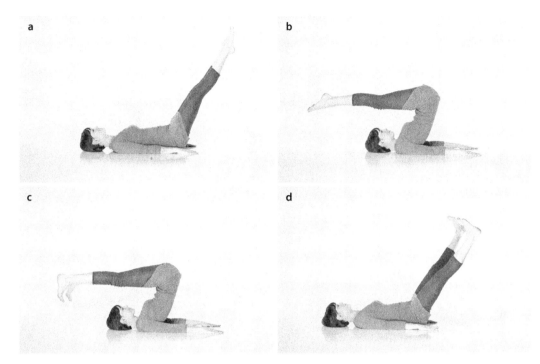

◘ Abb. 5.23 a–d Roll Over II. **a** Ausgangsposition, **b** Endposition, **c** Beine öffnen, Füße dorsalflektiert; **d** abrollen, Beine im Halbkreis über außen führen

— Mit dem Ausatmen geöffnet hochrollen
— Einatmen und Beine schließen, Plantarflexion der Füße (◘ Abb. 5.23b)
— Ausatmen, geschlossen abrollen

■ **Bewegungskategorie: Überkopforganisation/Umkehrhaltungen (Beweglichkeit und dynamische Stabilität)**
Fokus: Kontrolle des Körperzentrums in Überkopfposition

Anleitung verbal
— Steißbein zum Schambein, Schambein zum Bauchnabel rollen
— Mit entspannten Schultern lange Arme in die Matte drücken
— Ohne Schwung
— Wirbel auseinanderziehen
— Sitzknochen zur Decke strecken
— Nicht auf den Nacken rollen, auf den Schulterblättern bleiben

Fehlerbilder
— Bewegung wird mit Schwung ausgeführt

— Hyperflexion des Nackens
— Zehen berühren den Boden, Beine werden nicht parallel zum Boden gehalten

Fehlerquellen
— Einschränkung der physiologischen Flexionsbeweglichkeit
— Verlust der stabilen Anbindung des Kopfes an den Rumpf
— Fehlende axiale Verlängerung

Lösungsmöglichkeiten: Regression
— Roll Over I (▶ Abschn. 5.1.8)

5.2.4 Single Leg Circles (◘ Abb. 5.24)

■ **Ausgangsstellung**
— Aktivierte Ausgangsstellung: Rückenlage
— Arme seitlich am Becken, Handflächen nach unten
— Linkes Bein auf der Matte, rechtes Bein zur Decke gestreckt (◘ Abb. 5.24)

5

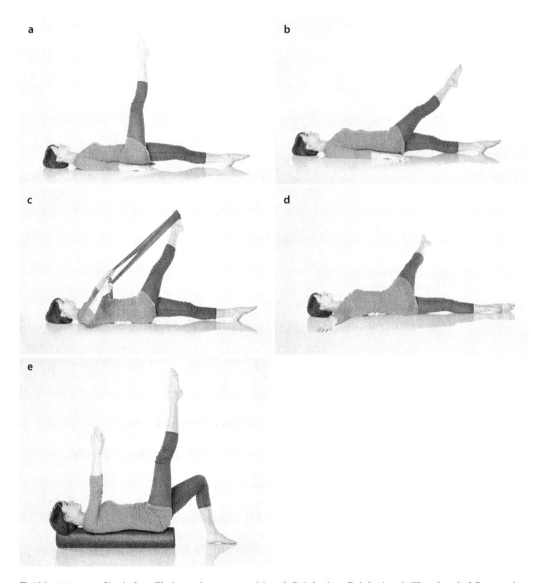

Abb. 5.24 a–e Single Leg Circles. **a** Ausgangsposition, **b** Beinkreis, **c** Beinkreis mit Theraband, **d** Progression: Hüfte auf der Spielbeinseite geht mit; **e** Progression: Beinkreise auf Roller

■ **Durchführung**

— Einatmen, Arme in die Matte drücken und rechtes Bein zur gegenüberliegenden Schulter ziehen

— Ausatmen, mit dem Bein Kreise an die Decke malen (❏ Abb. 5.24b),

— 5-mal von außen nach innen kreisen, 5-mal von innen nach außen, dann Bein ablegen und

— Übung mit dem linken Bein ausführen

■ **Bewegungskategorie: Rückenlage (Integration des Körperzentrums)**

Fokus: Kontrolle des Körperzentrums

Anleitung

— Zugspannung der Wirbelsäule

— (Rechter) Fuß malt Kreise an die Decke

— Hüftfront so sanft wie möglich

— (Linkes) Bein in die Matte drücken; (linkes) Bein ist Verlängerung der Wirbelsäule

— Entspannter Nacken, entspannte Schultern

Fehlerbilder

— Schultern lösen sich von der Matte

— Verkürzte Ischiokruralen

Fehlerquellen

- Einschränkung der Beweglichkeit in der unteren Extremität
- Schlechtes Alignment in der offenen Kette
- Fehlende aktive Stabilität in der Bewegung
- Fehlende axiale Verlängerung

Lösungsmöglichkeiten: Regression

- Femur Arcs (▶ Abschn. 5.1.5)
- Leg Circles, aber die Arme nicht seitlich neben dem Becken, sondern schulterhoch seitlich ausstrecken (T-Position), Handflächen nach oben, Arme in die Matte drücken
- Leg Circles, dabei das zur Decke geführte Bein leicht beugen
- **Kleingeräte:**
  - Mit Thera- oder Pilates-Band geführte Beinkreise (◘ Abb. 5.24c)

Modifikationen: Progression

- Arme gestreckt zur Decke halten (evtl. mit Circle, Band, Ball)
- Bewegungsamplitude vergrößern:
  - Hüfte auf der Spielbeinseite geht mit, vom Boden lösen, Bein weit zur gegenüberliegenden Seite führen, aber Rumpfkontrolle beibehalten! (◘ Abb. 5.24d)
- **Kleingerät:** Roller
  - Rückenlage
  - Ein Bein am Boden angewinkelt
  - Arme seitlich oder nach oben zur Decke ausgestreckt (◘ Abb. 5.24e)

5.2.5 Rolling Like a Ball (◘ Abb. 5.25)

- **Ausgangsstellung**
- Aktivierte Ausgangsstellung: Sitz
- Beine ausgestreckt auf der Matte
- Hinter die Sitzknochen rollen
- Nacheinander die Beine anwinkeln
- Knie schulterbreit geöffnet
- Hände fassen Schienbein in Knöchelhöhe
- Kopf leicht eingerollt: „C-Kurve" der Wirbelsäule
- Hinter den Sitzknochen balancieren (◘ Abb. 5.25)

- **Durchführung**
- Einatmen und bis zu den Schulterblättern nach hinten rollen (◘ Abb. 5.25b), der Kopf berührt die Matte nicht
- Ausatmen und in den Balancesitz hochrollen, kurz die Balance halten; in „C-Kurve" bleiben, nicht aufrichten, Füße berühren die Matte nicht

- **Bewegungskategorie: Ganzkörperintegration (komplexe Koordination)**

Fokus: Koordination und Balance durch bewussten Einsatz der Atmung

Anleitung verbal

- Ohne Schwung rollen
- Abstand Knie, Schultern bleibt immer gleich
- Kontrolle Körperzentrum: flacher Bauch
- Die Atmung führt die Bewegung

Fehlerbilder

- Schultern werden zu den Ohren gezogen
- Blick ist nicht gerichtet: Blickrichtung zur Decke beim Zurückrollen
- Rollbewegung wird wegen fehlender Rumpfkraft und Flexibilität durch Zug an den Beinen initiiert
- Füße/Kopf berühren den Boden

Fehlerquellen

- Schlechte Koordination im Raum
- Schlechte Körperkoordination
- Fehlende axiale Verlängerung
- Keine Kontrolle der Bauchmuskeln

Lösungsmöglichkeiten: Regression

- Nicht eng greifen: Hände in Knienähe an Oberschenkel (◘ Abb. 5.25c)
- **Balancesitz üben:**
  - Arme schulterhoch parallel zum Boden ausstrecken
  - Wirbelsäule aufrichten: axiale Länge, leichte Kippung des Beckens beibehalten (◘ Abb. 5.25d)
  - 1-mal abrollen in „C-Kurve" (◘ Abb. 5.25e) zurück in den Balancesitz
  - Mehrmals im Wechsel üben

5

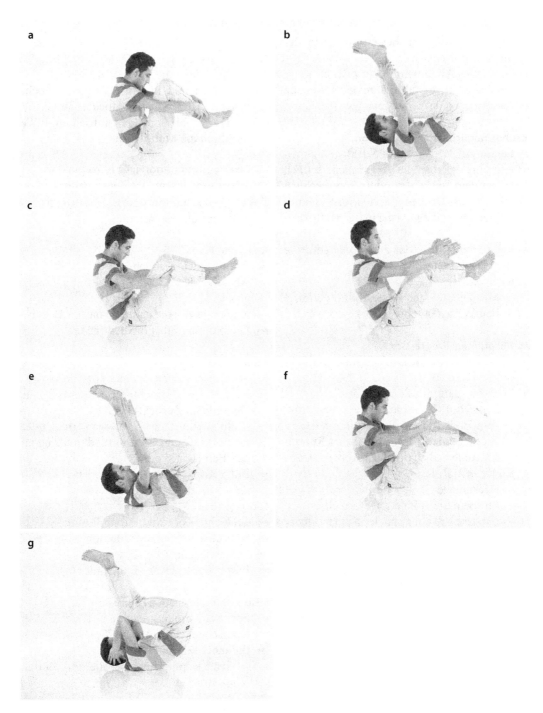

◘ **Abb. 5.25 a–g** Rolling like a Ball. **a** Ausgangsposition, **b** Endposition, **c** Regression: Oberschenkel
fassen; **d** Regression: Balancesitz; **e** Aus Balancesitz abrollen; **f** Regression: mit Pilates-Band; **g** Modifikation
Progression: Abstand halten, Endposition

- **Kleingerät:** Füße und Hände in Pilates-Band (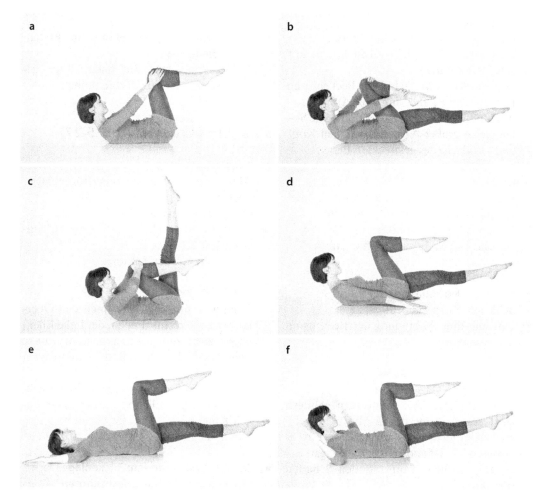 Abb. 5.25f)
  - Hände ziehen (Daumen nach oben) nach außen hoch
  - Füße in die mittlere große Tasche
  - Durch Druck und Zug wird die Rollbewegung erleichtert

Modifikationen: Progression
- **Abstand halten:**
  - Fingerspitzen an die Ohren legen
  - Ellenbogen gegen Knie drücken, und Knie gegen Ellenbogen drücken
  - Verbindung Knie-Ellenbogen während der Rollbewegung nicht lösen! (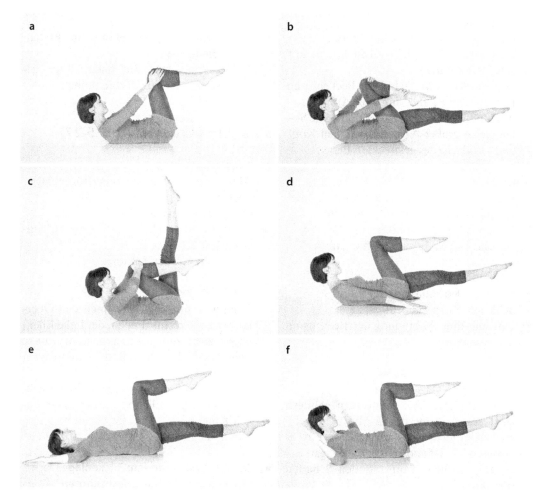 Abb. 5.25g)

5.2.6 Single Leg Stretch (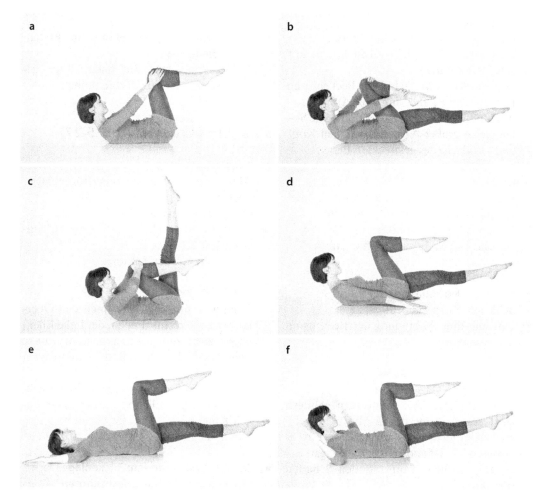 Abb. 5.26)

■ **Ausgangsstellung**
- Aktivierte Ausgangsstellung: Rückenlage
- Becken dorsal gekippt
- Oberkörper angehoben
- Beide Beine angewinkelt
- Hände ruhen auf den Knien (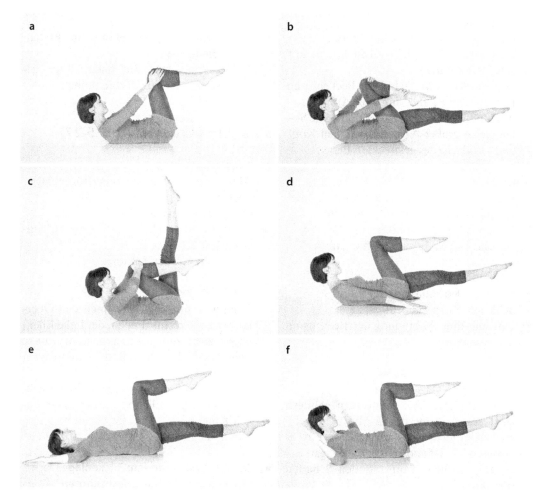 Abb. 5.26)

■ **Durchführung**
- Einatmen und
- Ausatmen, das linke Bein flach über dem Boden ausstrecken; die rechte Hand liegt am rechten Knöchel, die linke am rechten Knie, Ellenbogen sind angehoben

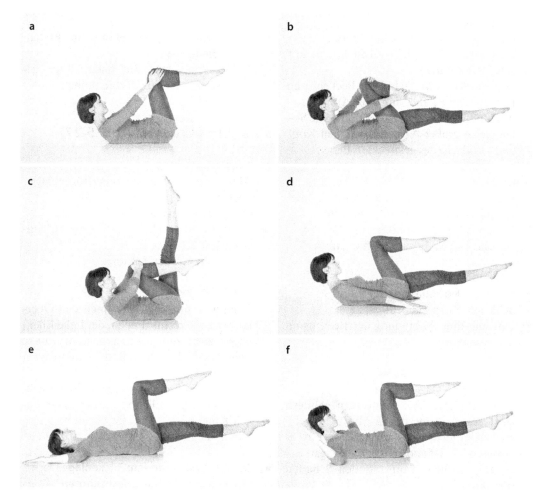

a

b

c

d

e

f

◘ Abb. 5.26 a–f Single Leg Stretch. **a** Ausgangsposition, **b** Ausatmen, linkes Bein strecken; **c** Regression: Bein zur Decke strecken; **d** ohne Armkombination; **e** Regression: Arme am Boden; **f** Modifikation Progression: Kopf ruht auf Pilates-Band

- Einatmen, das Bein wieder anwinkeln; Bein wechseln
- Ausatmen, das rechte Bein strecken; die linke Hand liegt am linken Knöchel, die rechte am linken Knie, Ellenbogen sind angehoben (◙ Abb. 5.26b)
- Übung auf jeder Seite mehrmals wiederholen

■ **Bewegungskategorien: Rückenlage (Bauchmuskeltraining, Ganzkörperintegration)**

Fokus: Kontrolle des Zentrums bei gebeugter Wirbelsäule

Anleitung verbal
- (Körper-)Mitte verankern, damit das Ende „arbeiten" kann
- Zugspannung
- Breite Ellenbogen, tiefe Schultern
- Gestrecktes Bein nicht fallen lassen, auf einer Höhe halten
- Großer Abstand zwischen Becken und Rippen (keine Falten im T-Shirt)
- Abstand Becken-Rippen: auf beiden Seiten gleich großer Abstand zwischen Kopf und Großzeh (des gestreckten Beins)

Fehlerbilder
- Unkontrollierte Bein- und Armbewegung
- Körper schaukelt von Seite zu Seite
- Fehlende Rumpfstabilität
- Bauchdecke wölbt sich nach oben

Fehlerquellen
- Schlechte Koordination im Raum
- Schlechte Körperkoordination
- Ungenügende Anbindung des Beckens an den Brustkorb

Lösungsmöglichkeiten: Regression
- Chest Lift (▶ Abschn. 5.1.4)
- Bein nicht flach über dem Boden, sondern zur Decke ausstrecken (◙ Abb. 5.26c)
- Handkombination Knöchel-Knie weglassen: beide Hände an das Knie legen
- Arme seitlich am Boden halten (◙ Abb. 5.26d)
- Kopf ruht auf den Händen, Ellenbogen sind weit geöffnet; dann Single-Leg-Stretch-Beinwechsel

- Kopf auf dem Boden liegen lassen, die Arme seitlich in U-Halte, Plantar- oder auch Dorsalflexion der Füße: „Ferse wegschieben!" (◙ Abb. 5.26e)
- Kopf auf dem Boden liegen lassen, die Arme ausstrecken und mit den Handflächen gegen das gebeugte Knie drücken

Modifikationen: Progression
- Beine tiefer senken
- Arme nach hinten ausgestreckt in Ohrenhöhe halten
- Geschwindigkeit (Beinwechsel) steigern, Atmung anpassen: 2-mal Beinwechsel auf einen Atemzug
- **Kleingeräte:**
  - Kopf ruht auf Pilates-Band (◙ Abb. 5.26f)
  - Auf Roller liegend, Hände am Boden, nur Beinarbeit
  - Circle/Ball/Band mit nach hinten gestreckten Armen in Ohrenhöhe halten

5.2.7 Criss Cross (◙ Abb. 5.27)

■ **Ausgangsstellung**
- Aktivierte Ausgangsstellung: Rückenlage
- Becken dorsal gekippt
- Oberkörper angehoben
- Beide Beine in Hüfte und Knie 90° angewinkelt (◙ Abb. 5.27)
- Kopf ruht auf den Händen

■ **Durchführung**
- Einatmen, mit dem Ausatmen den Oberkörper nach rechts drehen, der linke Ellenbogen zieht zum rechten Knie, das linke Bein flach über dem Boden ausstrecken (◙ Abb. 5.27b)
- Einatmen, mit dem Ausatmen Seite wechseln, der rechte Ellenbogen zieht zum linken Knie
- Übung mehrmals wiederholen

■ **Bewegungskategorien: Rückenlage (Bauchmuskeltraining, Ganzkörperintegration)**

Fokus: Kontrolle des Körperzentrums bei gebeugter Wirbelsäule

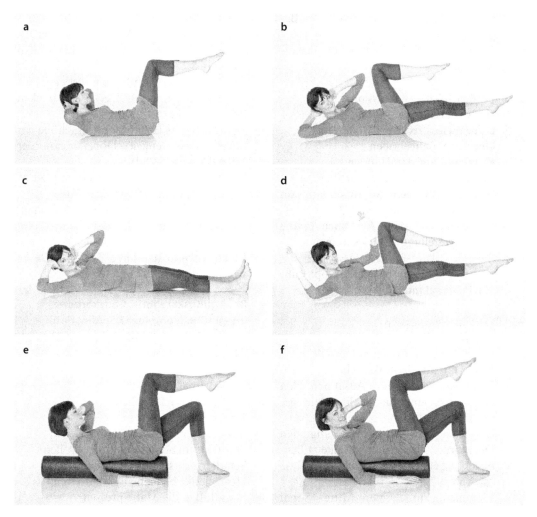

◻ **Abb. 5.27** **a–f** Criss Cross. **a** Ausgangsposition, **b** Endposition, **c** Regression: Beine am Boden lassen; **d** Regression: mit Pilates-Band; **e** Modifikation Progression: Roller, Ausgangsposition; **f** Rotation

Anleitung verbal
- (Körper-)Mitte verankern, damit das Ende „arbeiten" kann: Kein Hin- und Herrollen
- Brustkorb rotiert, Kopf und Arme folgen nur
- Rotation: (Den oberen) Ellenbogen zur Decke ziehen, der untere Ellenbogen berührt die Matte nicht, Rücken möglichst lang lassen: (BWS) heben, strecken, drehen
- Bei Drehung oben bleiben, nicht sinken
- Schultern breit und tief, Ellenbogen bleiben weit geöffnet
- Gegenläufige Bewegung spüren
- Ein Bein in einer Linie mit Hüfte beugen (wie gegen einen Widerstand), das andere zur gegenüberliegenden Wand ausstrecken

Fehlerbilder
- Kaum Rotation im Oberkörper, nur Schultern/Arme führen die Bewegung aus
- Becken nicht verankert: Rollen von einer Seite zur anderen
- Bauchdecke wölbt sich
- Beine werden nicht gestreckt
- Knie nicht in einer Linie mit der Hüfte, Innenrotation des Beins

Fehlerquellen
- Einschränkung der physiologischen Rotationsbeweglichkeit
- Ungenügende Anbindung des Brustkorbs an das Becken

— Verlust der axialen Verlängerung in Bewegungen der BWS

— Beinachse: schlechtes Alignment in der offenen Kette

Lösungsmöglichkeiten: Regression
— **Isolierte Oberkörperrotation:**
  – Beine ausgestreckt am Boden
  – Oberkörper angehoben
  – Kopf ruht auf den Händen
  – Becken und Beine „einzementiert"
  – Einatmen, mit dem Ausatmen langsam zur Seite drehen (● Abb. 5.27c)
  – Einatmen, mit dem Ausatmen in die Ausgangsstellung zurückkommen
— **Kleingerät:** Pilates-Band
  – Arme in U-Position halten, Kopf ruht auf Pilates-Band (● Abb. 5.27d)

Modifikationen: Progression
— **Kleingerät:** Roller
  – Beide Beine am Boden aufgestellt
  – Kopf ruht auf der linken Hand
  – Einatmen, mit dem Ausatmen den Oberkörper und das rechte Bein gebeugt heben (● Abb. 5.27e)
  – Einatmen, mit der Ausatmung den Oberkörper drehen, der linke Ellenbogen geht zum rechten Knie (● Abb. 5.27f)
  – Einatmen, zurück zur Mitte, 5-mal wiederholen; dann
  – Bein aufstellen und Oberkörper ablegen; Seitenwechsel
  – Oberkörper anheben, Kopf ruht auf der rechten Hand, rechter Ellenbogen geht zum linken Knie etc.

5.2.8 Bridging II (● Abb. 5.28)

■ **Ausgangsstellung**
— Aktivierte Ausgangsstellung: Rückenlage
— Beine hüftbreit parallel aufgestellt
— Arme seitlich am Becken
— Handflächen nach unten (● Abb. 5.28)

■ **Durchführung**
— Einatmen, mit dem Ausatmen Wirbel für Wirbel mit dem Becken hochrollen (● Abb. 5.28b)
— Einatmen, das rechte Bein gebeugt zur Brust ziehen und zur Decke ausstrecken (● Abb. 5.28c)
— Ausatmen, das Bein bis auf Kniehöhe des linken Beins senken, Dorsalflexion der Füße (● Abb. 5.28d)
— Einatmen, das Bein in Richtung Kopf schwingen, Plantarflexion der Füße
— Ausatmen, Bein senken; wiederholen, dann
— Mit dem Ausatmen das Bein beugen und aufstellen
— Einatmen und das linke Bein zur Decke strecken

■ **Bewegungskategorie: Ganzkörperintegration (komplexe Koordination)**
Fokus: Wirbelsäulenartikulation in Sagittal- und Transversalebene

Anleitung verbal
— Wirbel für Wirbel rollen
— Entspanntes Brustbein
— Sitzknochen in die Kniekehle ziehen
— Nur bis zum Schulterblatt hochrollen
— Schultern entspannt und weit
— Hüftgelenke bleiben auf einer Höhe
— Standfuß in die Matte pressen
— Becken stabil und ruhig
— Aktive Beininnenseite

Fehlerbilder
— Keine Artikulation der Wirbelsäule
— Schlechte Ausrichtung der Beine/Füße
— Gewichtsbelastung auf Nacken, nicht auf Schultern

Fehlerquellen
— Wirbelsäule:
  – Einschränkung der physiologischen Flexionsbeweglichkeit
  – Ungenügende Anbindung des Beckens an den Brustkorb
  – Fehlende axiale Verlängerung

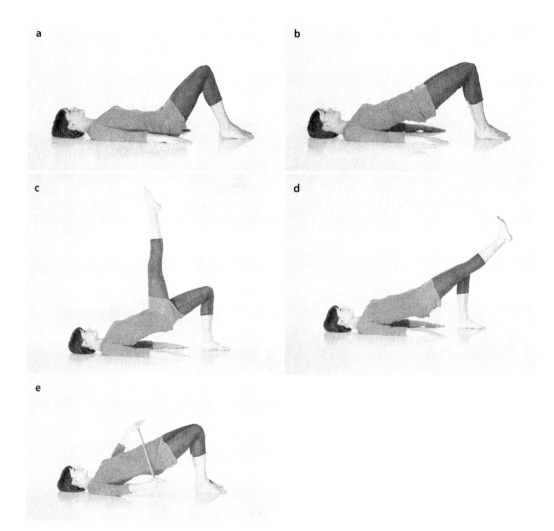

■ **Abb. 5.28 a–k** Bridging II. **a** Ausgangsposition, **b** mit dem Ausatmen hochrollen, **c** rechtes Bein zur Decke strecken, **d** auf Kniehöhe senken, **e** Modifikation Progression: Beckenmuster **f** Modifikation Progression: Rückenlage auf Roller, Bridging beidbeinig; **g** Rückenlage auf Roller, Bridging einbeinig, anderes Bein heben und senken; **h** Modifikation Progression: Rückenlage auf Matte, Füße auf Roller, Bridging beidbeinig; **i** Bridging einbeinig, anderes Bein heben und senken; **j** Roller vor- und zurückrollen, **k** Beine ganz strecken

5

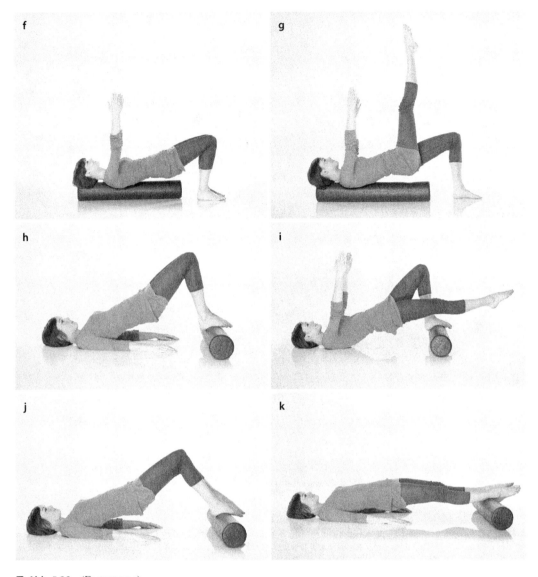

Abb. 5.28   (Fortsetzung)

- Untere Extremität:
  - Schlechtes Alignment in der offenen und geschlossenen Kette
  - Schlechte Körper- und Raumkoordination
- HWS/BWS:
  - Stauchung (Kompression) im zervikothorakalen Übergang

Lösungsmöglichkeiten: Regression
- Pelvic Clock (▶ Abschn. 5.1.2)
- Bridging I (▶ Abschn. 5.1.7)

Modifikationen: Progression
- Bridging mit Beckenmuster (◘ Abb. 5.28e)
- **Mit dem Becken hochrollen:**
  - Rechte Hüfte in Richtung Boden sinken lassen, wieder anheben; linke Hüfte in Richtung Boden sinken lassen, anheben; mehrmals wiederholen, dann mittig abrollen (als Orientierungshilfe einen Gymnastikstab auf das Becken legen)
  - Rechte Hüfte sinken lassen, diagonal in Richtung Boden führen, Becken damit

seitlich diagonal verschieben; linke Hüfte sinken lassen, Becken diagonal verschieben, sodass sich das Becken in einer Zickzack-Bewegung zum Boden senkt und wieder anhebt (als Orientierungshilfe einen Gymnastikstab auf das Becken legen)
- Mit dem Becken Achterbewegungen ausführen, Bewegungsrichtung wechseln

Tipp

Die Bewegungen finden isoliert im Becken statt, Knie und Schultergürtel bleiben so ruhig wie möglich.

- **Kleingerät: Roller**
  - **RL auf Roller, Füße auf dem Boden:**
  - Bridging beidbeinig
  - Arme zur Decke ausstrecken (◘ Abb. 5.28f) oder Armkreise (Abschn. ► 5.1.7, Bridging mit Armeinsatz)
  - Ein Bein zur Decke ausstrecken und kleine Kreise an die Decke malen
  - Arme am Boden oder zur Decke ausgestreckt (◘ Abb. 5.28g)
- **RL auf Matte, Füße auf Roller:**
  - Bridging beidbeinig, Arme seitlich am Boden (◘ Abb. 5.28h)
- **Steigerung:** Arme zur Decke strecken oder Armkreise (Abschn. ► 5.1.17)
- Bridging einbeinig, Arme seitlich am Boden
- Gestrecktes Bein tiefer als Kniehöhe des Standbeins senken; die Beckenposition muss gehalten werden können!
- **Steigerung:** Arme zur Decke ausstrecken (◘ Abb. 5.28i)
- Bridging, dann Roller mit kleinen Trippelschritten vor- und zurückrollen (◘ Abb. 5.28j)
- **Steigerung:**
- Endposition (Ganzkörperstreckung) mehrere Atemzüge halten (◘ Abb. 5.28k)
- Evtl. Arme zur Decke ausstrecken
- Evtl. ein Bein gestreckt anheben, ablegen
- Zurück in die Ausgangsposition „laufen"

5.2.9 Mermaid II (◘ Abb. 5.29)

- **Ausgangsstellung**
- Aktivierte Ausgangsstellung: Z-Sitz (Seitsitz)
- Füße nach rechts

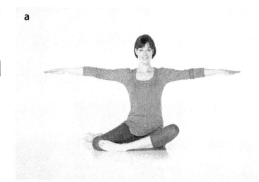

a

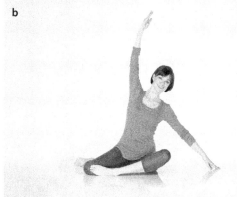

b

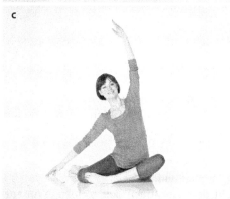

c

◘ **Abb. 5.29** **a–h** Mermaid II. **a** Ausgangsposition, **b** Seitneigung links, **c** Modifikation Progression: Seitneigung rechts **d** Seitneigung rechts mit Rotation in Richtung Boden, **e** Seitneigung rechts mit Rotation in Richtung Decke, **f** Modifikation Progression: Mermaid mit Roller, Ausgangsposition; **g** Mermaid mit Rotation, **h** Roller wegrollen

5

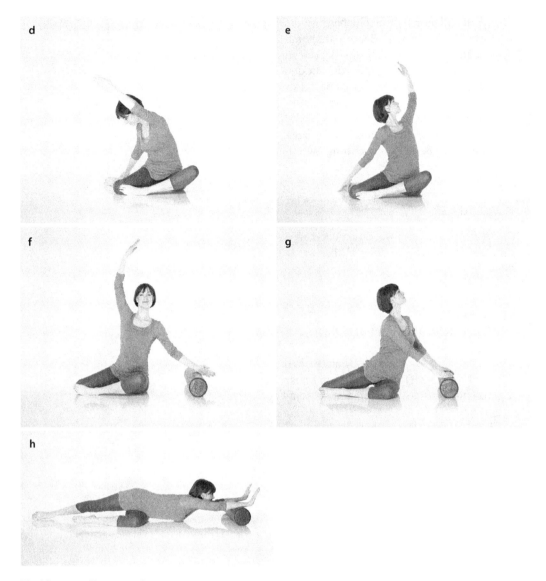

◘ Abb. 5.29 (Fortsetzung)

— Beide Sitzbeinhöcker auf der Matte
— Arme seitlich parallel zum Boden
  (◘ Abb. 5.29)

▪ **Durchführung**
— Einatmen und
— Mit dem Ausatmen den rechten Arm zur
  Decke strecken, im großen Bogen die
  Wirbelsäule nach links bewegen; die linke
  Hand gleitet auf Fingerspitzen über den

Boden nach links (◘ Abb. 5.29b), beide
Schultern tief
— Einatmen, lang machen und zur Decke
  strecken; zurück zur Ausgangsposition
  und Armwechsel
— Ausatmen und den linken Arm zur Decke
  strecken, rechte Hand am Boden, im großen Bogen die Wirbelsäule zu den Füßen
  hin nach rechts bewegen (◘ Abb. 5.29c)
— Mehrmals wiederholen, dann Beinwechsel

- **Bewegungskategorie: Sitz**
  (aufrechte Körperhaltung)

Fokus: Wirbelsäulenartikulation in Frontal- und Transversalebene

Anleitung verbal
- Hoch und über großen Ball hinweg
- Sitzknochen fest verankern
- Zwischen zwei Glasscheiben lang machen
- Großer Abstand zwischen Schultern und Ohren
- Abstand Ohr-Oberarm bleibt gleich (Kopf bleibt in Verlängerung der WS); erst strecken, dann beugen

Fehlerbilder
- Geringe Streckung der Wirbelsäule mit zu früher Lateralflexion
- Sitzknochen verlieren Bodenkontakt (Becken geht mit)

Fehlerquellen
- Brustwirbelsäule:
  - Verlust der axialen Verlängerung in Bewegungen der BWS
  - Einschränkung der physiologischen lateralflexorischen und rotatorischen Beweglichkeit
  - Verringerte aktive Anbindung der Armbewegung an den Rumpf (Schulterblätter)
- Armführung:
  - Fehlende axiale Verlängerung
  - Schlechtes Alignment in der offenen Kette

Lösungsmöglichkeiten: Regression
- Mermaid I (▶ Abschn. 5.1.14)
- Schneidersitz, falls rechter Sitzbeinhöcker mehr als 2 Finger breit über der Matte
- Taktile Korrektur von Sitzhaltung und Armführung

Modifikation: Progression
- **Mermaid mit Rotation:**
  - Schneidersitz oder Z-Sitz, Füße rechts
  - Einatmen und linken Arm zur Decke strecken, die linke Seite weiten/öffnen; im großen Bogen zur Seite beugen (◘ Abb. 5.29c)

- Ausatmen, dabei BWS-Rotation in Richtung Boden; auf den Blick achten: Brustbein schaut in Richtung Boden! (◘ Abb. 5.29d)
- Einatmen, zurück und BWS-Rotation zur Decke; auf den Blick konzentrieren: Brustbein schaut zur Decke! (◘ Abb. 5.29e)
- Ausatmen, in die Ausgangsposition zurückkommen
- Seitenwechsel, mit dem rechten Arm zur anderen Seite
- Übung 3-mal auf jeder Seite wiederholen, dann Beinwechsel
- Falls Schneidersitz: anderes Bein liegt vorne
- Z-Sitz: Füße links
- **Kleingerät:** Roller
- **Z-Sitz: Roller links, Füße rechts**
  - Kleinfingerkante der linken Hand auf Roller
  - Rechter Arm zur Decke ausgestreckt
  - Einatmen, strecken
  - Ausatmen, Roller nach links wegrollen (◘ Abb. 5.29f); Sitzknochen folgen der Bewegung nicht
  - Einatmen, zurückkommen
  - Gegenbewegung: rechte Hand gleitet über den Boden, linke Hand zieht zur Decke
  - Wiederholen
  - Seitenwechsel: Roller rechts, Füße links
- **Mermaid mit Rotation:**
  - Z-Sitz (Sitzknochen rechts so wenig wie möglich angehoben), Roller links, Füße rechts
  - Einatmen, strecken und zur Decke schauen, beide Hände auf den Roller legen (◘ Abb. 5.29g)
  - Ausatmen, Roller wegrollen und das obere, rechte Bein ausstrecken und lang machen Einatmen, dabei strecken; Handflächen wegschieben, Schultern zu den Ohren hochziehen (◘ Abb. 5.29h)
  - Ausatmen, dabei Schultern in die Taille ziehen und Arme in die Rolle drücken; vom rechten Sitzknochen her das Becken zurückholen und das

5

obere Bein wieder beugen; Wirbel-
säule langsam Wirbel für Wirbel
hochrollen, aufrichten und in die
Ausgangsposition zurückkommen
– Mehrmals Wiederholen
– Seitenwechsel

5.2.10 Spine Stretch II (◘ Abb. 5.30)

- **Ausgangsstellung**
- Aktivierte Ausgangsstellung: Langsitz
- Arme parallel zum Boden schulterhoch
  gehalten, Handflächen nach unten
- Beine schulterbreit geöffnet, Zehen zur
  Decke, Dorsalflexion der Füße

- **Durchführung**
- Einatmen, lang machen (◘ Abb. 5.30)
- Ausatmen, vom Scheitel bis zum Lenden-
  bereich Wirbel für Wirbel abrollen
  (◘ Abb. 5.30b); Becken geht nicht mit
- Mit dem Einatmen Wirbel für Wirbel auf-
  richten

- **Bewegungskategorie: Sitz
  (aufrechte Körperhaltung)**
Fokus: Wirbelsäulenartikulation mit axialer
Verlängerung in der BWS

Anleitung verbal
- Sitzknochen: nach unten wurzeln, nach
  oben wachsen
- Wirbelsäule aus dem Becken herausziehen
- Schultern breit und tief
- Hochrollen:
  – Wirbel einzeln wie Lego-Bausteine
    übereinanderstapeln
  – Gegenläufige Bewegung: Bauch zieht
    nach hinten, Arme und Kopf wollen
    zur gegenüberliegenden Wand
  – Arme wie auf einer Tischplatte nach
    vorne schieben

Fehlerbilder
- Schultern werden hochgezogen
- Hüftflexion statt Wirbelsäulenflexion
- Mangelnde Fähigkeit, im Langsitz zu
  sitzen

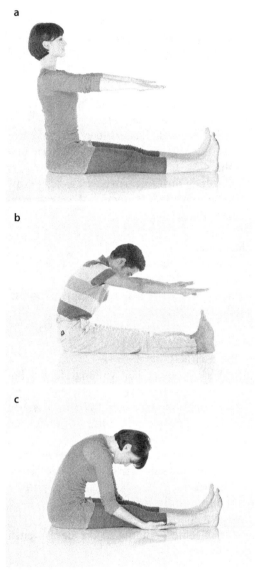

a

b

c

◘ **Abb. 5.30** **a–c** Spine Stretch II. **a** Ausgangsposition,
b Endposition, **c** Regression: Arme seitlich hängen lassen

Fehlerquellen
- Wirbelsäule:
  – Einschränkung der physiologischen
    Flexionsbeweglichkeit
  – Einschränkung der physiologischen Ex-
    tensionsbeweglichkeit
  – Fehlende axiale Verlängerung
  – Fehlerhafte Schulter-HWS-Organisation
- Untere Extremität:
  – Einschränkung der Beweglichkeit in der
    unteren Extremität

Lösungsmöglichkeiten: Regression

- Beine leicht gebeugt lassen, Knie zeigen zur Decke
- Arme mit breiten Schultern seitlich hängen lassen, Handflächen nach oben
- Wirbel für Wirbel abrollen, dabei den Handrücken über den Boden in Richtung Füße schieben (◘ Abb. 5.30c); oder
- Handflächen auf die Oberschenkel legen, Wirbel für Wirbel abrollen und dabei die Hände über die Beine in Richtung Füße schieben
- Erhöht sitzen (gerollte Matte, Roller, Ball)
- Roll Down (► Abschn. 5.1.19)
- Spine Stretch I (► Abschn. 5.1.13)

5.2.11 Spine Twist (◘ Abb. 5.31)

- **Ausgangsstellung**
- Aktivierte Ausgangsstellung: Langsitz
- Beine schulterbreit geöffnet
- Dorsalflexion der Füße
- Arme schulterhoch seitlich gehalten, Daumen nach oben (◘ Abb. 5.31)

- **Durchführung**
- Einatmen und beim Ausatmen den Oberkörper nach rechts drehen (◘ Abb. 5.31b)
- Einatmen, zurück zur Mitte
- Ausatmen, nach links drehen
- Mehrmals wiederholen

- **Bewegungskategorie: Sitz (aufrechte Körperhaltung)**
Fokus: Wirbelsäulenartikulation in Transversalebene mit Axialverlängerung

Anleitung verbal

- Einatmen, aus dem Becken heraus wachsen
- Blick führt in die Bewegungsrichtung
- Ausatmen, drehen, in die Decke schrauben
- Sitzknochen fest verankern und gleichmäßig belasten
- Nach unten wurzeln, nach oben wachsen
- Brustkorb dreht, die Arme folgen
- Arme wie auf einer Tischplatte parallel zum Boden führen

Anleitung taktil

- Korrektur der Armhaltung
- Korrektur der Sitzhaltung

Fehlerbilder

- Sitzknochen verlieren Bodenkontakt, Becken wird angehoben und dreht mit
- Arme rotieren, nicht die Brustwirbelsäule

Fehlerquellen

- Wirbelsäule:
  - Einschränkung der physiologischen Rotationsbeweglichkeit
  - Verlust der axialen Verlängerung in Bewegungen der BWS
- Obere Extremität:
  - Schlechtes Alignment in der offenen Kette

Lösungsmöglichkeiten: Regression

- Im Schneidersitz
- Erhöht sitzen (Ball, Matte gerollt, Roller, Gerätebox)
- Im Fersensitz (◘ Abb. 5.31c)
- Arme beugen, Fingerspitzen auf die Schultern legen (◘ Abb. 5.31d)

Modifikationen: Progression

- Atmung variieren: einatmen und drehen
- Nachfedern: auf der Seite 3-mal sanft mit 3-mal Stakkato-Atmung
- In der Rotation bleiben: 3 oder mehr Atemzüge lang in Rotationshaltung bleiben, mit jeder Ausatmung die Drehung verstärken
- Artikulation der BWS verbessern durch Hinzufügen isolierter Bewegungen:
  - Ausatmen, Rotation nach rechts, bleiben
  - Einatmen, nur der Kopf dreht nach links (◘ Abb. 5.31e)
  - Ausatmen, Kopf wieder rechts; 5-mal wiederholen
  - Kopf bleibt rechts, nur Augenbewegung
  - Blick links, rechts, links; 5-mal wiederholen
- **Kleingeräte:**
  - Mit Pilates-Band für korrekte Armführung:

5

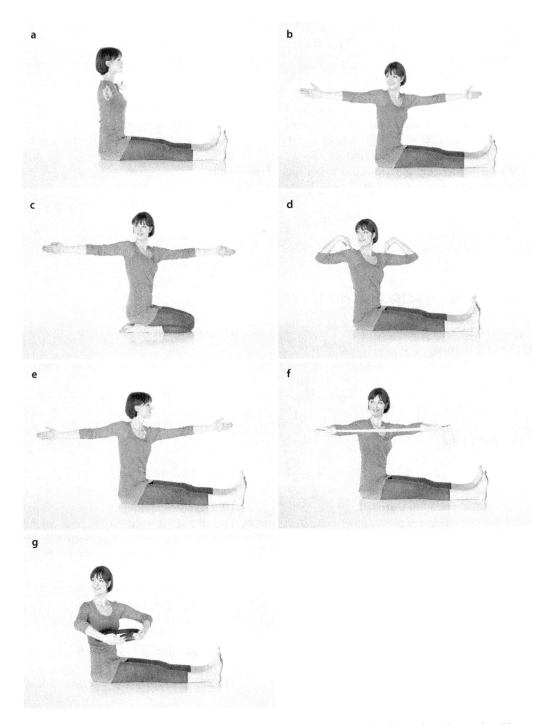

◘ Abb. 5.31 a–g Spine Twist. **a** Ausgangsposition, **b** Endposition, **c** Regression: Fersensitz; **d** Regression: Finger-spitzen auf Schultern; **e** Progression: isolierte Kopfbewegung; **f** mit Pilates-Band, **g** mit Circle

– Band auseinanderziehen, Handflächen nach unten (◻ Abb. 5.31f)
– Mit Circle für kontrollierte Rotation des Brustkorbs:
  – Circle am Brustbein
  – Ellenbogen gehoben
  – Hände bleiben bei Rotation parallel zum Brustbein (◻ Abb. 5.31g)

5.2.12 Swan Dive (◻ Abb. 5.32)

■ **Ausgangsstellung**
▬ Aktivierte Ausgangsstellung: Bauchlage
▬ Hände seitlich am Brustkorb aufgesetzt, Ellenbogen zur Decke
▬ Beine hüftbreit parallel oder komfortabel für den unteren Rücken mehr geöffnet (◻ Abb. 5.32)

■ **Durchführung**
▬ Einatmen und beide Ellenbogen in Richtung Füße ziehen, Hände in die Matte drücken, Arme strecken (◻ Abb. 5.32b)
▬ Ausatmen, dabei die Ellenbogen beugen, Hände von der Matte lösen; Extension in WS und Hüfte beibehalten und über die Vorderseite abrollen, Beine vom Boden heben (◻ Abb. 5.32c)
▬ Einatmen, dabei Hände wieder in die Matte drücken und Oberkörper anheben (◻ Abb. 5.32d)

■ **Bewegungskategorie: Ganzkörperintegration (komplexe Koordination)**
Fokus: Wirbelsäulenartikulation in der Extension

Anleitung verbal
▬ So gestreckt wie möglich sein
▬ Körper wie Wiegemesser auf und ab bewegen
▬ Verjüngt die Taille
▬ Pomuskeln angespannt

Fehlerquellen
▬ Fehlerhafte Schulter-HWS-Organisation
▬ Verlust der axialen Verlängerung in den BWS-Bewegungen
▬ Schlechte Koordination im Raum
▬ Schlechte Körperkoordination
▬ Ungenügende Anbindung des Beckens an den Brustkorb

Lösungsmöglichkeiten: Regression
▬ Swan (▸ Abschn. 5.1.16)

Modifikationen: Progression
▬ Swan Rocking:
  – Einatmen und Hände in die Matte drücken, Arme strecken
  – Ausatmen, Arme nach vorne ausstrecken und abrollen; axiale Länge, Extension in WS und Hüfte beibehalten
  – Mit Ganzkörperspannung mehrmals hin- und herrollen („Ein- und auftauchen!") (◻ Abb. 5.32e)
  – Abschließend Hände aufsetzen und langsam in die Bauchlage gehen
▬ **Kleingerät**: Roller
  – Swan Rocking:
  – Arme ausgestreckt auf dem Roller, Handflächen zueinander
  – Einatmen, dabei Druck auf den Roller, Oberkörper anheben (◻ Abb. 5.32f)
  – Ausatmen und „tauchen", die Beine anheben (◻ Abb. 5.32g)

5

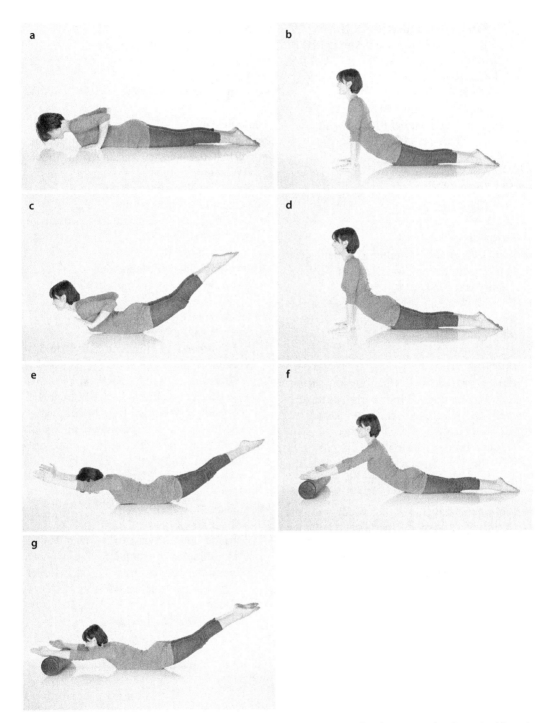

◘ **Abb. 5.32   a–g** Swan Dive. **a** Ausgangsposition, **b** Einatmen, Arme strecken; **c** Ausatmen, über die Vorderseite abrollen; **d** Einatmen, stützen; **e** Progression: Swan Rocking; **f** Modifikation Progression Swan Rocking mit Roller: einatmen; **g** Ausatmen und „tauchen"

5.2.13 Single Leg Kick (◘ Abb. 5.33)

- **Ausgangsstellung**
- Aktivierte Ausgangsstellung: Ellenbogenstütz in Bauchlage

- Hände und Beine geschlossen
- Schambein leicht in die Matte drücken
- Steißbein leicht einrollen
- Sitzknochen in Richtung Fersen ziehen Länge in der WS (◘ Abb. 5.33)

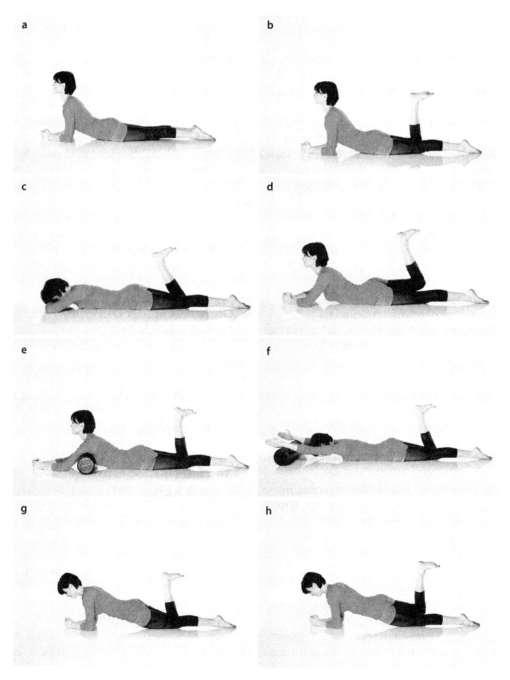

◘ **Abb. 5.33** **a–g** Single Leg Kick. **a** Ausgangsposition, **b** 2-mal kicken, **c** Regression: Oberkörper auf dem Boden lassen; **d** Regression: LWS auf dem Boden lassen; **e** Regression: BWS auf Roller; **f** Regression: Arme auf Roller; **g** Modifikation Progression: neutrale Wirbelsäule; **h** Modifikation Progression: zur Steigerung Knie anheben

■ Durchführung

– Einatmen, das rechte Bein beugen, Fuß in Dorsalflexion, und die Ferse 2-mal in Richtung Po kicken (◘ Abb. 5.33b)
– Ausatmen, das Bein strecken und ablegen; Seite wechseln
– Einatmen, linkes Bein beugen

■ Bewegungskategorie: Bauchlage (Rumpftraining)

Fokus: Kontrolle des Zentrums mit Axialverlängerung in Bauchlage

Anleitung verbal

– Sitzknochen ziehen in Richtung Fersen
– Zugspannung in der Wirbelsäule beibehalten
– Ellenbogen in Matte drücken, aus dem Boden herauswachsen
– Schultern breit und tief
– Pomuskeln sanft anspannen
– Keine Mitbewegung im Becken
– Verjüngt die Taille

Anleitung taktil

– Korrektur der Schulterstellung
– Korrektur der Fußstellung: Zehen, Ferse, Knie und Hüfte stehen in einer Linie

Fehlerbilder

– Schultern kommen hoch
– Füße beim Kick ausgedreht

Fehlerquellen

– Mangelnde axiale Verlängerung der physiologischen HWS-Lordose
– Fehlerhafte Schulter-HWS-Organisation
– Einschränkung der physiologischen BWS-Extensionsbeweglichkeit
– Schlechtes Alignment in der offenen (Bein-)Kette

Lösungsmöglichkeiten: Regression

– Oberkörper/Kopf auf dem Boden lassen
– Hände übereinander auf der Stirn ablegen
– Einatmen, Bein „aus der Hüfte" ziehen, heben, dabei 3 Punkte (rechter/linker Beckenkamm und Schambein) in die Matte drücken

– Ausatmen, Bein beugen, Ferse ohne/mit Kick in Richtung Po ziehen (◘ Abb. 5.33c)
– Einatmen, Bein strecken, lang machen
– Ausatmen, Bein ablegen; oder
– LWS auf dem Boden lassen, Arme je nach Extensionsfähigkeit der BWS aufstützen, Bein „aus der Hüfte" ziehen, heben, beugen ohne/mit Kick (◘ Abb. 5.33d)
– **Kleingerät**: Roller
  – Brustkorb auf Roller gestützt, Knie beugen mit/ohne Kick (◘ Abb. 5.33e)
  – Arme ausgestreckt auf Roller, Schultern tief, Kopf in Verlängerung der Wirbelsäule halten
  – Bein heben, beugen mit/ohne Kick (◘ Abb. 5.33f)

Modifikation: Progression

– Koordination:
– Fuß beim Kick im Wechsel 3-mal dorsal-plantardorsal beugen
– Rumpfstabilisation in neutraler Wirbelsäulenstellung:
– Becken angehoben
– Oberkörper in einer Diagonalen bis zu den Oberschenkeln halten
– 2-mal Kick, Knie bleibt auf der Matte (◘ Abb. 5.33g)
– Steigerung:
  – Einatmen, 2-mal Kick
  – Ausatmen, Knie anheben, Ferse zur Decke schieben (◘ Abb. 5.33h)

5.2.14 Side-Kick-Serie (◘ Abb. 5.34)

■ Ausgangsposition

– Aktivierte Ausgangsstellung: Unterarmstütz seitlich
– Stützarm: lange, flache Hand zeigt nach vorne
– Beine im 45°-Winkel vorne auf der Matte ablegen, leicht außenrotiert

Oberes Bein aus der Hüfte verlängern und hüfthoch halten (◘ Abb. 5.34)

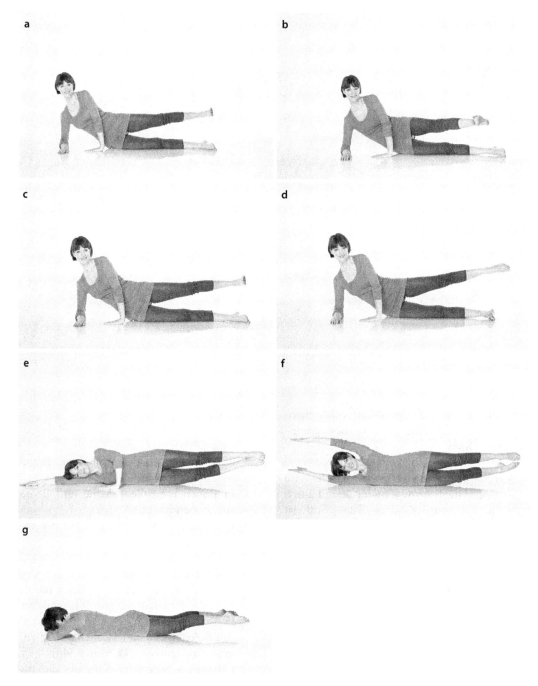

Abb. 5.34 **a–k** Side Kick. **a** Ausgangsposition, **b** Side Kick vor/rück, **c** Side Kick hoch/tief, **d** Side Kick mit Beinkreisen, **e** unteres Bein heben, senken, kreisen; **f** Übergang Seitenwechsel: Balance; **g** Übergang Seiten-wechsel: Prone Heel Beats **h** Modifikation Progression: Stütz, Unterarm Richtung Kopf gedreht; **i** Modifikation Progression: Stütz auf Ellenbogen; **j** Modifikation Pro-gression: Seitlage gestreckt; **k** Unteres Bein heben, senken

5

h

i

j

k

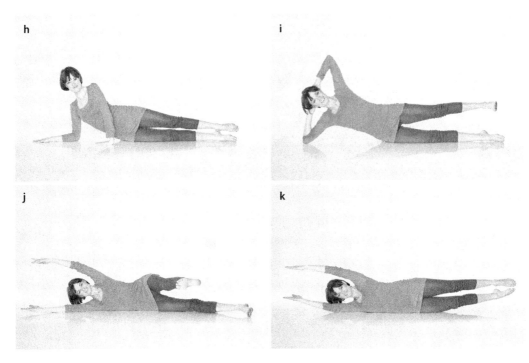

◘ **Abb. 5.34**   (Fortsetzung)

■ **Durchführung**

Aus dieser Ausgangsposition alle Beinbewegungen hintereinander, im Bewegungsfluss, ausführen:

▬ Vor/rück:
  – Einatmen, Bein gestreckt parallel zum
    Boden nach vorne schwingen und 2-mal
    in Richtung Kopf kicken, Fuß ist
    dorsalflektiert (◘ Abb. 5.34b)
  – Ausatmen und zurückschwingen, Fuß
    ist plantarflektiert
▬ Hoch/tief:
  – Einatmen, das Bein weder aus- noch
    eingedreht, in einer Linie mit dem
    Rumpf, zur Decke heben; (◘ Abb. 5.34c)
  – Ausatmen, das Bein wie gegen Wider-
    stand langsam senken
▬ Kleine Kreise:
  – Mit dem oberen Bein hüfthoch kleine
    Kreise malen (◘ Abb. 5.34d), weiter
▬ Innenseite:
  – Oberkörper ablegen, beide Beine in
    einer Linie mit dem Oberkörper aus-
    strecken
  – Oberkörper ablegen, unteres Bein heben
    und/oder kleine Kreise malen
    (◘ Abb. 5.34e)

▬ Übergang Seitenwechsel:
▬ Balance:
  – Beide Arme ausstrecken, Balance,
    Ganzkörperstreckung
  – Evtl. Arme und geschlossene Beine
    heben, senken, heben (◘ Abb. 5.34f)
  – In Bauchlage rollen, Arme und Beine
    angehoben halten
  – Umdrehen, Side-Kick-Serie auf der an-
    deren Seite
▬ Prone Heel Beats:
  – In Bauchlage drehen
  – Stirn ruht auf den Händen, Beine paral-
    lel und/oder leicht ausgedreht, schnelles
    Fersenklopfen
  – Auf 5 Zeiten ein- und 5 Zeiten ausatmen,
    max. 10 Atemzüge (◘ Abb. 5.34g)
  – Umdrehen, Side-Kick-Serie auf der an-
    deren Seite

■ **Bewegungskategorie: Seitlage
   (Stabilisation)**

Fokus: Alignment in der offenen Kette, Kontrolle des Körperzentrums in allen Ebenen

Anleitung verbal

▬ Kopf, Schulter, Hüfte in einer Linie

- Hüfte über Hüfte
- Zugspannung
- Stützarm in die Matte drücken und aus dem Boden herauswachsen
- Isolierte Bewegung in der Hüfte: Knick in der Hüfte, nicht in der Taille
- Rippen mit dem Becken verbinden
- Vorstellung: Hinterkopf, Schultern und Becken liegen an der Wand

Fehlerbilder
- Rotation in der BWS
- Mangelnde Rumpfkontrolle, keine isolierte Bewegung in der Hüfte

Fehlerquellen
- Wirbelsäule:
  - Fehlende axiale Verlängerung
  - Ungenügende Anbindung des Beckens an den Brustkorb
- Obere Extremität:
  - Schlechtes Alignment in der geschlossenen Kette
- Untere Extremität:
  - Einschränkung der Beweglichkeit in der unteren Extremität
  - Schlechtes Alignment in der offenen Kette

Lösungsmöglichkeiten: Regression
- Trochanterschmerzen: unteres Bein beugen
- Sidelying (▶ Abschn. 5.1.11)
- Kopf auf gestrecktem unteren Arm liegen lassen
- Unteres Bein gebeugt lassen (◼ Abb. 5.11b)

Modifikationen: Progression Mögliche Positionen des stützenden Arms:
- Unterarm/Hand in Richtung Kopf (◼ Abb. 5.34h), oder auch Richtung Becken drehen
- Auf die Ellenbogen stützen, Hände hinter dem Kopf falten und Hinterkopf gegen die Hände drücken, Ellenbogen weit geöffnet, in einer Linie, Brustkorb angehoben, kein „Durchhängen" im Rumpf (◼ Abb. 5.34i)
- Arme beide ausgestreckt, Kopf zwischen den gestreckten Armen; dann
- Oberes Bein vor/rück kicken, hoch/tief heben und kreisen (◼ Abb. 5.34j)
- Unteres Bein mehrmals zum oberen Bein heben, senken (◼ Abb. 5.34k)

- **Kleingeräte:**
  - Circle/Ball mit über den Kopf gestreckten Armen in den Händen halten und gesamte Beinserie ausführen
  - Circle/Ball zwischen die Beine, Beine heben und senken, kleine Kreise

5.2.15 Swimming (◼ Abb. 5.35)

- **Ausgangsstellung**
- Aktivierte Ausgangsstellung: Bauchlage
- Arme über Kopf gestreckt, auf den Boden abgelegt
- Handflächen nach unten

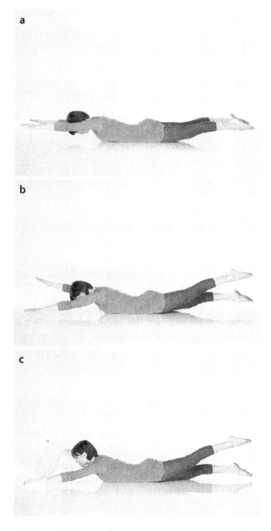

◼ Abb. 5.35 a–c Swimming. a Ausgangsposition, b Arme und Beine abwechselnd heben und senken, c Modifikation Progression mit Pilates-Band

- **Durchführung**
- Einatmen, beim Ausatmen Kopf, Arme und Beine anheben (◻ Abb. 5.35)
- In schnellem Wechsel rechten Arm/linkes Bein und linken Arm/rechtes Bein heben und senken (◻ Abb. 5.35b)
- Fließend atmen: auf 5 Zeiten durch die Nase ein-, auf 5 Zeiten durch den Mund ausatmen; bis zu 10 Atemzüge

- **Bewegungskategorie: Bauchlage (Rumpftraining)**

Fokus: Kontrolle des Körperzentrums in der Bauchlage

Anleitung verbal
- Becken „einzementiert"
- Nicht von einer Seite auf die andere rollen
- Erst lang machen, dann heben
- Schultern breit und tief, Arme lang
- Kontrolle bis in die Finger-/Fußspitzen
- Kopf in einer Linie mit der Wirbelsäule

Fehlerbilder
- Überstreckung der HWS
- Schultern werden hochgezogen

Fehlerquellen
- Schlechte Körperkoordination
- Einschränkung der Beweglichkeit in der oberen und unteren Extremität
- Fehlende axiale Verlängerung
- Ungenügende Anbindung des Beckens an den Brustkorb

Lösungsmöglichkeiten: Regression
- Bewegungstempo reduzieren
- Ausatmen, rechten Arm und linkes Bein heben
- Einatmen, ablegen
- Ausatmen, linken Arm und rechtes Bein heben
- Übung auf jeder Seite mehrmals wiederholen
- Atmung umkehren: einatmen und heben, ausatmen und ablegen

Modifikationen: Progression
- Handflächen zueinander drehen

- **Kleingeräte:**
  - Bauchlage auf Wackelkissen
  - Hände in die Schlaufen des Pilates-Bands (◻ Abb. 5.35c):
  - Handflächen nach unten: Kleinfingerkante zieht Band lang
  - Handflächen zueinander: Handrücken zieht Band lang

5.2.16 Leg Pull Front (◻ Abb. 5.36)

- **Ausgangsstellung**
- Aktivierte Ausgangsstellung: Liegestützposition
- Hände unter Schultern (◻ Abb. 5.36)

- **Durchführung**
- Einatmen, das rechte Bein heben, den Fuß strecken (Plantarflexion) und 2-mal in Richtung Decke federn (◻ Abb. 5.36b)
- Ausatmen und Bein aufsetzen
- Seitenwechsel, jetzt linkes Bein heben und den Fuß gestreckt 2-mal in Richtung Decke federn
- Übung auf jeder Seite mehrmals wiederholen

- **Bewegungskategorie: Ganzkörperintegration (komplexe Koordination)**

Fokus: Kontrolle des Körperzentrums in Stützpositionen

Anleitung verbal
- Schultern breit und tief
- Diagonale beachten: Kopf-Becken-Füße
- Keine Mitbewegung im Becken beim Federn des Fußes
- Brustkorb zwischen die Schultern schieben

Fehlerbild
- Schultern sinken, Schulterblätter lösen sich vom Brustkorb
- Beim Anheben des Beins sinkt das Becken bzw. kippt zur Seite ab

Fehlerquellen
- Wirbelsäule:
  - Fehlende axiale Verlängerung

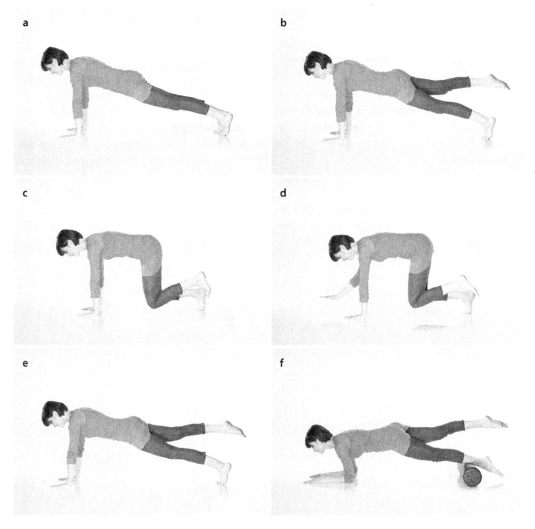

◘ Abb. 5.36 a–f Leg Pull Front. **a** Ausgangsposition, **b** Durchführung, **c** Regression: Quadruped/Vierfüßlerstand; **d** Regression: Krabbeln; **e** Modifikation Progres-sion: Federn nach oben im Wechsel mit Dorsal-/Plantar-flexion des Standfußes; **f** mit Roller

- Obere Extremität:
  - Schlechtes Alignment in der geschlossenen Kette
  - Verringerte aktive Anbindung der Schulterblätter an den Rumpf
- Untere Extremität:
  - Schlechtes Alignment in der offenen und geschlossenen Kette

Lösungsmöglichkeiten: Regression
- Liegestützposition mehrere Atemzüge halten, ohne das Bein zu heben
- Nur das Bein anheben, kein Federn nach oben

- Übung im Unterarmstütz ausführen (bei Problemen im Handgelenk)
- Quadruped/Vierfüßlerstand:
- Beine gebeugt und Knie 2 cm anheben, ein paar Atemzüge halten
- Steigerung:
  - Knie 2 cm anheben, rechten Fuß etwas anheben, halten und aufsetzen; linken Fuß heben etc. (◘ Abb. 5.36c)
  - „Krabbeln": Beide Knie anheben, mit rechtem Arm/linkem Bein, dann mit linkem Arm/rechtem Bein etc. vorwärts- und rückwärtskrabbeln; dabei den Rücken parallel zum Boden lassen! (◘ Abb. 5.36d)

Modifikationen: Progression

— Kombination: im Wechsel
  – 2-mal Federn des rechten Beins nach oben; keine Mitbewegung des Beckens – auf axiale Länge achten!
  – 2-mal Standbeinferse (linkes Bein) nach hinten schieben, Fuß dabei im Wechsel dorsal- und plantarflektieren (■ Abb. 5.36e)

— **Kleingeräte:**
  – Unterarmstütz oder Hände stützen auf Roller
  – Schienbeine in Sprunggelenknähe auf Roller, auch bei Schmerzen in den Zehen (Hallux valgus) (■ Abb. 5.36f)

5.2.17 Side Bend (■ Abb. 5.37)

■ **Ausgangsstellung**

— Aktivierte Ausgangsstellung: Seitsitz
— Eine Hand stützt am Boden, die andere ruht auf den Beinen (■ Abb. 5.37)

■ **Durchführung**

— Einatmen, beim Ausatmen das Becken anheben und in Seitstützposition gehen; Schulter ist direkt über der Stützhand, Füße liegen übereinander, Gewicht ist auf der Außenkante des unteren Fußes (■ Abb. 5.37b)
— Einatmen, das Becken senken (■ Abb. 5.37c); Blick geht in Richtung Füße

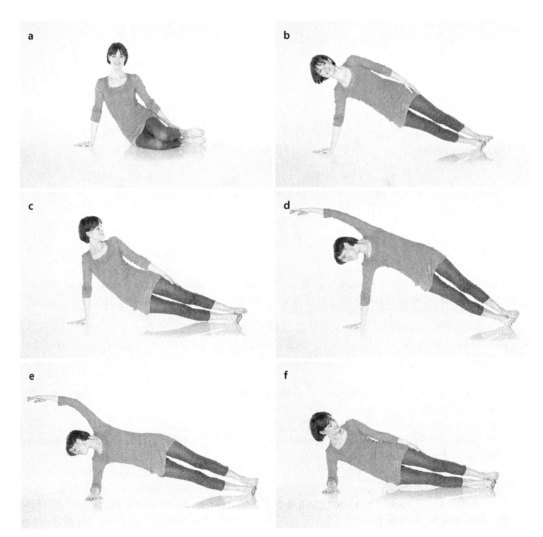

■ **Abb. 5.37**   **a–f** Side Bend. **a** Ausgangsposition, **b** Seitstützposition, **c** Einatmen, Becken senken; **d** Ausatmen, Becken heben; **e** Regression: Unterarmstütz, Becken heben; **f** Regression: Unterarmstütz, Becken senken

— Ausatmen, das Becken heben und den oberen Arm in Richtung Kopf strecken; Arm, Rumpf, Bein sind in einer Linie, Blick geht zum Boden (■ Abb. 5.37d)
— Wiederholen, dann
— Hinsetzen und Seite wechseln

■ **Bewegungskategorie: Ganzkörperintegration (komplexe Koordination)**
Fokus: Kontrolle des Körperzentrums in allen Positionen

Anleitung verbal
— Zugspannung von den Füßen bis zum Kopf
— Mit Füßen und Händen vom Boden wegdrücken

Fehlerbild
— Schultern werden hochgezogen
— Becken wird kaum angehoben
— Mangelnde Ganzkörperstreckung

Fehlerquellen
— Schlechtes Alignment in der geschlossenen Kette
— Fehlende axiale Verlängerung

Lösungsmöglichkeiten: Regression
— Side Bend im Unterarmstütz (■ Abb. 5.37e, f)

5.2.18 Standing Single Leg Balance (■ Abb. 5.38)

■ **Ausgangsstellung**
— Aktivierte Ausgangsstellung: Stand
— Füße geschlossen
— Arme seitlich neben dem Körper

■ **Durchführung**
— Einatmen, das rechte Bein gebeugt heben, Hüftwinkel ca. 90°; Hände halten am Oberschenkel (■ Abb. 5.38), Schultern sind entspannt
— Ausatmen, das Bein strecken (■ Abb. 5.38b)
— Einatmen, beugen

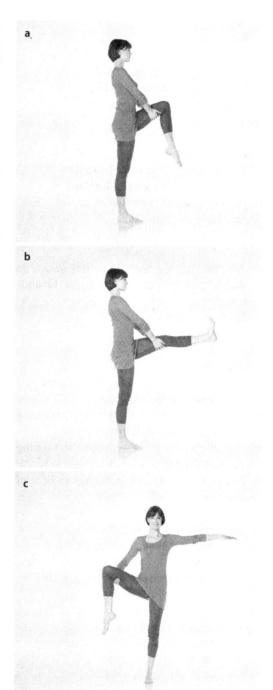

■ **Abb. 5.38** **a–c** Standing Single Leg Balance. **a** Ausgangsposition, **b** Ausatmen, Bein strecken; **c** Verschiedene Bewegungsebenen: seitlich halten und strecken

- Wiederholen
- Seite wechseln

■ **Bewegungskategorie: Stand
(Ausrichtung der Beinachsen,
Stabilität, axiale Verlängerung)**
Hier ist wichtig:

Anleitung verbal
- Zugspannung in der Wirbelsäule
- Gegen die Schwerkraft kämpfen
- Aus dem Boden herauswachsen
- Schultern breit und tief

Fehlerbild
- Asymmetrisches Standbild und schlechte Aufrichtung/Streckung (fehlende Grundspannung)
- Keine korrekte Fußstellung
- Keine Balance

Fehlerquellen
- Schlechtes Alignment in der offenen und geschlossenen Kette
- Fehlende aktive Stabilität in der Bewegung
- Fehlende axiale Verlängerung
- Unfunktionelle Bewegungsübertragung auf den Rumpf
- Beeinträchtigung von Gleichgewicht und reaktiver Stabilität

Lösungsmöglichkeiten: Regression
- Bein nicht strecken, gebeugt halten
- Arme seitlich schulterhoch halten
- Standing Balance (▶ Abschn. 5.1.20)

Modifikationen: Progression
- Verschiedene Bewegungsebenen:
- Bein seitlich halten und abspreizen (◙ Abb. 5.38c)
- Standbein auf Balance-Matte

5.3   Übergänge und Dehnungen

5.3.1   Übergänge

Pilates forderte „flowing movements", d. h., im Unterricht sollten die Übungen fließend ausgeführt werden; eine Bewegung sollte in die andere übergehen. Diese koordinativ anspruchsvolle Aufgabenstellung schult nicht nur Konzentration und Disziplin, sondern wirkt sich auch positiv auf die Alltagsmotorik aus (Gottlob 2001, S. 164).

Der Übende lernt, Strategien zu entwickeln (zunächst bewusst, dann unbewusst), sich zunehmend ökonomisch zu bewegen, und Körperpositionen auch in Alltagssituationen kompetent und sicher zu verändern.

In modernen Pilates-Choreografien sind der eigenen Kreativität kaum Grenzen gesetzt (Anregungen s. auch Halprin 1997).

■ **Haltungen für die Übergänge
(◙ Abb. 5.39)**
Die nachfolgend aufgeführten Haltungen bzw. Übungen können als sinnvoller Übergang von
- Sitz in Bauchlage,
- Bauchlage in den Stand,
- Stand in Rückenlage,
- Bauchlage in Seitlage und
- „zwischendurch"

eingesetzt werden (Beschreibung der Übergänge s. u.).

■■ **Kindshaltung (◙ Abb. 5.39)**
- Nach den Übungen in der Bauchlage die Arme nach vorne ausstrecken oder seitlich neben dem Körper ablegen, mehrere Atemzüge halten
- In Rückenlage beide Beine an die Brust ziehen (ohne Abb.), mehrere Atemzüge halten

■■ **Fersensitz (◙ Abb. 5.39b)**
- Aus Kindshaltung Wirbel für Wirbel in den Fersensitz hochrollen
- Verschiedene Fußstellungen wählen: Fußrücken auflegen oder Zehen aufstellen

■■ **Hocke (◙ Abb. 5.39c)**
- Aus dem Fersensitz (Zehen aufgestellt) die Hände seitlich aufsetzen und in die Hocke gehen
- Nacken ist entspannt, Kopf locker zwischen den Knien hängen lassen

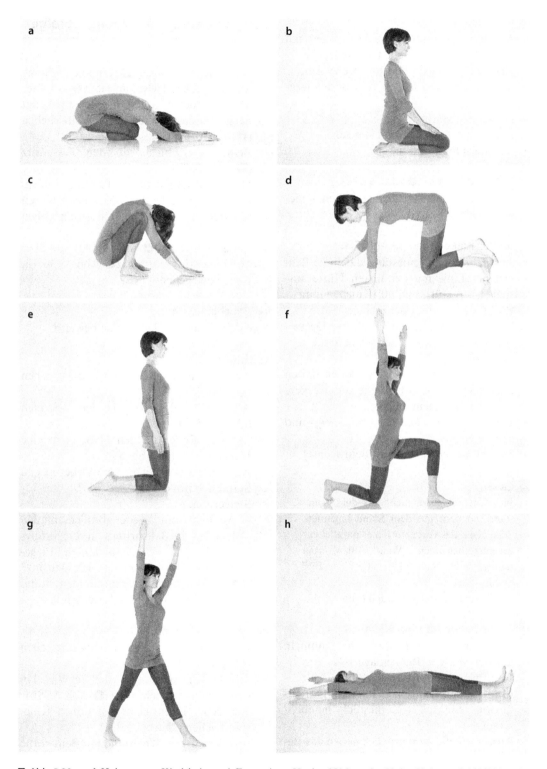

◘ Abb. 5.39   **a–h** Haltungen. **a** Kindshaltung, **b** Fersensitz, **c** Hocke, **d** V-Stretch **e** Hoher Kniestand, **f** 90/90°-Knie-beugen, Ausgangsposition; **g** Beide Beine strecken, **h** Bergposition

5

■■ **V-Stretch (◨ Abb. 5.39d)**
━ Aus der Kindshaltung die Arme weit nach vorne ausstrecken, Zehen aufstellen
━ Sitzknochen nach oben zur Decke ziehen
━ Mit Händen und Füßen vom Boden wegdrücken
━ Fersen zur Matte
━ Rücken lang machen und strecken
━ Schultern breit und tief

■■ **Hoher Kniestand (◨ Abb. 5.39e)**
━ Aus dem Fersensitz in den hohen Kniestand gehen

■■ **90/90°-Kniebeugen (◨ Abb. 5.39f)**
━ Aus dem hohen Kniestand das linke Bein in einer Linie mit der linken Hüfte aufstellen, 90° Hüft- und 90° Kniebeugung
━ Rechtes Knie unter der rechten Hüfte
━ Rechter Fuß aufgestellt, Ferse zur Decke
━ Auf Zugspannung in der Wirbelsäule achten!
━ Arme seitlich parallel zum Boden halten oder nach oben zur Decke ausstrecken, Handflächen zueinander
━ Beide Beine strecken (◨ Abb. 5.39g) und wieder beugen
━ 10-mal wiederholen, dann Beinwechsel

🛑 **Cave**
Bei Knieproblemen nicht aus dem Kniestand, sondern aus dem Stand beginnen. Schienbein des vorderen Knies parallel zur gegenüberliegenden Wand, bzw. ein schmerzendes Knie nicht über den Fuß hinausschieben.
　Im schmerzfreien Bereich trainieren!

■■ **Bergposition (◨ Abb. 5.39h)**
━ Zwischendurch zum Ordnen, Sammeln auf der Matte in Rückenlage
━ Einatmen, die Arme nach oben in Richtung Boden führen, Füße in Dorsalflexion (so lang wie möglich machen/strecken)
━ Ausatmen, die Arme zurück neben das Becken legen (mit Shoulder Drop, ▶ Abschn. 5.1.3), Füße in Plantarflexion

5.3.2 Vorschläge für Übungsabfolgen

■■ **Sitz – Bauchlage**
━ Nach den Übungen „Mermaid", „Spine Stretch" oder „Twist" im Sitz etwas hinter die Sitzknochen rollen, die Beine gebeugt nacheinander in den Balancesitz heben (◨ Abb. 5.25d)
━ Beine unterschlagen in den Fersensitz (◨ Abb. 5.39b)
━ Hände an den Knien aufsetzen, stützen, und nacheinander die Beine nach hinten ausstrecken, in Liegestützposition gehen (◨ Abb. 5.36)
━ In den V-Stretch (◨ Abb. 5.39d) und über die Liegestützposition (◨ Abb. 5.36) in Bauchlage gehen

■■ **Bauchlage – Stand**
Zwei Möglichkeiten haben sich bewährt:

Variante A
━ Aus Bauchlage in die Kindshaltung gehen (◨ Abb. 5.39)
━ Aus der Kindshaltung in den V-Stretch (◨ Abb. 5.39d)
━ Mit den Füßen zu den Händen in eine Hocke laufen (◨ Abb. 5.39c)
━ Aus der Hocke Wirbel für Wirbel in den Stand hochrollen (◨ Abb. 5.19b)
━ Steigerung:
　– Aus dem Stand wieder abrollen, mit den Händen in 3 Schritten in Liegestützposition (◨ Abb. 5.36) laufen, Liegestütz ausführen, mit den Händen in 3 Schritten zurücklaufen, in den Stand hochrollen; 3-bis 5-mal wiederholen

Variante B
━ Aus Bauchlage in die Kindshaltung gehen (◨ Abb. 5.39)
━ Aus der Kindshaltung Wirbel für Wirbel in den Fersensitz hochrollen (◨ Abb. 5.39b)
━ Aus dem Fersensitz in den hohen Kniestand gehen (◨ Abb. 5.39e)
━ Aus dem hohen Kniestand ein Bein vorne aufsetzen und Kniebeugen ausführen (◨ Abb. 5.39f)

- 10–15 Wiederholungen rechts, dann hinknien
- Beinwechsel, 10–15 Wiederholungen links
- Stehen bleiben, Beine schließen

■■ **Stand – Rückenlage**
- Wirbel für Wirbel abrollen (◘ Abb. 5.19b)
- Hocke (◘ Abb. 5.39c)
- Hinsetzen und „Half Roll Down" (◘ Abb. 5.9d)

5.3.3 Dehnungen

Dehnungen können in die Übungsabfolge eingefügt werden, ohne den Flow einer Pilates-Choreografie zu unterbrechen. Ziel ist das harmonische Ineinanderübergehen einer Bewegung in die andere.

❯ **Wichtig**
Dehnungen sind als Übergänge zu verstehen.

Liegen deutlich sichtbare Verkürzungen vor, müssen gezielte, intensive Dehntechniken eingesetzt werden, am besten in separaten Trainingseinheiten 2- bis 3-mal wöchentlich (weiterführende Literatur s. Weineck 2010; Knebel 2005; Martins 1997; Egoscue und Gittines 1999).

■ **Dehnung von Muskeln oder Muskelgruppen (◘ Abb. 5.40)**

■■ **Ischiokrurale Muskulatur**
Vor „Single Leg Circles":
- Rechtes Bein gebeugt an die Brust ziehen
- Linkes Bein in die Matte drücken, Fuß flektiert (◘ Abb. 5.40)
- Ausatmen, rechtes Bein zur Decke strecken, Fuß flektiert (◘ Abb. 5.40b)
- Lösen
- Mehrmals wiederholen, ggfs. mit Pilatesoder Theraband unterstützen

■■ **Quadrizeps**
In Bauchlage:
- Einen Fuß greifen
- Fußrücken in die Hand drücken

- Knie anheben, Becken/Schambein fest in die Matte drücken (► Abschn. 4.3, Testung Anfersen, ◘ Abb. 5.25)

In Seitlage (z. B. nach „Side Kicks"):
- Das aufgerichtete Becken nach vorne schieben
- Unteres Knie dicht an die Brust ziehen
- Mit der oberen Hand das obere Bein am Sprunggelenk fassen und parallel zum Boden in Richtung Po ziehen, und das Knie hinter die Hüftachse führen
- Auf Ausweichbewegungen im Becken und korrekte Beinachse achten (◘ Abb. 5.40c)!

■■ **Piriformis**
In Rückenlage (z. B. nach Bridging):
- Linkes Bein angewinkelt auf dem Boden aufgestellt, rechtes Bein zur Decke ausgestreckt
- Rechtes Bein beugen und etwas oberhalb des Knöchels auf den linken Oberschenkel legen
- Linkes Bein angewinkelt anheben und in Richtung Körper ziehen (◘ Abb. 5.40d)
- Beinwechsel

■■ **Iliopsoas**
Ausfallschritt vor „Kniebeugen" (◘ Abb. 5.40e):
- Evtl. noch Hände falten und nach oben zur Decke strecken

■■ **Adduktoren**
In großer Grätsche im Sitz nach „Spine Stretch" oder „Twist":
- Dynamisches Dehnen mit der Ausatmung
- Mitte, über das rechte Bein nach rechts, über das linke Bein nach links (◘ Abb. 5.40f)

■■ **Schultergürtel**
Hände im Stand hinter dem Rücken falten:
- Oberkörper nach vorne beugen (Rumpfbeuge)
- Hände nach oben zur Decke ziehen und mit der Ausatmung dehnen (◘ Abb. 5.40g)
- Auch am Ende der Übungen in Bauchlage: Hände am Po falten, Daumen in Richtung Po, Hände sanft zur Decke ziehen

5

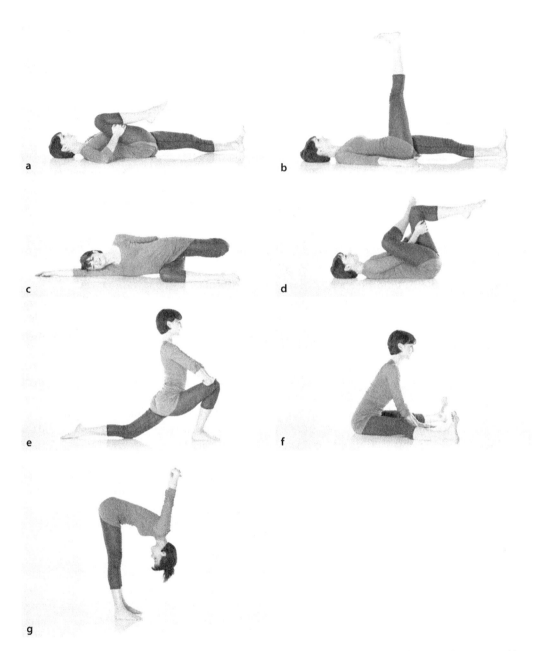

☉ Abb. 5.40   a–g Dehnung von Muskeln und Muskelgruppen. **a** Ischiokrurale Muskulatur: Ausgangsposition, **b** Bein strecken; **c** Quadrizeps in Seitlage, **d** Piriformis, **e** Iliopsoas, **f** Adduktoren, **g** Schultergürtel

Literatur

Egoscue P, Gittines R (1999) Schmerzfrei Leben. Beust, München

Gottlob A (2001) Differenziertes Krafttraining mit Schwerpunkt Wirbelsäule. Urban & Fischer, München

Halprin A (1997) Bewegungsritual – Tänzerische Meditationsübungen. Hugendubel, München

Knebel KP (2005) Muskelcoaching: Top in Form mit Stretching. Rororo, Hamburg

Martins P (1997) New York City ballet workout: fifty stretches and exercises anyone can do for a strong, graceful and sculpted body. Morrow, New York

Weineck J (2010) Optimales Training. Spitta, Balingen

Stundenbilder

Inhaltsverzeichnis

Ergänzende Information Die elektronische Version dieses Kapitels enthält Zusatzmaterial, auf das über folgenden Link zugegriffen werden kann [https://doi.org/10.1007/978-3-662-66945-7_6]. Die Videos lassen sich durch Anklicken des DOI-Links in der Legende einer entsprechenden Abbildung abspielen, oder indem Sie diesen Link mit der SN More Media App scannen.

Für den Gruppenunterricht im Präventionsbereich gilt die Regel „**Sicherheit zuerst**". Das
heißt, dass
- die **Übungsauswahl** entsprechend dem
  Leistungsstand vorgenommen wird und
- Bewegungsunerfahrene durch **geeignete
  Wortwahl** kurz und präzise verständlich
  angeleitet werden.

Körperkompetenz entwickelt sich nur durch
das Selbstbewegen und Selbsterfahren. Mit
einer Trainingseinheit in der Woche ist es allerdings nicht getan: Eine Trainingsfrequenz
$\leq$ 2-mal wöchentlich reicht für eine Verbesserung von Kraft, Ausdauer und Beweglichkeit nicht aus (van Wingerden 1998,
S. 296).

❯ Wichtig

> Das **Pilates-Mattentraining** bietet meist
> ein **einstündiges bewegungsintensives
> Workout** für den ganzen Körper, das Spaß
> macht (ein nicht zu unterschätzender Fak-
> tor) und genügend Anreize und An-
> regungen für das zusätzliche Training zu
> Hause liefert.

Orientiert an den Bewegungskategorien
(▶ Abschn. 4.1.1) werden exemplarische
Stundenabläufe bzw. Übungssammlungen
vorgeschlagen).

**Übersicht: Übungssammlungen für das
Pilates-Mattentraining**
- Mattenprogramm   (Anfänger)
  (▶ Abschn. 6.1)
- Mattenprogramm   (Mittelstufe)
  (▶ Abschn. 6.2)
- Mattenprogramm   (Fortgeschrittene)
  (▶ Abschn. 6.3)
- Übungen   mit   dem   Roller
  (▶ Abschn. 6.4)
- Mattenprogramm für einen starken Rü-
  cken (▶ Abschn. 6.5)
- Mattenprogramm in der Schwanger-
  schaft (▶ Abschn. 6.6)
- Mattenprogramm bei Osteoporose
  (▶ Abschn. 6.7)

6.1 Pilates-Mattenprogramm: Anfänger

Einsteiger werden mit der Pilates-Terminologie
und den Übungsanweisungen vertraut gemacht.
Ziel der Basisübungen (▶ Übersicht 6.1) ist es,
- Rumpfstabilität aufzubauen und
- die Beweglichkeit der Wirbelsäule zu verbessern.

Besonders im Anfängerbereich ist der Trainer
gefordert, denn es sind evtl. wohl dosierte und
an der richtigen Stelle angebrachte Korrekturen notwendig.

Übersicht 6.1: Pilates-Mattenprogramm für Anfänger

Übung	Abschnitt	Abbildung
Rückenlage		
Bergposition	▶ 5.3.1	
Atmung	▶ 5.1.1	
Pelvic Clock	▶ 5.1.2	
Shoulder Drops	▶ 5.1.3	
Arm Arcs		
Windmill		

6

Übung	Abschnitt	Abbildung
Chest Lift	▶ 5.1.4	
Assisted Roll Up/Roll Down	▶ 5.1.9	
Dead Bug: Regression „Femur Arcs" und „Leg Lowers"	▶ 5.1.5	
Dead Bug		
Side to Side Dehnen: Beide Beine zur Decke strecken, beugen; mehrmals wiederholen; dann Beine nacheinander aufstellen	▶ 5.1.6	
Bridging I	▶ 5.1.7	

Übung	Abschnitt	Abbildung
Book Openings	► 5.1.10	
Stretch	► 5.1.10	
Side Kick-Serie I	► 5.1.11	
Transition in Seitlage links über Berg-position ► Abschn. 5.3.1; dann Transition in den Sitz über Assisted Roll Up ► Abschn. 5.1.9		
Spine Stretch I oder Spine Stretch II	► 5.1.13 ► 5.2.10	
Mermaid I	► 5.1.14	

Übung	Abschnitt	Abbildung
Side Lift rechts/links	► 5.1.12	
Transition Bauchlage		
Balancesitz	► 5.2.5	
Fersensitz	► 5.3.1	
Liegestützposition, dann in Bauchlage gehen		
Scarecrow	► 5.1.15	
Dart Hände seitlich aufsetzen	► 5.1.17	

Übung	Abschnitt	Abbildung
Quadruped	▶ 5.1.18	
Transition in den Stand		
Kindshaltung	▶ 5.3.1	
Hocke		
Standing Roll Up/Roll Down	▶ 5.1.19	
Standing Balance	▶ 5.1.20	

6

6.2 Pilates-Mattenprogramm: Mittelstufe

Die Kursteilnehmer sind mit den Basisübungen und der Terminologie vertraut, und die Grundfertigkeiten aus dem Pilates-Repertoire werden beherrscht. In der Mittelstufe werden nun **Modifikationen** (Progression) in die Übungen eingebaut. **Ziel** ist es, durch komplexere Übungen und gegenläufige Bewegungen verstärkt Körperkontrolle und Rumpfstabilität zu trainieren (► Übersicht 6.2).

Übersicht 6.2: Pilates-Mattenprogramm für die Mittelstufe

Übung	Abschnitt	Abbildung
Rückenlage		
Bergposition	► 5.3.1	
Chest Lift Auch mit Progression	► 5.1.4	
Assisted Roll Up in den Sitz	► 5.1.9	
Half Roll Down in RL		
Dead Bug mit Progression	► 5.1.5	

Übung	Abschnitt	Abbildung
Hundred mit Regression	► 5.2.1	
Side to Side Auch mit Progressionsübungen	► 5.1.6	
Bridging I Auch mit Progression „Armeinsatz"	► 5.1.7	
Bridging I mit Stabilisation		
Roll Over I	► 5.1.8	
Dehnung der Ischiokruralen	► 5.3.2	
Single Leg Circles	► 5.2.4	

6

Übung	Abschnitt	Abbildung
Single Leg Stretch	▶ 5.2.6	
Criss Cross mit Regression Danach in Seitlage gehen	▶ 5.2.7	
Book Openings	▶ 5.1.10	
Stretch	▶ 5.1.10	
Side Kick-Serie I mit Progression	▶ 5.1.11	
Side Lift	▶ 5.1.12	
Übergang		
Rolling Like a Ball	▶ 5.2.5	
Spine Stretch II	▶ 5.2.10	

Übung	Abschnitt	Abbildung
Mermaid II	▶ 5.2.9	
Übergang Bauchlage		
Balancesitz	▶ 5.2.5	
Fersensitz	▶ 5.3.1	
V-Stretch		
Liegestützposition in Bauchlage	▶ 5.2.16	
Dart mit Progression „Armkreise"	▶ 5.1.17	
Swan mit Progression	▶ 5.1.16	

6

Übung	Abschnitt	Abbildung
Kindshaltung	▶ 5.3.1	
Quadruped in den Kniestand	▶ 5.1.18	
Übergang Stand		
Kniebeugen: Dehnung im Stand	▶ 5.3.1	
Standing Roll Down	▶ 5.1.19	
Standing Single Leg Balance	▶ 5.2.18	

6.3 Pilates-Mattenprogramm: Fortgeschrittene

Die hier gelisteten Übungen setzen regelmäßige Teilnahme bzw. kontinuierliches Üben über einen längeren Zeitraum voraus. Die Bewegungen gehen über das **gesamte Be**wegungsausmaß, mit absoluter **Kontrolle des Körperzentrums**. Die Übungen aus dem Aufbauprogramm werden mit Progression (Erschwernis) geübt (▶ Übersicht 6.3). Der Trainer tritt immer mehr in den Hintergrund, eine Übung geht in die andere über: Bewegungsfluss!

Übersicht 6.3: Pilates-Mattenprogramm für Fortgeschrittene

Übung	Abschnitt	Abbildung
Stand		
Standing Balance	▶ 5.1.20	
Standing Roll Down in den Sitz	▶ 5.1.19	
Half Roll Down mit Progression „Rotation"	▶ 5.1.9	
Hundred	▶ 5.2.1	
Roll Up	▶ 5.2.2	

6

Übung	Abschnitt	Abbildung
Roll Over II	► 5.2.3	
Dehnung der Ischiokruralen	► 5.3.2	
Single Leg Circles	► 5.2.4	
Rolling Like a Ball	► 5.2.5	
Single Leg Stretch	► 5.2.6	
Criss Cross	► 5.2.7	
Bridging II	► 5.2.8	

Übung	Abschnitt	Abbildung
Side to Side mit Progression: Beine zur Decke strecken und gestreckt nach rechts/links führen; dann in Seitlage gehen	▶ 5.1.6	
Side Kick-Serie – rechte Seite	▶ 5.2.14	
Stretch	▶ 5.1.10	
Side Kick-Serie – linke Seite Stretch Aus Rückenlage in den Sitz rollen		
Mermaid II, auch mit Progression „Rotation"	▶ 5.2.9	
Spine Stretch II	▶ 5.2.10	
Spine Twist	▶ 5.2.11	

6

Übung	Abschnitt	Abbildung
Übergang Bauchlage		
Balancesitz	► 5.2.5	
Fersensitz	► 5.3.1	
V-Stretch		
Liegestützposition	► 5.2.16	
Swan Dive	► 5.2.12	

Übung	Abschnitt	Abbildung
Single Leg Kick II	▶ 5.2.13	
Swimming	▶ 5.2.15	
Kindshaltung	▶ 5.3.1	
Leg Pull Front	▶ 5.2.16	
Side Bend rechts/links	▶ 5.2.17	
Liegestützposition	▶ 5.2.16	

6

Übung	Abschnitt	Abbildung
V-Stretch – in hohen Kniestand	► 5.3.1	
Kniebeugen mit Dehnung im Stand		
Standing Roll Down mit gestreckten Beinen	► 5.1.19	
Standing Single Leg Balance	► 5.2.18	

6.4 Übungssammlung: Pilates-Übungen mit dem Roller

Der Roller ist aus dem Pilates-Training nicht mehr wegzudenken und erfreut sich – nicht zuletzt wegen der großen propriozeptiven Herausforderung – sehr großer Beliebtheit bei den Kursteilnehmern!

Nachfolgend werden Übungen vorgeschlagen, die sich sehr gut mit diesem Kleingerät verbinden lassen und zum Roller-Standardrepertoire gehören (▶ Übersicht 6.4). Sie werden je nach Leistungsstand und Trainingsziel der Teilnehmer für eine „Rollerstunde" ausgewählt und kombiniert.

Übersicht 6.4: Pilates-Übungen mit dem Roller

Übung	Abschnitt	Abbildung
1 Rückenlage auf der Rolle: Beine beckenbreit auf dem Boden aufgestellt		
Shoulder Drops	▶ 5.1.3 ▶ Abb. 5.3a–f	
Arm Arcs	▶ 5.1.3	
Windmill	▶ 5.1.3	
Arm Arcs und Windmill auch mit am Boden ausgestreckten Beinen ausführen. Sonst zwischendurch Beine ausstrecken, Arme nach hinten nehmen und in alle Richtungen ausstrecken; „lümmeln", auf dem Roller leicht hin und her rollen		
Balance Aktivierte Ausgangsstellung Das linke Bein in Table-Top-Position Die rechte Hand auflegen, die linke Hand dazu Steigerung: Die Augen schließen/Fuß kreisen	▶ 5.1.5 ▶ Abb. 5.5c	
Variation: Single Leg Circles	▶ 5.2.4 ▶ Abb. 5.24e	

6

Übung	Abschnitt	Abbildung
Dead Bug	▶ 5.1.5 ▶ Abb. 5.5a–i	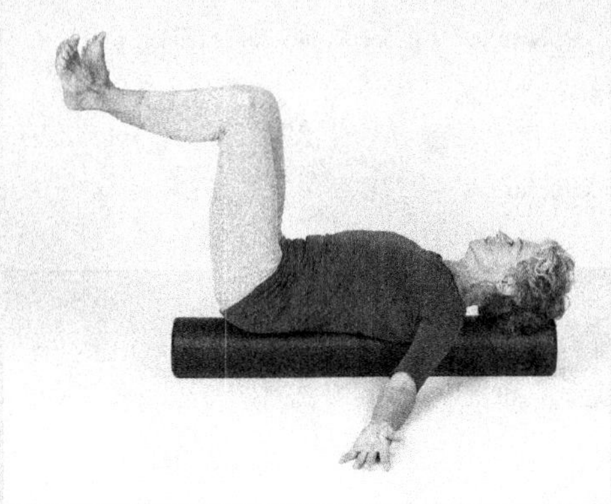 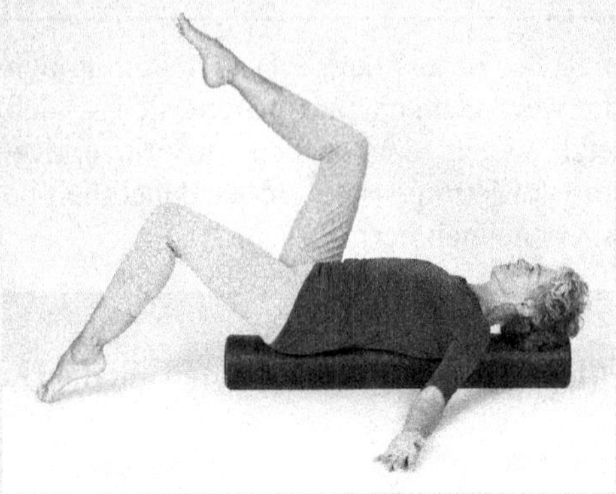
Variation: Hundred	▶ 5.2.1 ▶ Abb. 5.21f	
Single Leg Stretch Single Straight Leg Stretch	▶ 5.2.6 ▶ Abb. 5.26a–f	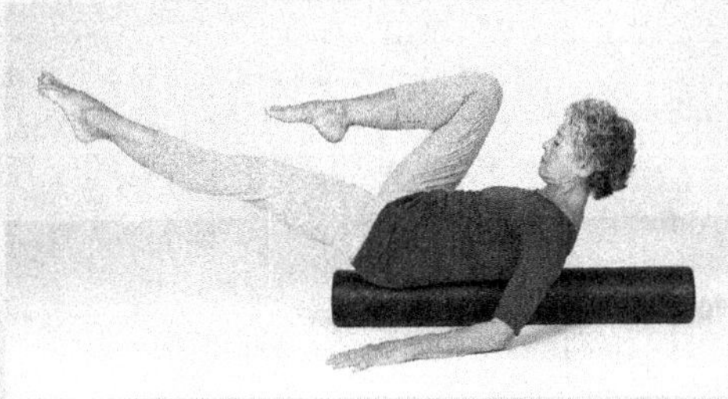 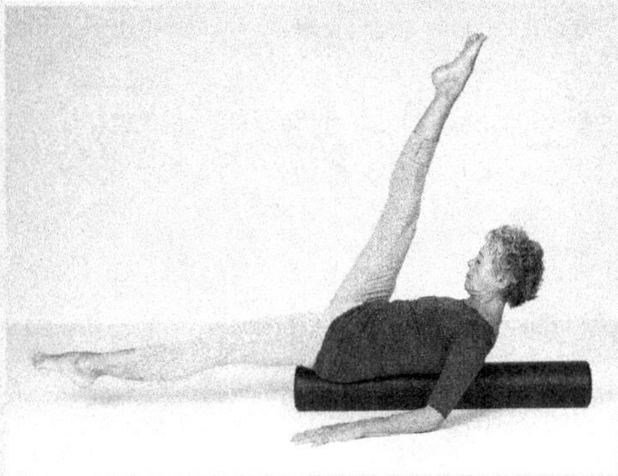

Übung	Abschnitt	Abbildung
Variation: Criss Cross	▶ 5.2.7 ▶ Abb. 5.27e,f	
Bridging Mit Armeinsatz	▶ 5.1.7 und 5.2.7	
Roll Over (Fortgeschritten!)	▶ 5.1.8 und 5.2.3	

Beine nacheinander auf dem Boden aufstellen, seitlich vom Roller rollen und am Boden ausstrecken

2 BODEN – Rolle quer

Rückenlage auf dem Boden:
Rolle quer, Becken auf Roller, Wirbelsäule in leichter Flexion, wie in einer „Hängematte"

Dehnung Hüftbeuger:
– Rechtes Bein an die Brust ziehen, Kniekehle fassen und halten,
– mit dem linken Bein große Radfahrbewegung in Richtung Boden ausführen, im Becken nicht mitgehen!
– Dann das linke Bein ein paar Atemzüge lang auf den Boden ablegen,
– Bein wechseln,
– am Ende beide Beine am Boden ausstrecken, Arme gestreckt nach hinten, am Boden, ablegen

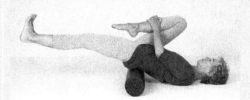

6

Übung	Abschnitt	Abbildung
Beide Beine nach oben ausstrecken – Rechtes Bein Richtung Kopfende federn – Linkes Bein nach unten führen – 2× wiederholen – Dann langsam, in großen Halbkreisen: „Bein von unten nach oben – Bein von oben nach unten!"		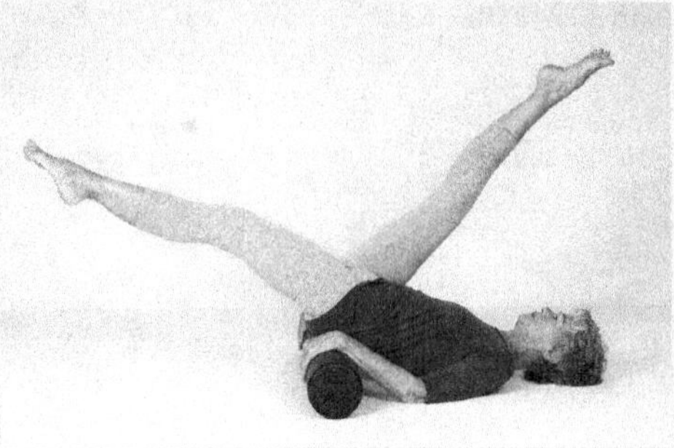 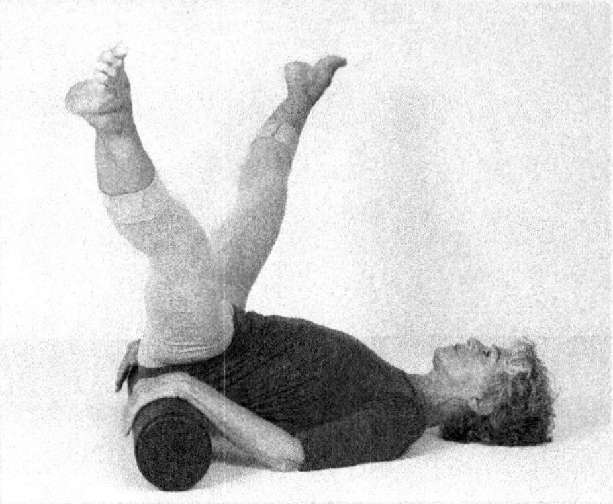
Roll Over – Gestreckt die Beine nach hinten führen – Langsam, Wirbel für Wirbel, zurückholen	▶ 5.1.8 ▶ Abb. 5.8a,b ▶ 5.2.3 ▶ Abb. 5.23a–d	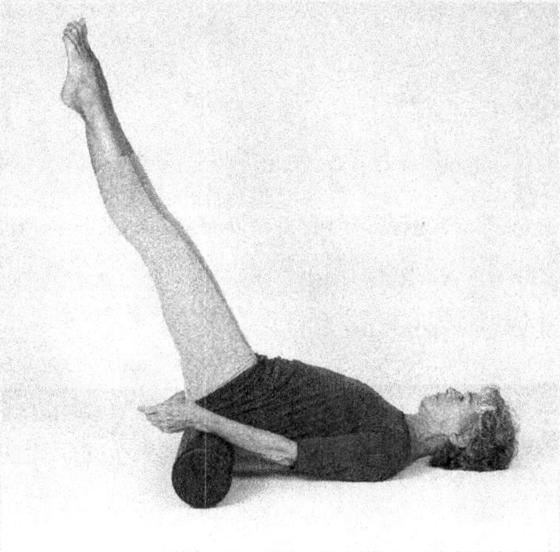 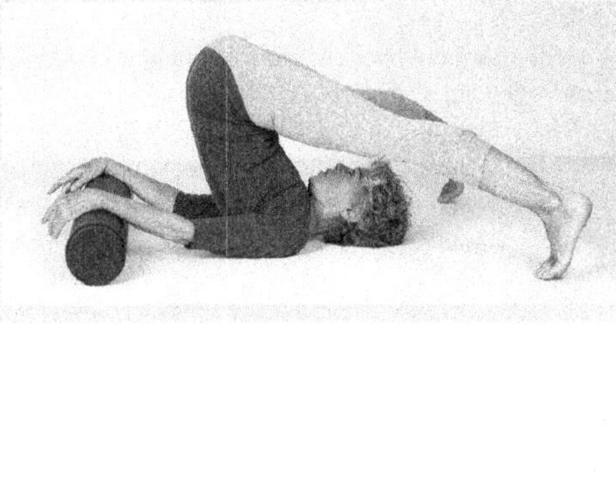

Übung	Abschnitt	Abbildung
Bridging	► 5.2.8 ► Abb. 5.28a–k	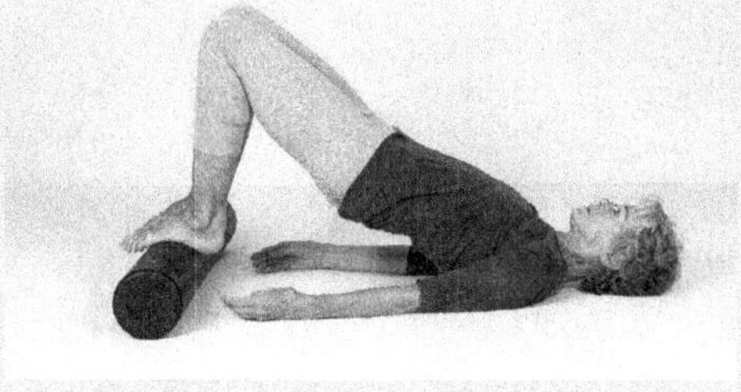
Bridging mit Armeinsatz	► 5.2.8	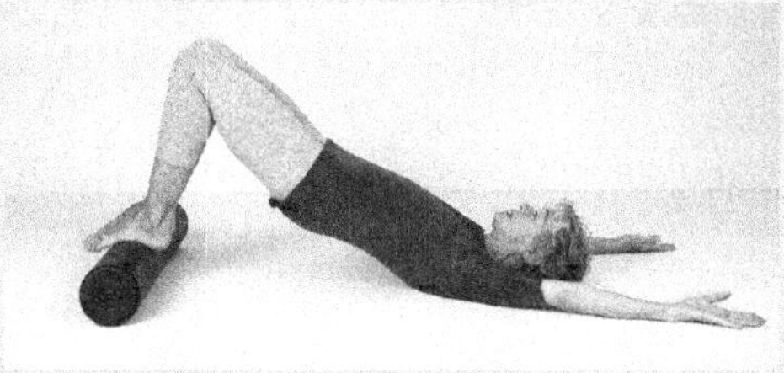
Bridging einbeinig	► 5.1.7 und 5.2.8	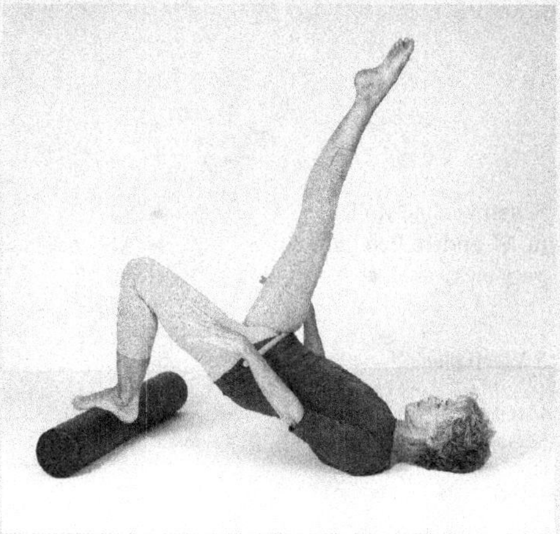 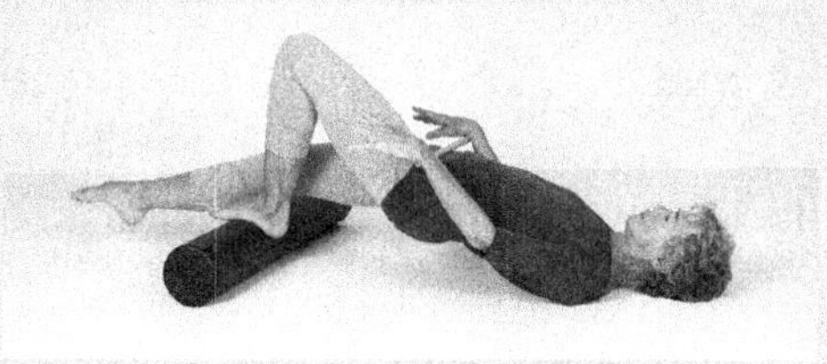
Variation: Criss Cross	► 5.2.7 ► Abb. 5.27e,f	
Übergang Rückenlage	► Abb. 5.28j,k	

6

Übung	Abschnitt	Abbildung
Single Leg Lift		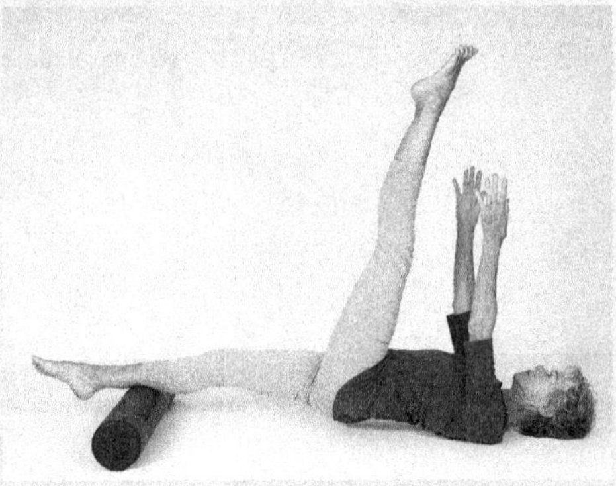
Seitstütz		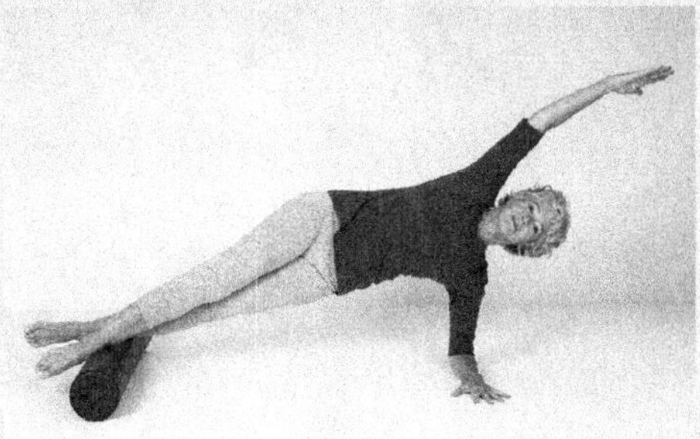
Seitstütz ohne Rolle (u. U. andere Beinhaltung!) Vergleiche auch ► Abb. 4.23a–c	► 5.1.12 ► Abb. 5.12a–e ► 5.2.17 Abb. a–f	
3 Vierfüßler		
Catstretch		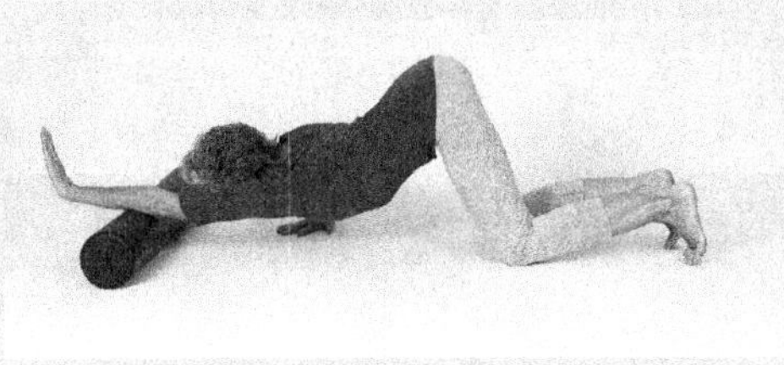
Rotation BWS	► 5.1.10 ► Abb. 5.10a–f	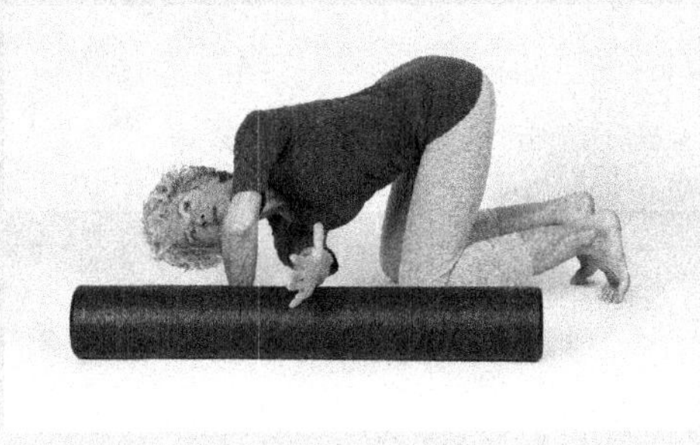

Übung	Abschnitt	Abbildung
Rotation BWS	▶ 5.1.10 ▶ Abb. 5.10a–f	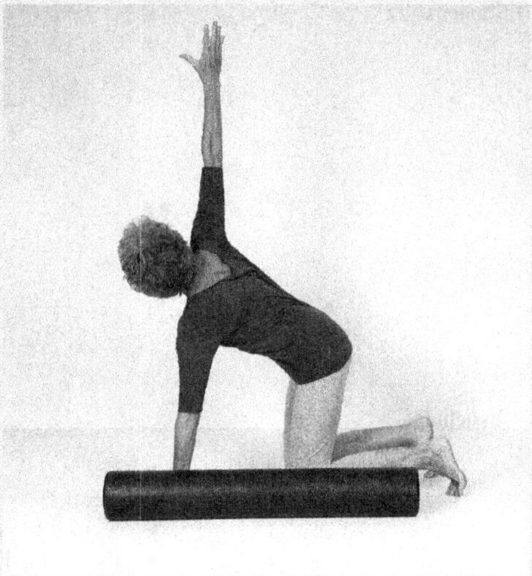
Handstütz einbeinig	▶ 5.1.18 ▶ Abb. 5.18a–f	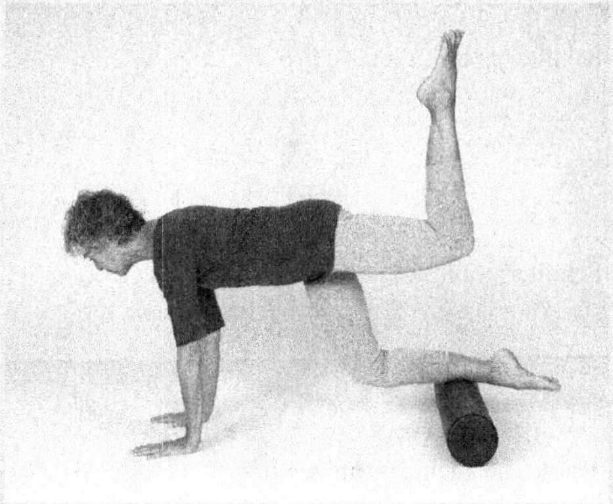
Handstütz Diagonal	▶ 5.1.18 ▶ Abb. 5.10a–f	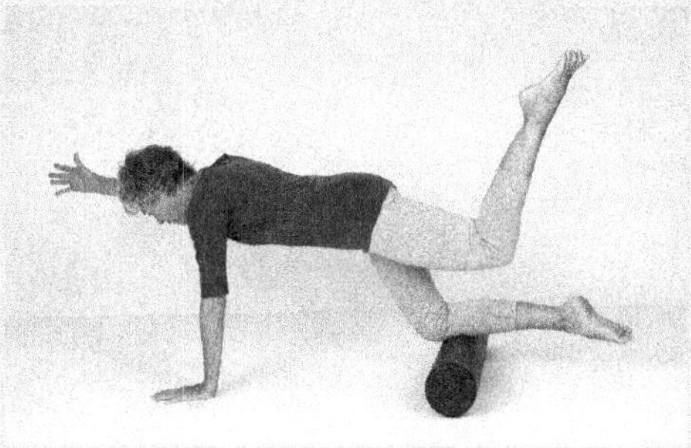

6

Übung	Abschnitt	Abbildung
Ellbogenstütz	▶ 5.1.18 ▶ Abb. 5.10a–f	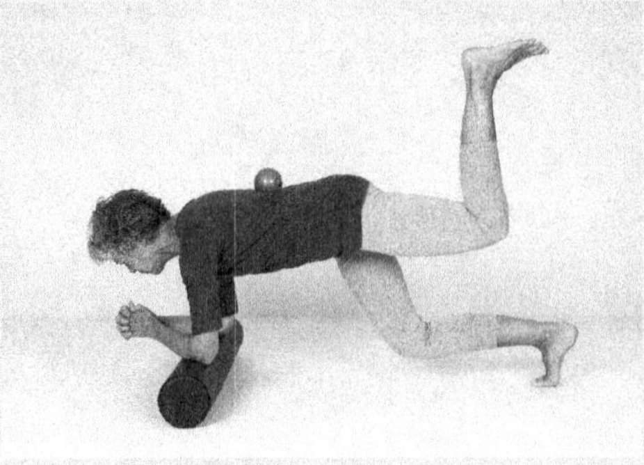
4 Bauchlage		
Schultermobilisation	▶ 5.1.15 ▶ Abb. 5.15a–i ▶ 5.1.16 ▶ Abb. 5.16a–f	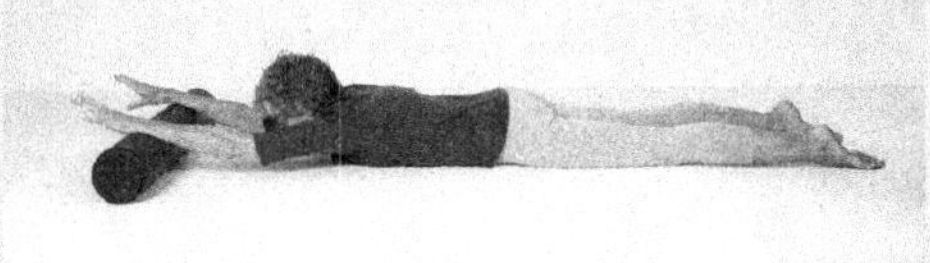
Schultermobilisation		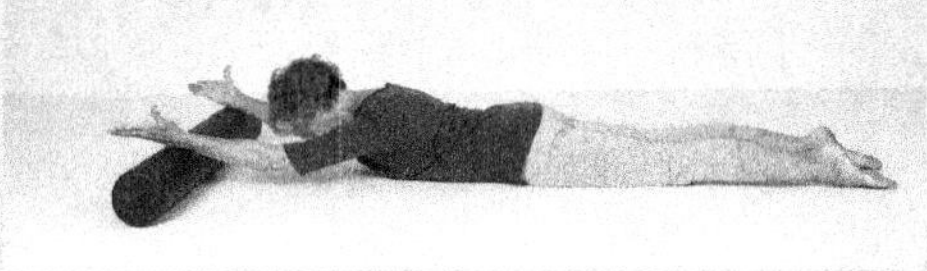
Schultermobilisation		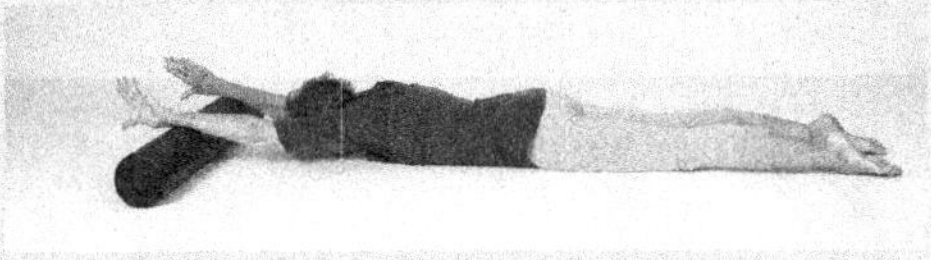
Vergleiche auch „Techniken der Testung"	▶ Abb. 4.25a,b	
Cobra	▶ 5.2.12 ▶ Abb. 5.32a–g	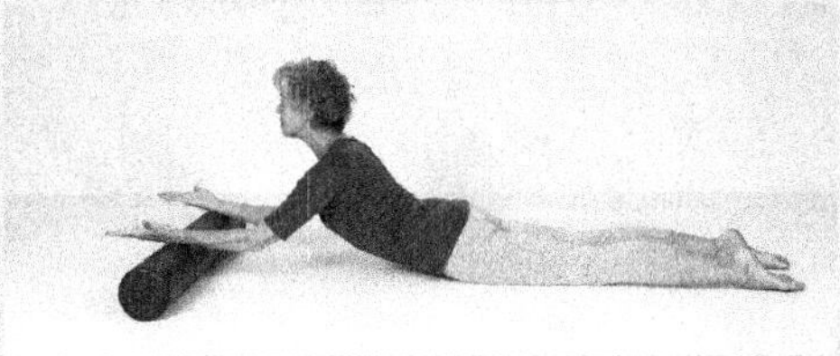
Swimming	▶ 5.1.17 ▶ Abb. 5.17a–d ▶ 5.2.15 ▶ Abb. 5.35a–c	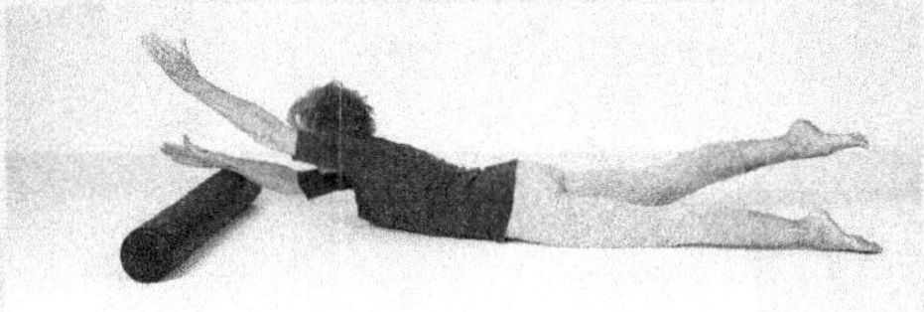
Leg Kick	▶ 5.2.13 ▶ Abb. 5.33a–h	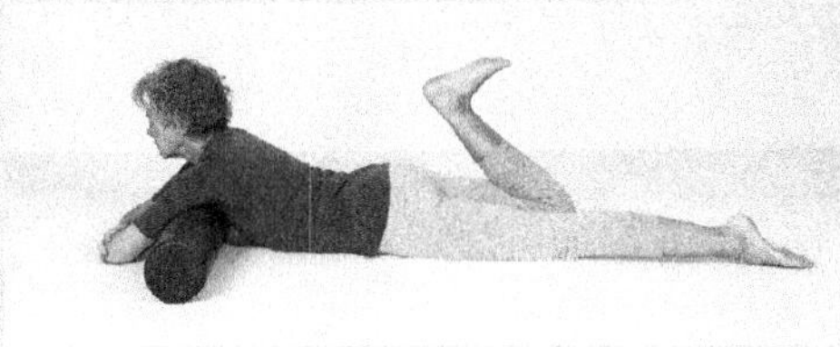

Übung	Abschnitt	Abbildung
Baby Arme auf Roller ablegen, ent- spannen	▶ 5.3.1 ▶ Abb. 5.39a–h	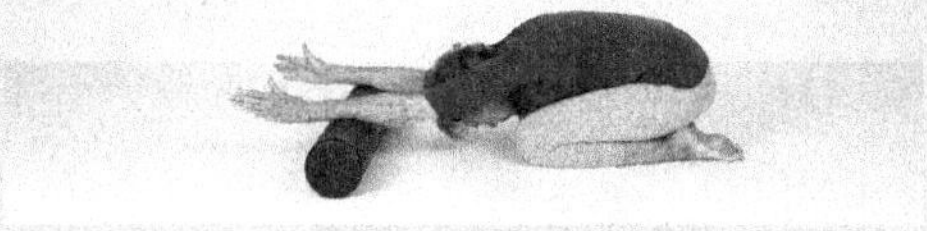
5 Mermaid und Ende		
Mermaid	▶ 5.1.14 ▶ Abb. 5.14a–c	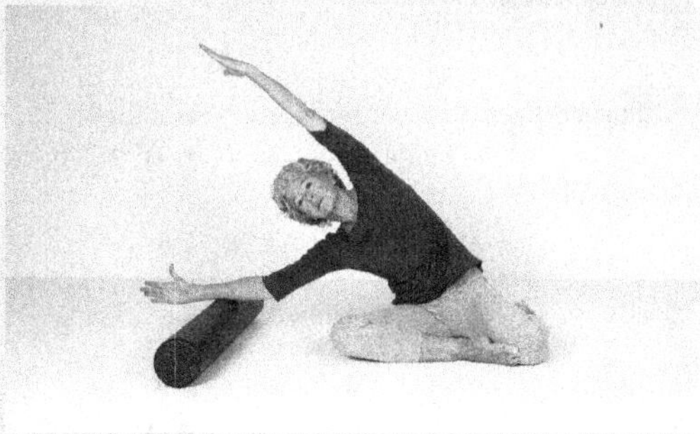
Vergleiche auch „Techniken der Testung"		▶ Abb. 4.32a,b
Mermaid	▶ 5.1.14 ▶ Abb. 5.14a–c	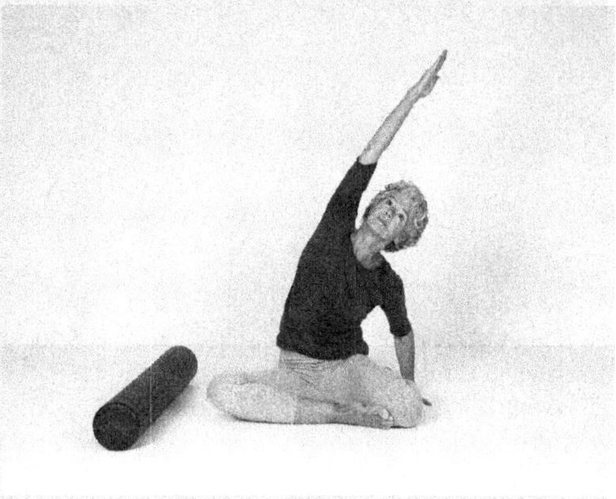
Mermaid	▶ 5.2.9 ▶ Abb. 5.29a–h	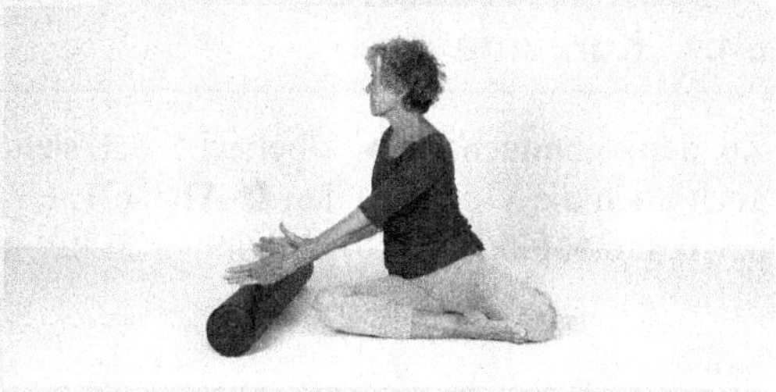
Mermaid	▶ 5.2.9 ▶ Abb. 5.29a–h	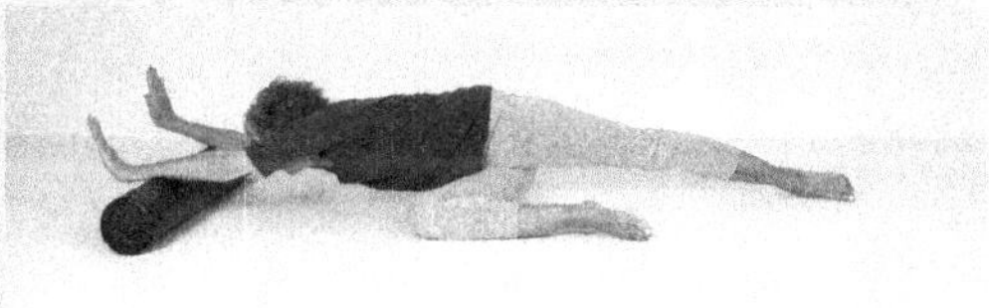

6

Übung	Abschnitt	Abbildung
Spine Stretch	▶ 5.2.10 ▶ Abb. 5.30a–c	
Spine Stretch	▶ 5.2.10 ▶ Abb. 5.30a–c	
Stand	▶ 5.3.1 ▶ Abb. 5.39a–h	
Abschluss: Standing Balance: Roller unbedingt auf Matte (Rutschgefahr!)	▶ 5.1.20 ▶ Abb. 5.20a–f	

6.4.1 Kurzvideos

Zu den Übungen in ▶ Übersicht 6.4 siehe auch noch die Videos zu den ◨ Abb. 6.1, 6.2, 6.3, 6.4, 6.5, 6.6, 6.7, 6.8, und 6.9.

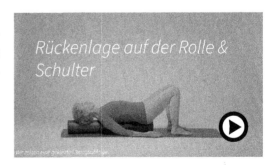

◨ **Abb. 6.1**   Rückenlage auf der Rolle und Schulter. (▶ https://doi.org/10.1007/000-b4d)

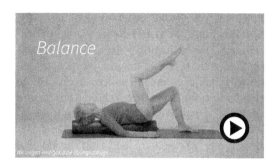

◘ **Abb. 6.2** Rückenlage Balance.
(▶ https://doi.org/10.1007/000-b4a)

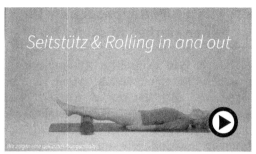

◘ **Abb. 6.6** Boden Rolle quer Seitstütz und Übergang.
(▶ https://doi.org/10.1007/000-b4e)

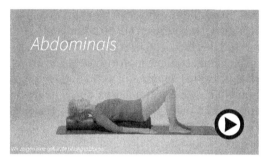

◘ **Abb. 6.3** Rückenlage Abdominals.
(▶ https://doi.org/10.1007/000-b4b)

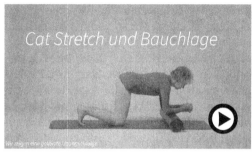

◘ **Abb. 6.7** Boden Rolle quer Cat Stretch und Bauchlage. (▶ https://doi.org/10.1007/000-b4f)

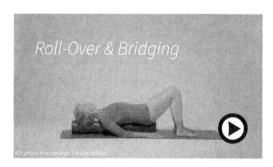

◘ **Abb. 6.4** Rückenlage Roll Over und Bridging.
(▶ https://doi.org/10.1007/000-b4c)

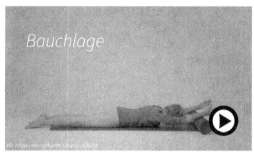

◘ **Abb. 6.8** Bauchlage und Übergang.
(▶ https://doi.org/10.1007/000-b4g)

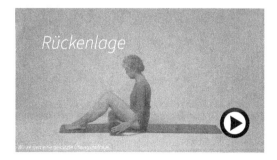

◘ **Abb. 6.5** Boden Rolle quer Start.
(▶ https://doi.org/10.1007/000-b49)

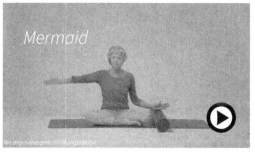

◘ **Abb. 6.9** Mermaid und entspanntes Ende.
(▶ https://doi.org/10.1007/000-b4h)

6.5 Pilates-Mattenprogramm für einen starken Rücken

Es besteht kein zwingender Zusammenhang zwischen Rumpfmuskelkraft und Kreuzschmerzen, auch ein starker Rücken kann schmerzen! Aber: Die Wahrscheinlichkeit, immer wieder Rückenschmerzen zu bekommen, ist mit gut trainierter Rumpfmuskulatur wesentlich geringer. Schmerzpatienten haben weniger Kraft, weil sie sich aus Angst vor Schmerzen weniger bewegen. Entscheidend ist es daher, Teilnehmern mit **chronischen Schmerzen** die Bewegungsangst zu nehmen, und ihnen zu vermitteln, dass ein ausgewogenes Gymnastikprogramm hilft, aktiv zu bleiben (Hamilton 2009). In der ganzheitlichen Sichtweise werden im Pilates-Training auch funktionelle Aspekte und Zusammenhänge berücksichtigt; u. a. können Bewegungseinschränkungen an den Extremitäten Rückenschmerzen auslösen oder verstärken.

Im Vordergrund des Trainings steht die **Stabilisation der LBH-Region** mit gleichzeitiger Verbesserung der Beweglichkeit (▶ Übersicht 6.5). Vor allem Übungen mit geringem Fehlerpotenzial sollen zu Hause in einzelnen Sequenzen wiederholt werden und auch als „Erste Hilfe-Übungen" bei Rückenschmerzen in das Bewegungsrepertoire der Teilnehmer übergehen. Jede Haltung ist eine schlechte Haltung, wenn sie zu lange und zu einseitig ausgeführt wird; das gilt für das Sitzen wie für einseitig belastenden Sport. Schlechte Haltung führt zu Funktionsverlust der Strukturen, die zur Stabilisation der Körpermitte beitragen (Kraftzylinder).

Soll das Bewegungsverhalten bzw. bei reziproliven Schmerzen die motorische Ansteuerung (Feedforward) langfristig verändert werden, braucht es Muskelstimulation durch häufiges, zunächst möglichst tägliches Training (▶ Kap. 10), sodass der Transfer in das alltägliche Bewegungsverhalten gelingen kann.

Übersicht 6.5: Pilates-Mattenprogramm für einen starken Rücken

Übung	Kapitel	Abbildung
Rückenlage		
Bergposition	▶ 5.3.1	
Atmung	▶ 5.1.1	
Shoulder Drops	▶ 5.1.3	

Übung	Kapitel	Abbildung
Pelvic Clock	▶ 5.1.2	
Chest Lift	▶ 5.1.4	
Assisted Roll Up/Roll Down mit Half Roll Down	▶ 5.1.9	
Dead Bug mit Handtuchkontrolle Danach die Beine nacheinander aufstellen	▶ 5.1.5	
Bridging I	▶ 5.1.7	
Bridging I mit Progression „Stabilisation" und „Marching"		

6

Übung	Kapitel	Abbildung
Dehnung Piriformis	▶ 5.3.2	
Dehnung Ischiokruralen		
Single Leg Circles Danach auf die rechte Seite rollen	▶ 5.2.4	
Book Openings	▶ 5.1.10	
Side-Kick-Serie I	▶ 5.1.11	
Dehnung Quadrizeps in Seitlage	▶ 5.3.2	

Übung	Kapitel	Abbildung
Stretch Über Rückenlage auf die linke Seite drehen. Book Openings etc. auf der linken Seite wiederholen, dann über Assisted Roll Up in den Sitz rollen	► 5.1.10	
Mermaid I oder Mermaid II	► 5.1.14 ► 5.2.9	
Spine Stretch I oder II	► 5.1.13	
Dehnung Adduktoren	► 5.3.2	
Side Lift	► 5.1.12	

6

Übung	Kapitel	Abbildung
Übergang Bauchlage		
Balancesitz	► 5.2.5	
Fersensitz	► 5.3.1	
V-Stretch		
Liegestützposition	► 5.2.16	
Dart Dann Hände seitlich aufsetzen	► 5.1.17	
Kindshaltung	► 5.3.1	
Quadruped	► 5.1.18	

Übung	Kapitel	Abbildung
V-Stretch in den hohen Kniestand	▶ 5.3.1	
Kniebeugen mit Dehnung im Stand		

6

Übung	Kapitel	Abbildung
Wandstehen	▶ 4.3	
Standing Roll Down	▶ 5.1.19	
Standing Single Leg Balance	▶ 5.2.18	
Standing Balance	▶ 5.1.20	

6.6 Pilates-Mattenprogramm in der Schwangerschaft

Pilates bietet auch während der Schwangerschaft ideale Möglichkeiten, sich funktionell zu bewegen. Dass Bewegung auch dem heranwachsenden Kind guttut, steht außer Frage. Eine Schwangerschaft ist keine Krankheit, und wer an regelmäßige Bewegung und Training gewöhnt ist, sollte dies in moderatem Maß weiterführen, bis 3-mal wöchentlich – vorausgesetzt, es handelt sich um eine unkomplizierte Schwangerschaft. Schwangeren Pilates-Einsteigerinnen sind entweder **Anfänger-** oder **speziell ausgewiesene Kurse** zu empfehlen. Das Erlernen der **bewussten Atmung** in den seitlichen Brustkorb verbessert das Wohlbefinden der Schwangeren, wenn sich im 3. Trimester das Zwerchfell nicht mehr ganz senken kann und es zu Kurzatmigkeit kommt, und bereitet darüber hinaus auf die Geburt vor. **Wahrnehmungsübungen** für den Beckenboden und **Pilates-Basics** wie das Strecken und Verlängern der Wirbelsäule durch Zugspannung oder die korrekte Ausrichtung der Schultern – also das Einnehmen einer guten, aufrechten Haltung trotz der Verlagerung des Körperschwerpunkts durch den größer werdenden Bauchumfang – erleichtern die Schwangerschaft und sind eine perfekte Grundlage für die anstrengende Zeit nach der Geburt. Sehr abwechslungsreich und vielfältig ist natürlich das **Gerätetraining**. Bis zum Ende der Schwangerschaft kann hier effektiv und sinnvoll unterstützend trainiert werden.

Was für die eine Kursteilnehmerin gilt, muss nicht für die andere gelten, daher sollte der regelmäßige Hinweis, auf den eigenen Körper zu hören, nicht ausbleiben. Zu ehrgeizige Kursteilnehmerinnen sollten „gebremst" werden! Die Schwangerschaft ist nicht der richtige Zeitpunkt, um sportlichen Ehrgeiz zu entwickeln.

> **Cave**
> Grundsätzlich ist von intensivem Bauchmuskel- und Beckenbodentraining **abzuraten**, das Training könnte eine Rektusdiastase verursachen (Hamilton 2009).

Im Vordergrund stehen **stabilisierende Übungen** und die **Kräftigung** von Schultergürtel, Armen und Rücken (▶ Übersichten 6.6, 6.7).

> » Ein ständiges Training in der Schwangerschaft erhöht die Bewegungssicherheit und schult die Koordination der sich ständig ändernden Hebelverhältnisse aufgrund der Brust- und Bauchentwicklung nach vorne. Darüber hinaus lassen sich Haltungsschäden und Rückenprobleme vermindern. (Korsten-Reck et al. 2009)

Übersicht 6.6: Pilates in der Schwangerschaft: Hinweise

Hinweise für das 1. Trimester:
- **Keine Kontraindikationen**, es sei denn, es besteht eine Risikoschwangerschaft!
- Bei **Risikoschwangerschaft** kein oder sehr moderates Training bis nach der 12. Woche
- Trainingsinhalte: Rückenmuskulatur, Schultergürtel, Armkraft und Beweglichkeit, moderates Bauchmuskeltraining
- Um eine Lockerung der Symphyse zu vermeiden, kein Adduktorentraining!
- Intensives Dehnen vermeiden!
- Wenig Überkopfarbeit und Rolling-Übungen

- Bauchlage mag unbequem sein, ist aber nicht kontraindiziert

Hinweise für das 2. Trimester:
- Bauchlage wird zunehmend unangenehm, daher Seitlage oder Vierfüßlerstand, Rückenlage einschränken
- Adduktorentraining vermeiden!
- Intensives Dehnen vermeiden!
- Keine Überkopfarbeit und Rolling-Übungen!
- Sanfte Dehnungen für den unteren Rücken, z. B. Quadruped: Katzenstreckung (o. Abb.)
- Dehnung über dem Pezziball in Rückenlage, Koordinations- und Balanceübungen im Stand

6

Hinweise für das 3. Trimester:
- Nicht mehrere Minuten in Rückenlage trainieren
- Adduktorentraining vermeiden!
- Intensives Dehnen vermeiden!
- Keine Bauchlage mehr!
- Die Hormonumstellung in der Schwangerschaft lockert den Bandapparat, Probleme in ISG, unterem Rücken und Hüfte können auftreten
- Trainingsinhalte: Eher Extremitäten- als Rumpfkraft. Hüftkraft in Seitlage, Übungen im Sitzen und im Stehen

(► Abschn. 4.1.6, Allgemeine Krankheitsbilder und Kontraindikationen)

Eine Geburt stellt für den **Beckenboden** ein Trauma dar: Er wird über seine dreifache Länge hinaus gedehnt, es kommt zu Ein- und Abrissen, zur Ausschaltung ganzer Muskeln. Zu 80 % leisten die Beckenbodenmuskeln **tonische Haltearbeit** (Slow-Twitch-Fasern), in Kokontraktion mit den unteren Fasern des TrA. Um die motorische Kontrolle nach einer Schwangerschaft wiederzuerlangen, ist gezieltes tägliches Training nötig (Junginger 2009).

❶ Cave
Beckenbodenbelastende Bauchübungen, also **Bauchmuskeltraining mit angehobenem Oberkörper** (in Rumpfbeuge) sind zunächst zu unterlassen.

Tipp

Zu empfehlen ist ein **Bauchmuskeltraining ohne Anheben des Kopfs, ohne Rumpfbeuge**:
Die flachen Hände (Handflächen nach unten) unter die Sitzknochen oder ein Keilkissen unter das Becken legen, um eine leichte dorsale Kippung des Beckens herbeizuführen. Dann können Modifikationen von „Hundred", „Single/Double Leg Stretches" und sogar „Side to Side" ausgeführt werden (► Kap. 10).

Übersicht 6.7: Pilates-Mattenprogramm in der Schwangerschaft

Übung	Abschnitt	Abbildung
Rückenlage		
Bergposition	► 5.3.1	
Atmung	► 5.1.1	
Pelvic Clock	► 5.1.2	

Übung	Abschnitt	Abbildung
Assisted Roll Up/Roll Down	► 5.1.9	
Shoulder Drops	► 5.1.3	
Arm Arcs		
Windmill		
Dead Bug mit Regression „Femur Arcs"	► 5.1.5	
Dead Bug mit Regression „Leg Lowers" und „Bicycle"* Dead Bug		

6

Übung	Abschnitt	Abbildung
Single Leg Circles	▶ 5.2.4	
Bridging I mit Progession „Stabilisation"	▶ 5.1.7	
Book Openings	▶ 5.1.10	
Side-Kick-Serie I	▶ 5.1.11	
Side Lift	▶ 5.1.12	
Spine Stretch I oder II (evtl. erhöht sitzen)	▶ 5.1.13	

Übung	Abschnitt	Abbildung
Scarecrow (1. Trimester)	▶ 5.1.15	
Dart (1. Trimester)	▶ 5.1.17	
Quadruped in allen Variationen	▶ 5.1.18	
V-Stretch	▶ 5.3.1	
90/90° Kniebeugen einbeinig		

6

Übung	Abschnitt	Abbildung
Kniebeugen beidbeinig	▶ 4.3	
Fersenheben mit Festhalten		
Standing Roll Down an der Wand Zusatz für Rückenkraft: Den Po an der Wand lassen, die Wirbelsäule parallel zum Boden, mehrere Atemzüge halten, Arme je nach Rückenkraft seitlich am Becken, seitlich in T-Position in einer Linie mit den Schultern oder nach vorne in Ohrenhöhe ausgestreckt halten*	▶ 5.1.19	
Standing Balance	▶ 5.1.20	

*Ohne Abbildung

6.7 Pilates-Mattenprogramm bei Osteoporose

Mehr als 40 % der Frauen und 13 % der Männer über 50 Jahre erleiden einen durch Osteoporose bedingten Knochenbruch (Dachverband deutschsprachiger Osteoporose Selbsthilfeverbände und patientenorientierter Osteoporose Organisationen e. V.).

Mit dem Anstieg des Durchschnittsalters steigt auch die Häufigkeit dieser Erkrankung. Die altersbedingte **Abnahme der Knochenmasse** wird daher nicht nur in Europa zu einer Volkskrankheit. Statistisch gesehen haben heute 50-jährige Frauen das gleiche Risiko, an einem Oberschenkelhalsbruch zu sterben, wie an Brustkrebs (Zeitungsbericht im Darmstädter Echo über den Europäischen Orthopädiekongress „Volkskrankheit poröse Knochen" in Wien 2009, 10. 6. 2009) Gymnastik und Sport haben nicht nur vorbeugende Bedeutung, sondern können auch eine Therapie effektiv ergänzen.

Als **Vorbeugung** müssen starke Kräfte auf Muskulatur und Knochen einwirken – als Therapie eignet sich je nach Schweregrad der Erkrankung eine **kraftfördernde Gymnastik**, vor allem Koordinationsschulung und Balancetraining (Sturzprophylaxe) (Deutsche Gesellschaft für Sportmedizin und Prävention, Deutscher Sportärztebund e. V. 2011).

Die National Osteoporosis Foundation (USA) betont, dass gute aufrechte Haltung und Ausrichtung von Kopf, Schultern, Wirbelsäule, Hüfte, Knie und Sprunggelenken zueinander entscheidend seien, damit unnötige Belastung und Stress von der Wirbelsäule genommen werden.

Pilates kann als Prophylaxe und als unterstützende Bewegungstherapie die ideale Trainingsmethode bei Osteoporose sein! Förderliche Pilates-Übungen sind in ► Übersicht 6.8 zusammengestellt, Kontraindikationen in ► Übersicht 6.9.

Übersicht 6.8: Kontraindikationen bei Osteoporose

– Komprimierende Kräfte auf die Wirbelkörper vermeiden: Keine Flexion der Wirbelsäule! Rotationen moderat, vor allem keine Kombinationsformen! Axiale Länge und Stabilität fördern!
– Keine Roll Ups!
– Kein Druck auf Rippen und Brustkorb!
– Keine forcierte Außenrotation der Hüfte am Boden (Pidgeon Pose) oder im Stand!
– Bei Verminderung der Knochendichte über 20 % kein Gruppenunterricht!

(► Abschn. 4.1.6: Allgemeine Krankheitsbilder und Kontraindikationen)

Übersicht 6.9: Pilates-Mattenprogramm bei Osteoporose

Übung	Kapitel	Abbildung
Rückenlage		
Bergposition	► 5.3.1	
Atmung	► 5.1.1	

Übung	Kapitel	Abbildung
Hundred mit Regression: Arme anheben und im Atemrhythmus Pumpbewegungen ausführen	▶ 5.2.1	
Dead Bug in allen Variationen	▶ 5.1.5	
Single Leg Stretch mit Regression	▶ 5.2.6	
Bridging I	▶ 5.1.7	
Book Openings (moderat!)	▶ 5.1.10	
Side-Kick-Serie I in allen Variationen	▶ 5.1.11	
Side Lift	▶ 5.1.12	

Übung	Kapitel	Abbildung
Spine Twist mit Regression	▶ 5.2.11	
Swan	▶ 5.1.16	
Single Leg Kick	▶ 5.2.13	
Scarecrow	▶ 5.1.15	
Dart	▶ 5.1.17	
Swimming mit Regression	▶ 5.2.15	
Quadruped	▶ 5.1.18	

Übung	Kapitel	Abbildung
Leg Pull Front mit Regression	▶ 5.2.16	
Über Vierfüßlerstand in V-Stretch	▶ 5.3.1	
90/90° Kniebeugen einbeinig		
Kniebeugen beidbeinig	▶ 4.3	
Fersenheben mit Festhalten		

Übung	Kapitel	Abbildung
Standing Balance	▶ 5.1.20	
Standing Single Leg Balance	▶ 5.2.18	

6.8 Pilates-Übungen und Funktionskreise

In ▶ Übersicht 6.10 sind Übungen für ein spezifisches Training der einzelnen Körperfunktionskreise zusammengestellt.

Übersicht 6.10 Pilates-Übungen und Funktionskreise

Funktionskreis	Übungsvorschläge	Abschnitt
Halswirbelsäule/Kopf/Schulter	**Basisprogramm**	
	Shoulder Drops	▶ 5.1.3
	Chest Lift	▶ 5.1.4
	Book Openings	▶ 5.1.10
	Scarecrow	▶ 5.1.15
	Swan	▶ 5.1.16
	Dart	▶ 5.1.17
	Quadruped	▶ 5.1.18
	Aufbauprogramm	
	Hundred	▶ 5.2.1
	Criss Cross	▶ 5.2.7
	Mermaid II	▶ 5.2.9
	Spine Stretch	▶ 5.2.10
	Swimming	▶ 5.2.15

Funktionskreis	Übungsvorschläge	Abschnitt
Brustwirbelsäule/Schulter/Arm	**Basisprogramm**	
	Chest Lift	▶ 5.1.4
	Side to Side	▶ 5.1.6
	Bridging I	▶ 5.1.7
	Roll Over I	▶ 5.1.8
	Assisted Roll Up	▶ 5.1.9
	Book Openings	▶ 5.1.10
	Side Lift	▶ 5.1.12
	Spine Stretch I	▶ 5.1.13
	Mermaid I	▶ 5.1.14
	Scarecrow	▶ 5.1.15
	Swan	▶ 5.1.16
	Dart	▶ 5.1.17
	Quadruped	▶ 5.1.18
	Aufbauprogramm	
	Hundred	▶ 5.2.1
	Criss Cross	▶ 5.2.7
	Spine Twist	▶ 5.2.11
	Mermaid II	▶ 5.2.9
	Swan Dive	▶ 5.2.12
	Swimming	▶ 5.2.15

Funktionskreis	Übungsvorschläge	Abschnitt
Körperzentrum/Becken/Bein	**Basisprogramm**	
	Pelvic Clock	► 5.1.2
	Dead Bug	► 5.1.5
	Side to Side	► 5.1.6
	Bridging I	► 5.1.7
	Bridging II	► 5.2.8
	Roll Over I	► 5.1.8
	Assisted Roll Up	► 5.1.9
	Side-Kick-Serie	► 5.1.11
	Side Lift	► 5.1.12
	Spine Stretch I	► 5.1.13
	Mermaid I	► 5.1.14
	Quadruped	► 5.1.18
	Standing Roll Down	► 5.1.19
	Aufbauprogramm	
	Hundred	► 5.2.1
	Roll Up	► 5.2.2
	Roll Over II	► 5.2.3
	Single Leg Circles	► 5.2.4
	Single Leg Stretch	► 5.2.6
	Criss Cross	► 5.2.7
	Mermaid II	► 5.2.9
	Spine Stretch II	► 5.2.10
	Swan Dive	► 5.2.12
	Single Leg Kick	► 5.2.13
	Swimming	► 5.2.15
	Leg Pull Front	► 5.2.16
	Side Bend	► 5.2.17

Funktionskreis	Übungsvorschläge	Abschnitt
Obere Extremität	**Basisprogramm**	
	Shoulder Drops	► 5.1.3
	Book Openings	► 5.1.10
	Mermaid I	► 5.1.14
	Scarecrow	► 5.1.15
	Swan	► 5.1.16
	Quadruped	► 5.1.18
	Aufbauprogramm	
	Side-Kick-Serie	► 5.2.14
	Leg Pull Front	► 5.2.16
Untere Extremität	**Basisprogramm**	
	Side Kick I und II	► 5.1.11
	Standing Balance	► 5.1.20
	Aufbauprogramm	
	Single Leg Circles	► 5.2.4
	Side-Kick-Serie	► 5.2.14
	Single Leg Kick	► 5.2.13
	Leg Pull Front	► 5.2.16
	Standing Leg Balance	► 5.2.18

Literatur

Hamilton C (2009) Lokale Stabilität der Gelenke. Handout Hamilton, Regensburg

Junginger B (2009) Vortrag Physiotherapeutenkongress 2009, Fellbach

Korsten-Reck U, Marquardt K, Wurster KG (2009) Schwangerschaft und Sport. Dtsch Z Sportmed 60(5):117–121

van Wingerden B (1998) Bindegewebe in der Rehabilitation. Scipro, Frankfurt

Pilates in der Therapie: Grundlagen

Inhaltsverzeichnis

7

■ Einführung

Die Methoden, Abläufe und Strukturen in Rehabilitation und Therapie haben sich in den letzten zwei Jahrzehnten in Europa dramatisch gewandelt.

Mit der Zunahme von minimalinvasiven OP-Techniken, ambulanten Operationen und neuen OP-Indikationen wurden neue Anforderungen an die Nachbehandlung und frühfunktionelle Rehabilitation gestellt. Auch der zunehmende Kostendruck und die in diesem Zusammenhang eingeforderten Nachweise von Effizienz und Nachhaltigkeit führten zu einer **Fokussierung auf frühfunktionelle Therapieansätze.** Dadurch wurden die aktiven Pfeiler der Gesundheit zunehmend in den Mittelpunkt gerückt, Eigenkompetenz des Patienten gefordert und langfristig gesundheitserhaltende Programme gefördert.

Im Bereich der **chronischen Erkrankungen** sorgen die Entwicklung der Altersstruktur in der Gesellschaft, aber auch die starke Zunahme der latent gesundheitsschädlichen sitzenden Berufe für eine starke Nachfrage in den Bereichen Gesundheitsförderung, Prävention und Therapie.

In diesem Kapitel wird dargestellt, wie die Pilates-Methode in Therapie und Rehabilitation einen wichtigen Beitrag in diesem sich verändernden Umfeld leisten kann.

Möglich wurde die Einbindung des Pilates-Trainings in die Therapie und Rehabilitation in dieser Form erst dank der Initiative und der visionären Kraft von Dr. Brent Anderson, Gründer von Polestar International, dem an dieser Stelle ausdrücklich Dank gebührt!

7.1 ICF-Klassifizierung in der Pilates-Therapie

Laut ICF der WHO (International Classification of Functioning, Disability and Health, WHO 2001) werden seit 2001 die Beschwerdebilder in den Bereichen Orthopädie, Postchirurgie, Neurologie und Innere Medizin sinnvollerweise in funktionelle Zusammenhänge eingegliedert.

Eine **Arthrose im Hüftgelenk** mit einer Verminderung der Streck- und Drehbewegungen im betroffenen Bein verursacht bei einem Leistungssportler offensichtlich eine größere funktionelle Problematik als bei einem Menschen mit sitzender Tätigkeit. Eine schmerzhafte **Bewegungsbehinderung an Schulter und Arm** wiederum kann bei einer Büroangestellten zu erheblich stärkeren beruflichen Beeinträchtigungen führen als z. B. eine Reizung der Achillessehne.

■ Abgewandeltes ICF-Modell (◘ Abb. 7.1)

Die für Trainings- und Therapieaspekte wesentlichen Elemente des ICF-Modells werden mittels folgender auf das Pilates-Reha-Training anwendbaren Erläuterungen nutzbar.

Beeinträchtigung. Alle im Zusammenhang mit einer Erkrankung auftretenden Befunde (Schmerz, Bewegungseinschränkungen, Schwellung, Kraftverlust u. a.) werden, soweit möglich, in **standardisierten Messverfahren** (Neutral-Null-Methode, Muskelfunktionstest nach Janda, Schmerzskala) ermittelt.

Abgewandeltes ICF Modell von Brent Anderson PT OCS

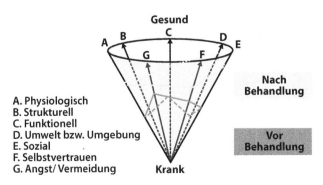

A. Physiologisch
B. Strukturell
C. Funktionell
D. Umwelt bzw. Umgebung
E. Sozial
F. Selbstvertrauen
G. Angst/ Vermeidung

◘ **Abb. 7.1**   Abgewandeltes ICF-Modell

Funktionsstörung. Die ermittelten Befunde werden unter **funktionellen Gesichtspunkten** bewertet. So wird ein Painful Arc das Heben des Arms über Kopfhöhe, z. B. beim Ein- und Ausräumen eines Schranks, beeinträchtigen, nicht aber das Arbeiten an einem PC-Arbeitsplatz.

Behinderung. Unter Berücksichtigung der Berufs- und Freizeitaktivitäten wird das **aktuelle Maß der Behinderung** bezüglich der Ausübung dieser Tätigkeiten bewertet. Dies erlaubt u. a. eine ungefähre Prognose gegenüber eventuellen Kostenträgern.

7.2 Die Phasen der Rehabilitation

Nach Porterfield und Derosa (1991) werden die Abläufe und therapeutischen Interventionen innerhalb der **vier Rehabilitationsphasen** wie in ◘ Tab. 7.1 unterteilt.

7.2.1 Akutphase

Als Beeinträchtigungen dominieren in dieser Phase meist Beschwerden aus dem entzündlichen Bereich. Als Folge einer akuten Verletzung oder eines operativen Eingriffs kommt es zu den klassischen Entzündungsreaktionen (Schmerz, Schwellung, Bewegungsbehinderung, Rötung, Wärme), die in spezifischen Geweben ablaufen und abgebaut werden können.

> **Wichtig**
> In der Akutphase sollten **Pilates-Interventionen** nicht das verletzte Gebiet betreffen.

Bei einer akuten Problemstellung verbietet sich meist eine Bewegungstherapie am Ort der Verletzung, vor allem wenn während des Übens Schmerzen auftreten. Eine **Pilates-Therapie** kann sich konzentrieren auf
- Verbesserung der Körperorganisation,
- Isolation von Gelenkbewegungen zum Schutz der Verletzung und
- begleitende therapeutisch sinnvolle Effekte wie z. B. zirkulatorische Verbesserung durch Atemübungen.

> **Wichtig**
> Pilates-Maßnahmen betreffend das Verletzungsgebiet sind meist **passiv**, im Bereich der nicht verletzten Strukturen jedoch **aktiv** (Körperhaltung, Atmung, Overflow, Isolation) oder **assistiv.**

Gerade in dieser Phase wird die fundamentale Einstellung bezüglich der Sichtweise körperlicher Beschwerden im Pilates-Konzept deut-

◘ **Tab. 7.1** Phasen der Rehabilitation

Phase	Akut	Subakut	Rehabilitation	post-Rehabilitation
Probleme	Reizung/Schmerz	Bewegungs- und Funktionsverlust	Leistungsminderung	Sportspezifische Belastbarkeit
Art des Trainings	Passiv am Verletzungsort	Assistiv	Aktiv, begrenzt	Komplex
Schwerpunkt	Isolation, Stabilisation	Selektives Bewegen	Dynamische Stabilität	Verletzungsprophylaxe

lich: den Körper als Ganzes, den Menschen mit seinem gesunden Potenzial und den Patienten als selbstverantwortlichen Menschen zu aktivieren.

7.2.2 Subakute Phase

Je nach Verletzung und betroffenem Gewebe, auch in Abhängigkeit von Operationstechnik und individuellen Gegebenheiten, treten Patienten nach unterschiedlich langen Zeitintervallen in die 2. Phase der Rehabilitation ein.

Nach Abklingen der Entzündungsreaktionen werden in dieser Phase **funktionelle Bildungsreize** mittels Bewegungsübungen im Verletzungsgebiet angeboten. Die verletzte Struktur „braucht" einen gewebetypischen Bildungsreiz (◨ Tab. 7.2), sie kann Impulse i. d. R. aber nur in einer kontrollierten, begrenzten und unterstützten Art aufnehmen. Daher ist diese Phase nach Pilates durch den Begriff **„assistive Ausführung"** charakterisiert.

> **Wichtig**
> Charakteristisch für die **subakute Phase** ist die assistive Ausführung.

◨ **Tab. 7.2** Physiologische Bildungsreize

Körpergewebe	Bildungsreiz
Muskelgewebe	Dynamische Bewegungsimpulse
Knochengewebe	Druck
Sehnengewebe	Bewegungsimpulse mit Dehnungscharakter
Bandgewebe	Kaum Veränderung durch aktive Bewegungsimpulse Benötigt Schutz vor weiterer Beschädigung
Nervengewebe: – Periphere Nervenstrukturen – Zentrale Nervenstrukturen	– Stimulation durch periphere Bewegungsreize – Physiologischer Lernreiz

In der Pilates-Therapie bieten sich vordergründig die speziellen **Pilates-Geräte** (Reformer, Cadillac, Chair, Spine Corrector u. a.; ▶ Kap. 8, ▶ Abb. 8.1, 8.2, 8.3 und 8.4) an. Sie ermöglichen eine ideale Anpassung an unterschiedlichste Bedürfnisse und Fähigkeiten. **Bewegungsfaktoren** wie

- Bewegungsamplitude,
- Widerstand,
- Ausgangsstellung und
- Komplexität

werden gezielt und individuell der Verletzung angepasst und in funktionelle Bewegungsketten eingebunden. Dadurch werden **schmerzfreie, unschädliche Bewegungen** ermöglicht, die diese Heilungsphase unterstützen und beschleunigen.

7.2.3 Phase der aktiven Rehabilitation

Waren die funktionellen Bewegungsabläufe in dem bisher begrenzten und unterstützten Rahmen problemlos auslösbar, wird in der Pilates-Therapie nun zunehmend **aktive Stabilisation** gefordert. In diesem Zusammenhang wird der Begriff der **neutralen Zone** bedeutsam, vor allem im Bereich der Wirbelsäule, aber auch bei den Extremitätengelenken.

> **Wichtig**
> Die **neutrale Zone** steht für die aktiv gestützten Bewegungen in einem Segment (Wirbelsäule) oder Gelenk (Extremitäten) in konzentrischen sowie exzentrischen Bewegungsabläufen (▶ Abschn. 7.5, ◨ Abb. 7.2).

Beweglichkeit und Stabilität der Bewegungsausführung verbinden sich zur sog. **dynamischen Stabilität,** die den passiven Anteilen des Bewegungsapparats bei allen Bewegungen eine entsprechend ausreichende Aktivierung der aktiven Anteile zur Seite stellt.

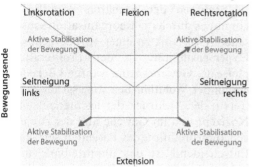

Neutrale Zone und Dynamische Stabilisierung

Linksrotation | Flexion | Rechtsrotation

Bewegungsende

Aktive Stabilisation der Bewegung | Aktive Stabilisation der Bewegung

Seitneigung links | Seitneigung rechts

Aktive Stabilisation der Bewegung | Aktive Stabilisation der Bewegung

Extension

□ Abb. 7.2 Neutrale Zone

> **Wichtig**
> In der Phase der aktiven Rehabilitation hat Pilates-Therapie einen **aktiven** Charakter, allerdings in gezielt gewählten Ausgangs- und Endstellungen und begrenzt komplexen Bewegungsabläufen, um eine Überlastung oder neuerliche Verletzung zu vermeiden.

7.2.4 Phase der post-Rehabilitation

Abhängig von den funktionellen Anforderungen des Patienten werden in dieser Phase gezielt **sport-** und **berufsspezifische Bewegungsabläufe** in den Mittelpunkt gestellt. Die zunehmende Automatisierung einfacher Bewegungsketten erlaubt eine **Trainingssteigerung** hin zu komplexen reaktiven Bewegungsabläufen.

> **Wichtig**
> In der Postrehabilitationsphase ist das Pilates-Training **aktiv, komplex,** mit Widerständen und unter Einbeziehung funktioneller Gesichtspunkte zu gestalten. Vor allem mit den **Pilates-Geräten** können die Bewegungsabläufe auf ungewöhnlich funktionelle und variable Art und Weise trainiert werden.

Unter Berücksichtigung des auslösenden Mechanismus für die Entstehung der Verletzung werden sowohl lokal als auch ganzkörperlich sinnvolle Strategien geprägt, die einer erneuten Verletzung vorbeugen.

7.2.5 Schmerz und Rehabilitation

Charakteristisch für den Rehabilitationsverlauf ist die Veränderung verschiedener Leitsymptome bzw. Parameter wie Beweglichkeit, Kraft und Schmerz. In der Rehabilitationsphase gilt **Schmerz** als Ausdruck verschiedener Prozesse und bedarf deshalb einer ausführlichen Interpretation.

Bereits Brügger (1986) brachte Schmerz in einen funktionellen Zusammenhang mit der Wiederherstellung körperlicher Fähigkeiten. Das **nozizeptive Grundrauschen,** d. h. die subkortikale Verarbeitung der Störungsreize ohne Beteiligung des Bewusstseins, ist ein sinnvoller und wirkungsvoller Mechanismus. Mittels Nozizeptoren (Störungsmelder in allen Geweben) werden Störungen verschiedenster Art über afferente Bahnen zum Rückenmark und von dort an subkortikale Zentren weitergeleitet. Auf beiden Ebenen, der Rückenmarkebene und der höheren subkortikalen Ebene, werden die Störungsmeldungen durch **körperliche Reaktionen** beantwortet.

- **Schmerzreaktionen**

Es gibt verschiedene Arten von Schmerzreaktionen:

Kein direkter Schmerz. Äußerlich sichtbar werden **Körperreaktionen** z. B. durch
- eine Ausweichbewegung,
- eine Schwäche oder
- den Verlust von aktiver Stabilität in einer Bewegung.

Der Patient wird z. B. eine **Ausweichbewegung** meist erst durch das Bewusstmachen wahrnehmen, da sie ihm **unbewusst** dazu dient, sich ohne direkten Schmerz weiterhin zu bewegen.

Bewegungsschmerz. Erst wenn die unbewusst ausgelösten Reaktionen nicht ausreichen, um die Störung zu kompensieren, wird Schmerz **bewusst** als zusätzlicher Impuls vom Körper ausgelöst. Diese Körperreaktion dient meist der Ruhigstellung eines Körperteils oder der bewussten Schonung bzw. Modifikation einer Bewegung, um die Belastung dieses Körperteils zu reduzieren. Man spricht von Bewegungsschmerz.

7

Ruheschmerz. Im schlimmeren Fällen reichen die **bewussten** und **unbewussten Strategien** nicht aus, um eine ausreichende Körperreaktion auf ein Problem zu realisieren, oder es handelt sich um eine starke allgemeinkörperliche Erkrankung (generalisierte Entzündung). In diesem Fall beschreibt der Patient einen Ruheschmerz.

Nachtschmerz. Schlimmste Beschwerden lösen darüber hinaus einen heftigen **Nachtschmerz** aus, der meist Zeichen einer großen Pathologie (Fraktur, Krebs u. Ä.) ist und eine direkte ärztliche Abklärung erforderlich macht.

▪ **Schmerzforschung**

Trotz der Kenntnisse über Schmerzentstehung wird es im Laufe einer Rehabilitation meist zu einem vorübergehenden Auftreten von Schmerzen kommen. Die Dynamik der Gewebeheilung unterliegt vielen verschiedenen Einflüssen, daher ist Schmerzinterpretation ebenso wesentlich wie der Versuch, die Entstehung von Schmerzen weitestgehend zu vermeiden.

In den letzten 10 Jahren revolutionierte die Schmerzforschung die Kenntnis über Schmerz und die daraus ableitbaren therapeutischen Möglichkeiten. Der Forscher Ronald Melzack, der seit den 60er-Jahren durch die Definition der sog. **Gate-Control-Theorie** bekannt ist, prägte 1999 eine neue Begrifflichkeit, die sog. **Neuromatrix.** Dieses Modell bezieht die kortikale Schmerzverarbeitung mit ein und interpretiert Schmerzwahrnehmung als ein individuell erzeugtes und subjektiv wahrgenommenes komplexes Phänomen (Melzack 1999).

Diese neue Sichtweise ermöglicht das Verstehen der für Therapie und Rehabilitation relevanten Prozesse. Schmerz ist ein **multifokales Geschehen,** das durch folgende Systeme beeinflusst wird:
- sensorischen Input (aller somatischer Rezeptoren),
- visuellen Input, der die kognitive Interpretation der Situation beeinflusst,
- phasisch und tonisch kognitiven und emotionalen Input anderer Hirnregionen,
- interne motorische Anpassungsvorgänge und
- Aktivität der Stress verarbeitenden Körpersysteme (Hormone, Zellreaktionen, Immunsystem) (Melzack 1999).

▪ **Welcher Schmerz ist normal?**

Im Rahmen der primären Wundheilung kommt es durch die Reorganisation sensorischer Areale oft zu einer vorübergehenden **Hypersensibilität.** In der Proliferationsphase des Gewebes kann während Belastung ein milder **Wohlfühl-Belastungsschmerz** auftreten, der Ausdruck der leichter reizbaren Nozizeptoren im Gewebe und der subjektiven Interpretation des Patienten sein kann. Entscheidend ist das unmittelbare, nachhaltige **Abklingen des Schmerzes nach der Belastung.**

Ein spezieller Schmerz tritt nach Verletzungen peripherer Nervenstrukturen auf, z. B. nach einer starken radikulären Symptomatik bei einem Bandscheibenvorfall. Die Revaskularisierung von Nervengewebe geht durch verschiedene Phasen und zeichnet sich dadurch aus, dass es zu einer **schmerzhaften Überempfindlichkeit** im Nervengebiet (Dermatom, Sklerotom, Myotom) kommt. Interpretation sollte in diesem Fall eine **normale pathophysiologische Heilung** sein.

▪ **Welcher Schmerz ist nicht normal?**

Jeder Schmerz, der zu einem **Wiederaufleben der Hemmungsreaktion** führt, sollte als **nicht normal** und nicht hilfreich interpretiert werden. Hemmung bezieht sich in diesem Fall sowohl auf direkte organische Funktionen (Zirkulation, Tonus, Kraft, Sensibilität) als auch auf indirekte Reaktionen (Schonhaltung, Ausweichbewegungen und Angst). Diese Schmerzreaktionen führen zu Verlangsamung, Unterbrechung oder evtl. sogar zu einem Rückschritt in der Rehabilitation.

7.3 Kraft und Pilates-Training

Wie in ▶ Kap. 4 gezeigt, erfordert die Zunahme von Kraft eine spezielle Trainingskonzeption. Primär liegt dem Pilates-Training der Mechanismus zugrunde, die **intra-** und **intermuskuläre Koordination** zu verbessern und darüber vermehrt Kraft zu entwickeln: Die Übungen haben einen **Effekt** auf
- die zeitliche und räumliche Organisation der Muskelsysteme zueinander (intermuskulär) und

━ die Ansteuerung der einzelnen Muskelanteile innerhalb eines Muskels (intramuskulär).

■ **Pilates-Hypertrophietraining**

Das Pilates-Training kann ein echtes **Hypertrophietraining** sein, wenn **starke Trainingsreize** gesetzt werden, über

━ Schwerkraft (Körpergewicht und Ausrichtung),
━ Übungsanordnung und
━ äußere Widerstände.

Weiterhin kann über Wiederholungsanzahl und Tempo eine **Summation der Reize** zu einer Hypertrophie führen.

▶ Beispiel

Hypertrophietraining:
━ Footwork auf dem Reformer mit großen Widerständen (3–4 Federn) auf einem Bein oder
━ 10–15 Wiederholungen der Liegestützsequenz bei der Pilates-Übung „Push Up". ◀

■ **Pilates-Kraftausdauertraining**

Im Bereich **Kraftausdauer** bewirken diejenigen Übungen eine Leistungssteigerung, die vermehrt und verlängert die phasischen Anteile der Muskulatur ansprechen.

▶ Beispiel

Kraftausdauertraining:
━ Bei den **Mattenübungen** ist der fließende Übergang zwischen den Übungen „Leg Pull Front" und „The Star", mit einer höheren Wiederholungsanzahl (mehr als 2 Wiederholungen je Seite), eine Möglichkeit, Kraftausdauer der Rumpf- und Stützmuskulatur der Extremitäten zu trainieren.
━ Auf den **Pilates-Geräten** ist es sinnvoll, die Kraftausdauer zu erhöhen über vermehrte Wiederholungen und Übungsreihen, die gleiche Muskelgruppen in verschiedenen Formen ansprechen, wie „Feet in Straps" parallel, eng, weit, Circles u. Ä. ◀

■ **Pilates-Schnellkrafttraining**

Für die **Schnellkraft** bedarf es der Auswahl einer Übungsreihe, in der Kraft sich rasch, explosiv aus der Vordehnung heraus entwickeln kann (z. B. Springen auf dem Reformer in Rückenlage).

■ **Therapeutisches Pilates-Krafttraining**

Nach einer Verletzung wird meist durch Immobilisierung oder Schonung ein **Kraftverlust** zu beobachten sein. Sind die Kraftverhältnisse gestört, sollte zuerst der verursachende Mechanismus bedacht werden, bevor mit dem eigentlichen Krafttraining begonnen wird. Bei einer **chronischen Wirbelsäulenproblematik** kann z. B. ein Segment, das eine Schlüsselstellung hat, die gesamte aktive Funktionskette stark stören. In diesem Fall wäre eine mobilisierende Therapie Voraussetzung für den Kraftaufbau der lokal stabilisierenden Muskeln und auch der globalen Muskelsysteme.

Bei **Verletzung** oder nach einem **operativen Eingriff** z. B. an einer Extremität sollte das Krafttraining isoliert und gezielt die betroffene Seite ansprechen, um dort Kraftzuwachs zu erzielen.

7.4 Beweglichkeit und Pilates-Training

Der Faktor **Beweglichkeit** wurde schon von Joseph Pilates als sehr wichtig eingestuft:

》 „ If your spine is inflexibly stiff at 30, you are old. If it is completely flexible at 60, you are young!" („Return to Life" 1945 in Gallagher und Kryzanowska 2000)

Tatsächlich ist störungsfreie, physiologische Beweglichkeit ein wesentlicher Bestandteil ökonomischer Bewegung. Allerdings braucht Beweglichkeit eine ausreichende **Stabilität,** da ansonsten Mobilität auch leicht in Instabilität münden kann. Darunter leiden primär die inerten Strukturen, die die ungebremsten Bewegungen aufnehmen und ausgleichen müssen.

7

Den folgenden **Schlüsselstellen** kommt eine besondere Bedeutung zu:

- **HWS-Kopfgelenke in Rotation und Flexion/Extension:** Die entscheidenden Bewegungen im HWS-Bereich sind Rotation und Flexion/Extension, da durch das rotatorische Element die Reaktion des Kopfes im Raum und durch die Flexion/Extension u. a. die Stellung der Wirbelsäule zum Kopf reguliert werden. Flexorische Restriktionen verhindern die physiologische Aktivierung der flexorischen Rumpfkette, entsprechend resultiert aus ausgeprägten Flexionshaltungen eine Hemmung der aktiven Rumpfaufrichtung.
- **Zervikothorakaler Übergang (CTÜ) in Extension/Flexion:** Meist steht der CTÜ flexorisch fixiert, was die Weiterleitung der Rumpfbewegungen in die HWS behindert und Hypermobilitäten im Bereich C3/C4 provoziert.
- **Hüftgelenke in Extension:** Ausreichende Hüftextension ist essenziell, um die LWS vor Überlastung zu schützen.
- **Sprunggelenke in Dorsalextension:** Ist in den Sprunggelenken die Gewichtsverlagerung nach vorne behindert (keine ausreichende Dorsalflexion), entsteht Rückfußbelastung, wodurch der gesamte Körper dorsal belastet wird.

Werden diese vier Schlüsselstellen im Pilates-Training mobilisiert, entstehen erste entscheidende Freiheitsgrade.

7.5 Neutrale Zone und dynamische Stabilität

Der Begriff „neutrale Zone" wurde von Panjabi (1992) geprägt.

> **Wichtig**
> Nach Panjabi (1992) ist die **neutrale Zone** eine mittlere Gelenkstellung, in der die beteiligten aktiven und passiven Gewebe geringe stabilisierende Funktion ausüben (◘ Abb. 7.2).

- **Ist die neutrale Zone vermehrt Verletzungen ausgesetzt?**

In diesem Zusammenhang wurde der funktionelle Aspekt diskutiert, ob eine neutrale Zone vermehrt Verletzungen ausgesetzt sei. Um diese Frage für das Pilates-Training zu beantworten, werden die beiden Prinzipien „neutrale Zone" und „dynamische Stabilität" zusammengebracht.

- ■ ■ **Stabilität, Dynamik und dynamische Stabilität**
- **Stabilität** beschreibt meist die Momentaufnahme einer Bewegung und kann deshalb im Pilates-Training nur bedingt isoliert eingesetzt werden (Vleeming et al. 2007: „Wir sind nicht stabil!"). Bei stabilisierender Aktivität bleiben die beteiligten Gelenkpartner in ihrer räumlichen Lage zueinander unverändert.
- **Dynamik** an sich beschreibt eine unspezifische Bewegung, die Gelenkpartner bewegen sich im Raum.

> **Wichtig**
> Als **dynamische Stabilität** bezeichnet man eine zu jedem Zeitpunkt aktiv stabilisierte Bewegung. Dabei sind die Gelenkpartner räumlich nicht fixiert, aber zueinander in einer stabilen Beziehung.

Diese Definition eignet sich für das Pilates-Training deshalb besonders gut, weil der Charakter der Pilates-Übungen **dynamisch** ist und statische Definitionen für den Trainer/Therapeuten nur bedingt hilfreich sind.

> **Wichtig**
> Neutrale Zone im Pilates-Training
> - Bezüglich der neutralen Zone können **konkrete Aussagen** gemacht werden:
> - Die **neutrale Zone** ist der mittlere dynamisch stabilisierte Teil einer Bewegung.
> - **Außerhalb der neutralen Zone** steigt die Gefahr von Überlastung und Instabilität an.
> - **Ziel des Pilates-Trainings** ist es, die dynamisch stabilisierte neutrale Zone zu erweitern.

▪▪ Mobilität und Instabilität

— **Hypermobilität** ist eine überdurchschnittliche Beweglichkeit in einem umschriebenen Körperbereich oder lokalen Gelenk. Man unterscheidet eine **kompensatorische** und eine **ursächliche Hypermobilität:** Eine kompensatorische Hypermobilität z. B. im Segment L5/S1 kann u. a. durch eine verringerte uni- oder bilaterale Hüftextension entstehen. Beim Gehen oder Laufen muss die LWS dann die fehlende Hüftextension kompensatorisch ausgleichen.

— Eine **generalisierte Hypermobilität** ist eine überdurchschnittliche Beweglichkeit einer Vielzahl von Gelenken. In der Regel besteht eine genetische Disposition, eine Bindegewebsschwäche, aber eine generalisierte Hypermobilität kann auch durch exzessive Dehnungen erworben werden.

— **Hypomobilität** ist eine unterdurchschnittliche Beweglichkeit in einem umschriebenen Körperbereich oder lokalen Gelenk. Im Pilates-Training sind einerseits Rechts-Links-Asymmetrien in der Mobilität zu beachten, andererseits aber auch die für bestimmte Tätigkeiten oder Sportarten erforderlichen

Beweglichkeitseinschränkungen: Für einen Tennisspieler oder Schwimmer ist z. B. die Hypomobilität der BWS in Extension oder Rotation eine folgenschwere Einschränkung. Dadurch wird verhindert, dass das Schultergelenk eine funktionell ausreichende Stellung für die Überkopfbewegung einnehmen kann und entsprechend Druckschäden an den Sehnen im subakromialen Raum verhindert werden. Hypomobilität erzeugt also vor allem bei Sportarten oder Belastungen, die endgradige spezifische Bewegungsfreiheitsgrade erfordern, sekundäre versteckte Beschwerdebilder.

— **Instabilität** ist ein nicht ausreichend stabilisierter Bewegungsausschlag in einem Gelenk. Dabei spielt es nur indirekt eine Rolle, ob zusätzlich eine Hyper- oder Hypomobilität vorliegt. Sicher stellt eine Hypermobilität eher eine Disposition der Instabilität dar, allerdings ist auch auf der Basis einer Hypomobilität eine Instabilität denkbar.

In ◼ Tab. 7.3 werden **Funktionsbeanspruchung und Training** bei Hypo-/Hypermobilität und dynamischer Stabilität beschrieben.

◼ **Tab. 7.3** Hypo-, Hyper-, generalisierte Hypermobilität und dynamische Stabilität

Stabilität/Mobilität	Funktion	Pilates-Training
Dynamische Stabilität (◼ Abb. 7.3)	Volle Funktion	Komplexes Training
Hypomobilität (◼ Abb. 7.4)	Verringerte Funktion	Erweiterndes Training
Hypermobilität (◼ Abb. 7.5)	Vergrößerte, latent instabile Funktion	Eingegrenztes stabilisierendes Training
Generalisierte Hypermobilität (◼ Abb. 7.6)	Überdurchschnittlich instabile Funktion	Kognitiv und körperlich eingegrenzte Stabilisation

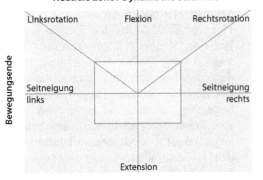

D Abb. 7.3 Dynamische Zone und Dynamische Stabilität

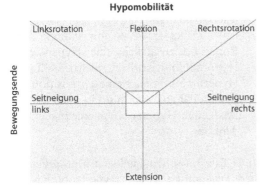

D Abb. 7.4 Hypomobilität

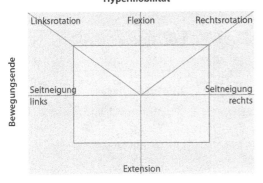

D Abb. 7.5 Hypermobilität

D Abb. 7.6 Generalisierte Hypermobilität

7.6 Pilates Training und Neuroplastizität

» „Gehirnplastizität bezieht sich auf die Fähigkeit des Nervensystems, seine Struktur und Funktionen im Laufe seiner gesamten Lebensdauer an sich ändernde Umweltbedingungen anzupassen. Auch wenn dieser Ausdruck mittlerweile in der Psychologie und Neurowissenschaft sehr häufig verwendet wird, ist seine Begriffsabgrenzung schwierig. Er wird vor allem dann verwendet, wenn man sich auf Veränderungen des Nervensystems bezieht, die sich auf verschiedenen Ebenen abspielen und von molekularen Prozessen, wie z. B. Veränderungen in der Genexpression, bis hin zu Verhaltensänderungen reichen können." (Kolb et al. 2011)

Die Neuroplastizität ermöglicht es, Neuronen anatomisch und auch funktionell zu regenerieren und neue synaptische Verbindungen herzustellen. Die Gehirnplastizität oder Neuroplastizität ist die Fähigkeit des Gehirns, sich selbst zu regenerieren und erneut zu strukturieren. Dieses adaptive Potenzial des Nervensystems erlaubt es dem Gehirn, sich nach einer Störung oder Verletzung wieder zu erholen oder bestenfalls die Integrität, das heißt störungsfreie, voll belastbare und sichere Funktion des Körpers zu gewährleisten. Die Qualität im Pilates-Training liegt einerseits an der exakten und gut aufgebauten biomechanischen Vorstellung von Bewegungsabläufen im menschlichen Körper. Allerdings stand bei Joseph Pilates immer wieder auch der Aspekt des Lernens und der Herausforderung im Vordergrund: „Master one exercise, and then get to the next" war eine seiner Aussagen. Trainingsabläufe also nicht nur gleich zu wiederholen, sondern sie zu steigern, Ungewohntes und Schwierigeres zu meistern war einer seiner Leitsätze.

Neuronale Plastizität

- „Eigenart von Synapsen, Nervenzellen oder ganzer Hirnareale, sich nutzungsabhängig zu verändern" (Wikipedia)
- Dies geschieht unabhängig von der Gesamtzahl der Nervenzellen
- Neurons that fire together wire together

Der neurobiologische Verfall, der mit dem Alterungsprozess einhergeht, wird von der Forschungsliteratur gut dokumentiert und erklärt, weshalb ältere Erwachsene bei neurokognitiven Leistungstests schlechter abschneiden als junge Erwachsene. Überraschenderweise erzielen jedoch nicht alle älteren Erwachsenen eine schlechtere Leistung. Manche schneiden genauso gut wie ihr jüngeres Gegenüber ab. Dieser unerwartete Verhaltensvorteil einer Untergruppe alternder Personen wurde wissenschaftlich erforscht. Man fand heraus, dass ältere Menschen, die eine bessere Leistung erbringen, bei der Informationsverarbeitung die gleichen Bereiche im Gehirn aktivieren wie die jüngeren Erwachsenen, sie aber zusätzliche Gehirnbereiche nutzen, die von den jungen oder den schlecht abschneidenden älteren Erwachsenen nicht aktiviert werden.

Forscher gingen der Frage nach, warum zusätzliche Gehirnbereiche bei besser abschneidenden älteren Personen aktiviert wurden, und kamen im Allgemeinen zum Schluss, dass die Verwendung zusätzlicher kognitiver Ressourcen einer Kompensationsstrategie gleichzusetzen ist. Trotz altersbedingter Schwächen und verminderter synaptischer Plastizität, eine weitere Folgeerscheinung des Alterns, zeigt das Gehirn wieder einmal seine vielseitige Plastizität, indem es neurokognitive Netzwerke neu organisiert. Studien zeigen auf, dass das Gehirn diese funktionale Lösung durch die Aktivierung alternativer neuraler Pfade, und zwar durch die Aktivierung von Bereichen in beiden Gehirnhälften (während bei jüngeren Erwachsenen nur eine Hälfte aktiviert wird), erreicht.

Wir haben gesehen, dass Plastizität die Fähigkeit des Gehirns ist, seine biologischen, chemischen und physischen Eigenschaften zu verändern. Kommt es zu Veränderungen im Gehirn, werden gleichzeitig verschiedene Funktionen und das Verhalten modifiziert. In den letzten Jahren hat man gelernt, dass Gehirnveränderungen auf genetischer oder synaptischer Ebene durch eine große Vielfalt erfahrungs- und umweltbezogener Faktoren hervorgerufen werden können. Die Fähigkeit, neue Dinge zu lernen, ist die Kernaufgabe der Plastizität. Ein verändertes Gehirn ist wahrscheinlich der beste Beweis dafür, dass ein Lernprozess stattgefunden hat und von der Umwelt möglich gemacht wurde.

Im Laufe unseres Lebens gibt es vielfältige Gründe und Formen für neues Lernen, das jederzeit stattfinden kann. Kinder erwerben beispielsweise neues Wissen in großen Mengen, dabei verändert sich in dieser intensiven Lernphase ihr Gehirn sehr stark. Neues Lernen kann auch bei neurologischen Beeinträchtigungen notwendig werden, die zum Beispiel durch Verletzungen oder einen Schlaganfall entstanden sind. In diesen Fällen müssen gestörte Funktionen, die normalerweise von dem geschädigten Gehirnbereich ausgeführt werden, neu erlernt werden. Damit das neu Erlernte physiologische Spuren im Gehirn hinterlässt, muss es zu entsprechenden Verhaltensänderungen kommen. Anders ausgedrückt heißt das, dass neues Lernen verhaltensrelevant und notwendig sein muss. Wenn das Gelernte beispielsweise überlebenswichtig ist, wird es vom Organismus integriert und als

Verhalten übernommen, wobei sich das Gehirn verändert. Aber auch über Verständnis und mit Freude verbundenes Engagement, was gerade bei gut angeleitetem Pilates-Training im Fokus stehen sollte, prägen sich Lernbewegungswege ein und verändern nachhaltig.

Obwohl man dem Wort Plastizität für gewöhnlich eine positive Bedeutung einräumt, bezieht sich Plastizität auf alle Arten der Gehirnveränderung, auch auf Veränderungen, die Funktions- und Verhaltensstörungen bewirken. Das kognitive Pilates-Training scheint für die Anregung der Gehirnplastizität wie geschaffen zu sein. Damit können durch systematisches Üben neue neuronale Kreisläufe gebildet und synaptische Verbindungen zwischen den Neuronen gestärkt werden. Doch wie bereits erwähnt, lernt das Gehirn nicht effizient, solange es an tatsächlichen Verhaltensvorteilen fehlt.

Es ist daher von größter Wichtigkeit, Trainingsziele speziell auf die individuellen Bedürfnisse der Betroffenen anzupassen. Wie kann in diesem Zusammenhang Pilates Training eine Rolle spielen? Althergebrachte eingefahrene Muster von Bewegungsausführungen sind hier sicher nicht dienlich. Vielmehr müssen variable und abwechslungsreiche Übungsabläufe kombiniert werden mit Herausforderungen, die den individuellen Zielen des Kunden entsprechen. Im Allgemeinen gesprochen, ist also das Pilates-Training in seiner Wirkung auf die neuronalen Strukturen abhängig von einer guten Trainingsplanung. Deswegen soll an dieser Stelle allerdings darüber hinaus dazu motiviert werden, andere, einfach zu integrierende Techniken mit in das Pilates-Training einzuführen. Dazu zählen:

- Neuroathletik ABC (mit freundlicher Genehmigung der Springs Köln GmbH)
  ► https://youtu.be/O2FChkwulTE (Teile 1–9)
- Vorbereitende sensorische Stimulation mit Igelball oder ähnlichem
- Vorbereitende Übungen zur Neuro-Bahnung. Training mit geschlossenen Augen oder verdecktem Auge; Neuroflossing-Übungen

Wie unterstützt man Neuroplastizität?
1. Ganzheitliche Betrachtung unserer Fähigkeiten (rechte und linke Gehirnhälfte)
2. Flow – Balance von Herausforderung und Fähigkeit, Fortschritt messen
3. Neues entdecken – die Gehirn „muskeln" trainieren – auf allen Ebenen
4. Meditation – Kohärenz unterstützen
5. Bewegung – Ausdruck von Synergie und Qualität

■ ■ **Das Gehirn (und alle Körperstrukturen) sind plastisch.**
Bewegung und Gehirn sind untrennbar verbunden.
Impulse generieren Veränderung

Systemische Plastizität:
- Kein statisches Modell der lokalisierten Funktion
- Neuromatrix
- Verbindung zur Umwelt

Neuroplastizität anregen durch:
- Sensorischen Input
- Grundstimmung positiv, angstfrei (wenig Arousal)
- Langsam exaxt
- Herausfordern
- Belohnen

Wir sollten in diesen Bereichen weiter forschen.

Literatur

Brügger (1986) Gesunde Körperhaltung im Alltag, Murnau am Staffelsee

Gallagher S, Kryzanowska R (2000) The complete writings of Joseph H. Pilates: Your health 1934 – Return to life through contrology 1945, The authorized editions. Bainbridge, Philadelphia

Kolb B, Muhammad A, Gibb R (2011) Searching for factors underlying cerebral plasticity in the normal and injured brain. J Commun Disord 44(5):503–514. https://doi.org/10.1016/j.jcomdis.2011.04.007

Melzack R (1999) From the gate to neuromatrix. Pain Suppl 6:121–126

Panjabi (1992) Journal of spinal disorders, Vol 5. New York

Porterfield und Derosa (1991) in Physical Therapy, Volume 72, Issue 4, 1 April 1992, Pages 261–269

Vleeming A, Mooney V, Stoeckart R (2007) Movement, stability and lumbopelvic pain. Elsevier, London

Weiterführende Literatur zu Abschn. 7.6

Benson H, Klipper M (1975) The relaxation response. William Morrow and Company, New York

Costandi M (2016) Neuroplasticity. MIT Press, Cambridge, MA

Doidge N (2015) Wie das Gehirn heilt. Neueste Erkenntnisse aus der Neurowissenschaft. Campus, Frankfurt am Main

Doidge N (2017) Neustart im Kopf. Wie sich unser Gehirn selbst repariert. Campus, Frankfurt am Main

Lienhard L. https://www.lienhard-neuroathletik.com

Servan-Schreiber D (2004) Die neue Medizin der Emotionen. Stress, Angst, Depression: Gesund werden ohne Medikamente. Kunstmann, München

Taylor JB (2021) Mit einem Schlag. Wie eine Hirnforscherin durch ihren Schlaganfall neue Dimensionen des Bewusstseins entdeckt. Droemer Knaur, München

Wenger E, Kühn S (2021) Neuroplasticity. In: Strobach T, Karbach J (Hrsg) Cognitive Training. Springer, Cham. https://doi.org/10.1007/978-3-030-39292-5_6

Pilates in der Therapie: Anwendung

Inhaltsverzeichnis

■ Einführung

Die Anwendung der Pilates-Prinzipien in der Therapie ist äußerst hilfreich: Sie optimieren den Prozess der Rehabilitation durch sinnvolle Trainingsreize und konsequente Lernschritte. Vor allem bei chronischen Krankheitsbildern erlangen Therapeuten, die Pilates-Training integrieren, durch die **Ermittlung des Mechanismus der Chronifizierung** Zugang zu nachhaltiger Veränderung und therapeutischem Erfolg. Allerdings sind diese Erfolge in den meisten Stadien der Erkrankung eng verbunden mit dem Einsatz der spezifischen Pilates-Geräte. Sie bieten einzigartige und funktionell äußerst wirkungsvolle Einsatzmöglichkeiten.

8.1 Die Pilates-Geräte

Die wesentlichen **Eigenschaften** der Pilates-Geräte sind

- Bewegungsführung,
- Unterstützung und
- vielfältige Möglichkeiten abgestufter Trainingssteigerung.

Jede Pilates-Übung kann mittels folgender Möglichkeiten **erschwert** bzw. **erleichtert** werden:

Veränderung des Widerstands mittels der Federn:

- Konzentrische Muskelarbeit wird meist durch Erhöhung des Widerstands verstärkt, exzentrische Muskelarbeit durch Verringerung des Widerstands.

Veränderung der Unterstützungsfläche:

- In jedem Fall erzeugt eine Vergrößerung der Unterstützungsfläche eine Erleichterung der Übung.

Veränderung des Bewegungswegs:

- Große Bewegungswege erhöhen meist die Anforderung, da die dynamische Stabilität gefordert wird.

- Veränderung der Hebellänge:
- Vergrößerung der Hebellänge erhöht die Belastung des Hebelarms am Drehpunkt, kann allerdings gleichzeitig den Charakter einer Übung erleichtern (z. B. wenn dadurch ein passives Gegenlager geschaffen wird).

Veränderung der Bewegungsebenen:

- Bewegungen auf einer Bewegungsebene erleichtern, Bewegungen auf mehreren Ebenen erschweren die Übung.

Veränderung der Bewegungsgeschwindigkeit:

- Das Verringern der Bewegungsgeschwindigkeit kann sich erschwerend oder erleichternd auswirken.

Veränderung der Anleitung:

- Detaillierte Übungsanleitung erleichtert die korrekte Ansteuerung und Ausführung. Bewusst reduzierte oder veränderte Anleitung (z. B. für die unterstützende Funktion der gewählten Atmung) erhöht den Anspruch auf unbewusst/bewusst und autonom korrekt ausgeführte Übungen.

Pilates-Rehabilitation ist ohne den Einsatz der Pilates-Geräte undenkbar (▶ Übersicht 8.1). Pilates selbst nutzte die Geräte, um dem Klienten den jeweiligen Übungsauftrag zugänglich zu machen und ihn so zu trainieren, dass er die Übung schließlich ohne Gerät korrekt ausführen konnte (Übertragung von Mattenübungen auf die Pilates-Geräte s. unten). Generell findet man viele Pilates-Übungen in abgewandelter Form an allen Pilates-Geräten und auf der Matte. Das erleichtert die Entscheidung bezüglich der Ausführung einer bestimmten Übung auf einem bestimmten Gerät.

❯ Wichtig

Die **Pilates-Geräte** unterscheiden sich zu den konventionellen Trainingsgeräten dadurch, dass sie meist **assistiv** (unterstützend) eingesetzt werden und **nicht resistiv.**

Der speziellen Bauart der Pilates-Geräte kommt eine besondere Rolle zu. Durch die Verwendung spezieller **Stahlfedern,** die Widerstand und Führung erzeugen, erfährt der Übende eine überraschend andere Bewegung als an konventionellen Trainingsgeräten.

> **Übersicht 8.1: Pilates-Geräte**
> ▬ Reformer Cadillac
> ▬ Chair
> ▬ Spine Corrector
> ▬ Pilates-Kleingeräte:
>   – Pilates-Circle
>   – Pilates-Bälle
>   – Pilates-Roller
>   – Pilates-Band
>   – Pilates-Arc

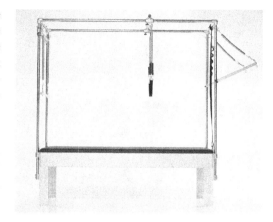

◘ **Abb. 8.2** Cadillac, auch Trapez-Tisch genannt

Zubehör (Box, Standing Platform, Jump Board) erlaubt das Gerät eine große Anzahl verschiedenster Übungen.

8.1.1 Der Reformer (◘ Abb. 8.1)

Der Legende nach entwickelte J. Pilates den Prototyp des später auch als **„Universal Reformer"** bezeichneten zentralen Pilates-Geräts aus einem Bett und entsprechenden Federn. Charakteristisch für dieses Gerät ist der **horizontale Bewegungsweg des Schlittens,** der durch den graduellen Dehnungsweg der benutzten Federn gebremst wird. Durch die unterschiedlichen Ausgangsstellungen (Rückenlage, Sitz, Kniestand, Stand, auf und neben dem Gerät) und diverses, teilweise sehr viel später entwickeltes

8.1.2 Der Cadillac (Trapez Table, ◘ Abb. 8.2)

Der simple Grundaufbau dieses Geräts, in Form eines Tischs mit einem Rahmen aus Metall und verschiedenen integrierten Teilen, erlaubt grundsätzlich komplexere Übungen bei geringerer Bewegungsführung. Das **Trapez** dient als instabile Aufhängung, der **Tower Bar** führt Übungen um seinen Drehpunkt. Die zahlreichen, unterschiedlich starken Federn, die inner- oder außerhalb des Cadillacs bei Übungen benutzt werden, ermöglichen Erschwernis, Erleichterung oder Führung der Übung.

8.1.3 Der Chair (◘ Abb. 8.3)

Dieses Gerät ist wohl als der erste Heimtrainer von J. Pilates erfunden worden, er wurde als Möbel (Stuhl) genutzt, aber auch als vielfältiges, platzsparendes Trainingsgerät.

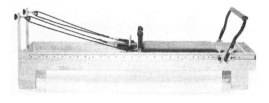

◘ **Abb. 8.1** Reformer, hier der sog. Clinical Reformer

8

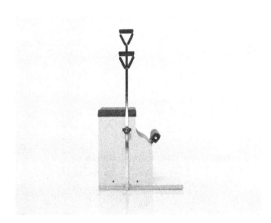

◘ Abb. 8.3   Chair, hier der sog. Combo Chair

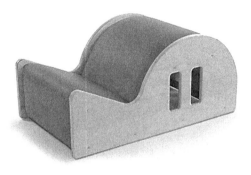

◘ Abb. 8.4   Spine Corrector

Mit wenigen Griffen konnte man den Stuhl durch Umdrehen und Einhängen der Federn zu Rumpf-, Arm- und Beinübungen nutzen. Durch ein kleines sprachliches Missverständnis wurde aus dem von J. Pilates als „Wunda Chair" bezeichneten Gerät später auch der **„Wonder Chair",** was seiner Vielfältigkeit und Einzigartigkeit gerecht wurde.

8.1.4   Der Spine Corrector (◘ Abb. 8.4)

Zur Korrektur verschiedenster Bewegungsprobleme der Wirbelsäule entwickelte Pilates ein kleines Bodengerät, das aufgrund der Abmessungen in seiner ursprünglichen Form eher für kleinwüchsige Menschen geeignet war.

Tipp

Aufgrund der Akzeleration sind heutige **Spine-Corrector-Geräte** nur mit einem weiteren Durchmesser und größeren Bewegungsausschlägen in der Wirbelsäule zu empfehlen.

8.1.5   Traditionelle Pilates-Kleingeräte (◘ Abb. 8.5)

Pilates setzte seine Ideen für Trainingsgeräte unablässig um und konstruierte Geräte wie „Toe Corrector", „Foot Corrector", „Pin Wheel" u. a. Heute werden nur wenige dieser Kleingeräte im Pilates-Training eingesetzt.

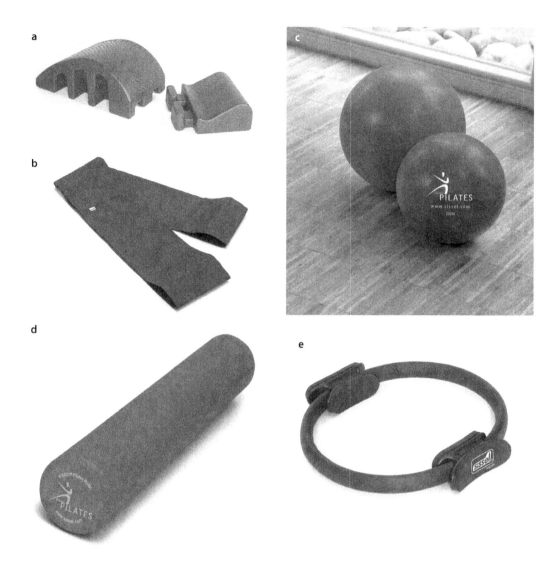

Abb. 8.5   **a–c** Pilates-Kleingeräte. **a** Pilates-Arc, **b** Pilates-Band, **c** Pilates-Bälle, **d** Pilates-Roller, **e** Pilates-Circle

8.2 Übungen mit den Pilates-Geräten

8.2.1 Reformer

■ **Footwork**

Allgemein

Die Ausgangsstellung in **Rückenlage** entlastet die Wirbelsäule und eignet sich daher gut, um die folgenden **Prinzipien** zu erarbeiten:

- Kontrolle: alle Wirbelsäulenbereiche, v. a. Lendenwirbelsäule und Becken mit axialer Verlängerung,
- Organisation des Komplexes Kopf/Schulter/Halswirbelsäule in geordneter Ruhestellung,
- funktionelle Ausrichtung (Alignment) der Beinachsen in allen Übungssequenzen.

Der im Sinne von Kompression/Gelenkschluss wirkenden Kraft der Federwiderstände setzt der Körper bei korrekter Aus-

◘ Tab. 8.1 Footwork: Indikationen und Therapieziele

Krankheitsbilder	Ziele
Untere Extremität	
Degenerativ/Arthrosen	Stoffwechselverbesserung, Mobilisation Dynamische Stabilität, Dekompression
Nach Operationen/Verletzungen	Bahnung der Muskelketten, Kraftaufbau Zirkulation, dynamische Stabilität
Wirbelsäule	
Degenerativ/Chondrosen	Zirkulation, Dekompression Axiale Verlängerung, Dissoziation
Spondylolisthese/ISG-Instabilität	Symmetrische Stabilisierung Mobilisierung der Hüftgelenke
Bandscheibenpathologie	Training segmental gestörter Beinmuskeln Neutrale Stabilisation dynamischer Beinbewegungen, axiale Verlängerung

8

a
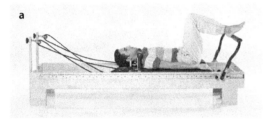
b
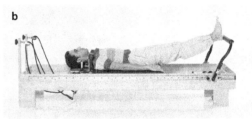

◘ Abb. 8.6   a, b Footwork: Parallel eng Fersen. **a** Ausgangsstellung: Knie und Hüfte ca. 90°, **b** Zwischenposition

führung eine **exzentrisch aktivierte Rumpf-organisation** entgegen, bei gleichzeitiger dynamischer Stabilisierung der Bewegungen der unteren Extremität.

▪▪ Indikationen
Die Übungsreihe **Footwork** eignet sich zu Befundung, Analyse und Therapie aller Störungen der dynamischen Stabilität in der unteren Extremität. Durch die gesicherte Achsenstellung der geschlossenen Kette ist ein Training auf allen Bewegungsebenen möglich.

Alle **Beschwerdebilder im Bereich der Wirbelsäule** können positiv beeinflusst werden. Durch die gesicherte Verankerung über die Beine werden sowohl Stabilität als auch die aktive axiale Verlängerung trainiert.

In ◘ Tab. 8.1 sind Indikationen und Ziele der Übung „Footwork" aufgelistet.

▪▪ Übungssequenz
Folgende Abfolge hat sich bewährt:

Parallel eng Fersen (◘ Abb. 8.6). Betonung der dorsalen Beinmuskulatur mit gleichzeitiger Aktivierung/Führung der inneren und äußeren Muskelsysteme, die Beckenring und untere Extremität verbinden. Dissoziation der Bewegung zum stabilen Rumpf in den sich bewegenden Hüft- und Kniegelenken.

Parallel eng Vorfuß (◘ Abb. 8.7) Verlängerung der Bewegungskette über das Sprunggelenk hinaus mit entsprechend leichter Verlagerung der Aktivität in das ventrale Muskelsystem. Dynamische Stabilisierung zusätzlich distal vom oberen Sprunggelenk: aktiver Aufbau von Quer- und Längsgewölbe des Fußes.

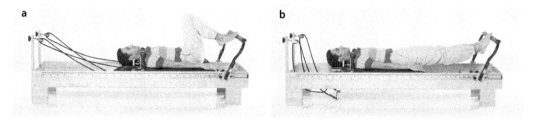

■ **Abb. 8.7 a, b** Footwork: Parallel eng Vorfuß. **a** Ausgangsstellung: Zehen halten den Footbar, **b** Zwischenposition

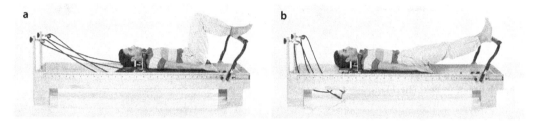

■ **Abb. 8.8 a, b** Hüftbreit Fersen. **a** Ausgangsstellung: Hüfte/Knie/Fuß in einer Achse, **b** Zwischenposition

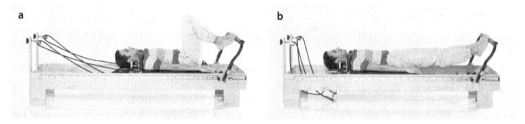

■ **Abb. 8.9 a, b** Footwork: Hüftbreit Vorfuß. **a** Ausgangsstellung: Fersen gehoben in Mittelstellung, **b** Zwischenposition

Hüftbreit Fersen (■ Abb. 8.8) Durch Öffnen der Beinstellung werden bilaterale Symmetrie und Koordination gefordert. Dysbalancen können bewusst gemacht und verändert werden. Eine vergrößerte Unterstützungsfläche erleichtert Rumpf- und Beckenkontrolle.

Hüftbreit Vorfuß (■ Abb. 8.9) Durch das Öffnen der Knöchel wird gegenseitige Unterstützung abgebaut. Entsprechend wird höhere Stabilität gefordert, vor allem in der Frontalebene der Bewegung.

Heel Drops (■ Abb. 8.10) Dynamisch stabilisierte, exzentrische Kontrolle des Absinkens und konzentrische Hebung des Fußes.

Runnings (■ Abb. 8.11) Reziproke, dynamisch stabilisierte Bewegung im oberen Sprung- und Kniegelenk. Die Bewegungen werden unter funktioneller Belastung der passiven Strukturen stabilisiert.

Auswärtsspiralen (■ Abb. 8.12) Dynamischer Wechsel zwischen Streckung mit Außenrotation und Beugung mit Innenrotation der Hüftgelenke. Dadurch werden besonders die Bewegungen in der Transversalebene (Rotation) gefordert. Starke zirkulatorische Wirkung und Stabilisierung der Beinachse.

8

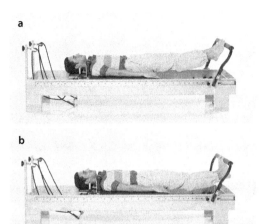

a

b

◘ **Abb. 8.10   a, b** Footwork: Heel Drops. **a** Fersen gehoben, **b** Fersen gesenkt (Heel Drop)

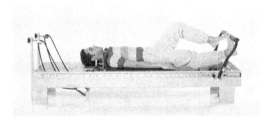

◘ **Abb. 8.11**   Footwork: Runnings. Fersen wechselseitig gesenkt und gehoben

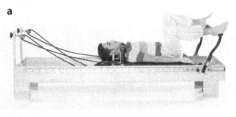

a

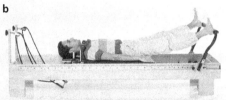

b

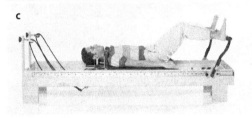

c

◘ **Abb. 8.12   a–c** Footwork: Auswärtsspiralen. **a** Ausgangsstellung, **b** Zwischenstellung, **c** Endstellung

■■ **Fehlerbilder**

▬ Fehlende axiale Verlängerung der Wirbelsäule

▬ Fehlerhafte Schulter-HWS-Organisation

▬ Ungenügende Anbindung des Beckens an den Brustkorb

▬ Schlechtes Alignment in der geschlossenen Kette

▬ Bewegungseinschränkungen in der unteren Extremität

▬ Fehlende aktive Stabilität in der Bewegung

▬ Unfunktionelle Bewegungsübertragung auf den Rumpf

■ **Feet in Straps**

Allgemein

Wie bei „Footwork" ist die Wirbelsäule in einer entlasteten Ausgangsstellung, jedoch werden die Organisation der Bewegungsachsen und die Kontrolle im Rumpf stärker gefordert. Der lange Beinhebel verlangt durch den Wechsel der Bewegungsamplituden eine wechselnde Stabilisierung der dorsalen und ventralen Muskelketten.

Die Muskulatur der Beinrückseite wird bei großen Bewegungsamplituden durch exzentrische Arbeit gefordert. Außerdem wird mittels Ab- und Adduktion die dynamische Stabilität des Alignments trainiert, aber auch die dynamische Stabilität der Bewegung der Beine zum Rumpf und vom Rumpf weg.

■■ **Indikationen**

Beschwerden, die durch Kompression in den Gelenken der unteren Extremität ausgelöst werden (z. B. Arthrosen, die unter Druck schmerzhaft sind), Verletzungen in Muskel-Sehnen-Übergängen, die einen Impuls in Verlängerung erfordern, Muskelstörungen mit negativer Auswirkung auf die Wirbelsäule, z. B. Hypertonus mit Verkürzung der Ischiokruralen, Stabilisierung der Beinachsen, mobilisierende Übung für pseudoradikuläre Beschwerden.

In ◘ Tab. 8.2 sind Indikationen und Ziele der Übung „Feet in Straps" aufgelistet.

◘ Tab. 8.2   Feet in Straps: Indikationen und Therapieziele

Krankheitsbilder	Ziele
Untere Extremität	
Tendinose	Kraft-Längen-Training
Arthrosen	Dekomprimierendes Training
Instabilität der Beinachsen	Stabilisation in der offenen Kette
Wirbelsäule/andere	
Kontrakturen Hüft-/Becken-/Bein-muskulatur	Mobilisation
Pseudoradikuläre Syndrome	Neurale Mobilisation
Chronisches LWS-Syndrom	Stabilisierung mit axialer Verlängerung

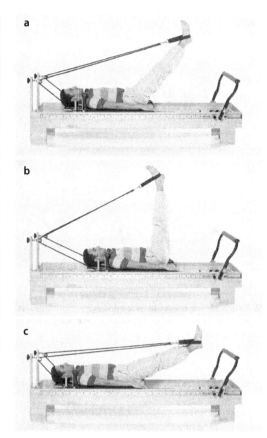

◘ Abb. 8.13   **a–c** Feet in Straps: Arcs parallel eng. **a** Ausgangsstellung ca. 60°, **b** Zwischenstellung ca. 90°, **c** Zwischenstellung ca. 20°

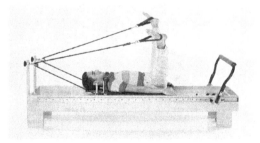

◘ Abb. 8.14   Feet in Straps: Arcs hüftbreit. Ausgangsstellung: Beine verschieden weit geöffnet

▪▪ Übungssequenz
Folgende Abfolge hat sich bewährt:

Arcs parallel eng (◘ Abb. 8.13) Der Beinschluss erleichtert eine symmetrische Bewegungsausführung und schult die innere Stabilität der Beinachse. Der Beinhebel erleichtert das Aktivieren der Rumpfspannung.

Arcs hüftbreit (◘ Abb. 8.14) Das Öffnen der Beine verdeutlicht Asymmetrien und Dysbalancen (Beine, Rumpf).

Circles aus-/einwärts (◘ Abb. 8.15) Die Kreisbewegung erfordert Rumpfstabilität in allen Ebenen und eine dynamische Stabilisierung der Beine bei Abduktion und Rotation. Fokus ist die funktionelle Stabilität in der offenen Kette.

Walking on the Ceiling (◘ Abb. 8.16) Diese asymmetrische Beinbewegung erfordert Koordination und wechselnde Stabilisierung der Hüft- und Kniebewegungen; besonders die Kniebewegung mit gleichzeitiger Extensions-bzw. Flexions- und Rotationsstabilisierung ist anspruchsvoll. Die Beinachsen müssen zu jeder Zeit entsprechend ihrer funktionellen Aus-richtung (Mitte Hüftgelenk, Kniescheibe, zweiter Zeh) aktiv geführt werden.

Neurale Mobilisation (◘ Abb. 8.17) Diese Übung bewirkt eine Mobilisation der neuralen Strukturen. Angewendet wird sie bei Zeichen neuraler Restriktionen (z. B. ausstrahlende

8

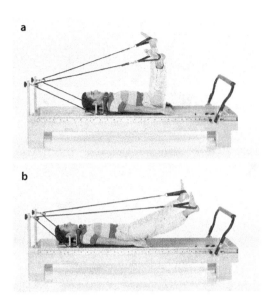

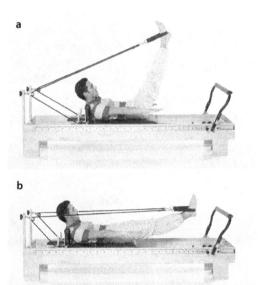

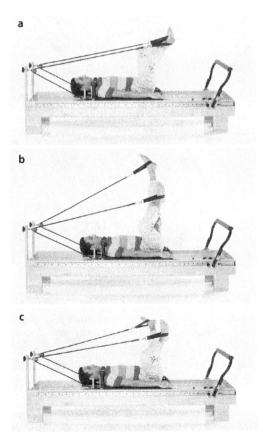

◘ **Abb. 8.15**   **a, b** Feet in Straps: Circles aus-/einwärts. **a** Ausgangsstellung, **b** gleichmäßige Kreisbewegungen in beide Richtungen

◘ **Abb. 8.17**   **a, b** Feet in Straps: Neurale Mobilisation. **a** Ausgangsstellung: Annäherung, **b** Zwischenposition: Entfernung

◘ **Abb. 8.16**   **a–c** Feet in Straps: Walking on the Ceiling. **a** Ausgangsstellung: Fersen geschlossen, **b** Führung: parallel, **c** Führung: abduziert

Schmerzen) im unteren Quadranten (Becken-Bein-Region), wenn keine akuten Symptome (Entzündung) vorliegen. Der Rumpf wird in Beugung gehalten, während die Beine distale Gleitbewegungen im Nervengewebe auslösen. Der Erfolg dieser Übung kann direkt durch Abnahme der Zeichen neuraler Restriktion gemessen werden.

▪▪ Fehlerbilder
- Fehlende axiale Verlängerung der LWS
- Ungenügende Anbindung des Beckens an die Beine
- Schlechtes Alignment in der offenen Kette
- Bewegungseinschränkung in der unteren Extremität
- Fehlende aktive Stabilität in Bewegung
- Unfunktionelle Bewegungsübertragung auf den Rumpf

▪ Armwork
Allgemein
Im Mittelpunkt dieser Übungsreihe stehen die aktive Anbindung der Arme an den Rumpf und das dynamische Stabilisieren des Schultergelenks sowie der angrenzenden Gelenke. Durch die gehaltene Table Top Position der Beine wird die Verbindung zwischen Rumpf und Beinen aktiv gefordert. Diese aktivierte

Ausgangsstellung ist bereits ein deutlicher Trainingsreiz. Je nach Dauer der Übung ist bei geringer Rumpfkraft genau zu beobachten, ob der Übende die LWS-Position stabilisieren kann. Wichtig ist, einen starken Kraftaufwand in den Händen zu vermeiden und dadurch ein muskuläres Gleichgewicht zu ermöglichen.

■■ **Indikationen**
An der oberen Extremität dominieren Kompressionssyndrome (z. B. Impingement, Karpaltunnelsyndrom) und Kongruenzstörungen (Instabilität). Für Patienten mit solchen Beschwerden eignet sich diese Übungsreihe aus folgenden Gründen:
- Die offene Kette setzt genügend aktiven Reiz, ohne zu überfordern.
- Der Zug der Seile des Reformers gibt Widerstand (exzentrische Führung) für die armsenkende Muskulatur, wodurch die meist hypertone und schmerzhafte armhebende Muskulatur entlastet wird.
- Der Bewegungsraum der Arme kann eindimensional eng oder dreidimensional weit eingestellt werden.

In ◘ Tab. 8.3 sind Indikationen und Ziele der Übung „Armwork" aufgelistet.

■■ **Übungssequenz**
Folgende Abfolge hat sich bewährt:

Arcs parallel (◘ Abb. 8.18) In der Sagittalebene werden der vordere und hintere Anteil der Rotatorenmanschette gekräftigt und die Kraftimpulse der Arme linear auf den Rumpf übertragen. Der kraniale exzentrische Bewegungsweg der Arme schult von kaudal die Anbindung der Schulterblätter. Der obere Quadrant (Brustkorb-, Hals- und Armregion) wird in seiner Funktion als Stabilisator der BWS und HWS aktiviert.

Circles aus-/einwärts (◘ Abb. 8.19) Wenn die Arme Kreisbewegungen ausführen, wird das muskulär gesicherte Schultergelenk bei den Bewegungen dreidimensional dynamisch stabilisiert. Eine gute intra- und intermuskuläre Koordination der verbindenden Arm-Rumpf- und der Arm-Schultermuskulatur zeigt sich in gleichmäßigen Bewegungsabläufen. Ist die kapsuloligamentäre Stabilität gestört, zeigen sich wichtige funktionelle Dysbalancen, erkennbar durch den Verlust von stabiler Fixation oder Alignment der Armachsen.

Trizeps Push (◘ Abb. 8.20) Bei isometrischer Stabilität im Rumpf und im proximalen Anteil der oberen Extremität bringt diese Übung eine Kräftigung der Armstützfunktion und eine Aktivierung der Ruhestellung des Rumpfes. Durch endgradige Ellenbogenstreckung mit Ausrichtung der Handflächen nach dorsal wird das Radioulnargelenk funktionell stabilisiert. Die Handgelenke müssen aktiv in Mittelstellung geführt werden.

Lower Arm Circles (◘ Abb. 8.21) Zusätzlich zu den Bewegungen von „Trizeps Push" wird die Rotation (v. a. Außenrotation) im Schultergelenk isoliert trainiert. Durch die enge Führung der Oberarme seitlich am Rumpf sind besonders **zu beachten:**
- Ausweichbewegungen der BWS in Extension und
- Verlust der Rippen-Becken-Verbindung.

◘ **Tab. 8.3** Armwork: Indikationen und Therapieziele

Krankheitsbilder	Ziele
Impingementsyndrom	– Öffnen der verengten Räume – Bahnung der Muskulatur zur Dekompression
Instabilität	– Dynamische Stabilisierung nach Befund
Karpaltunnelsyndrom	– Funktionelle Stabilisierung Handgelenk – Verbesserung der Zirkulation

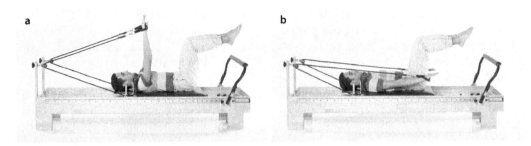

◨ **Abb. 8.18** **a, b** Armwork: Arcs parallel. **a** Ausgangsstellung, **b** Zwischenstellung

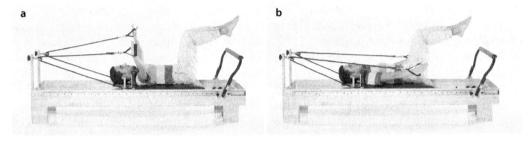

◨ **Abb. 8.19** **a, b** Armwork: Circles aus-/einwärts. **a** Ausgangsstellung: leicht geöffnet, **b** Zwischenstellung: unten

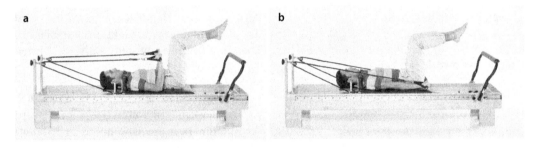

◨ **Abb. 8.20** **a, b** Armwork: Trizeps Push. **a** Ausgangsstellung: Arm liegt auf, **b** Zwischenposition: Oberarm liegt auf

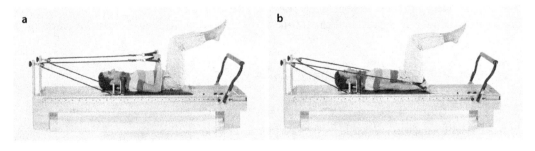

◨ **Abb. 8.21** **a, b** Armwork: Lower Arm Circles. **a** Ausgangsstellung: Außenrotation, **b** Zwischenstellung: Neutralstellung

■ ■ Fehlerbilder

— Fehlerhafte Schulter-HWS-Organisation
— Geringe aktive Anbindung der Arm-
  bewegung an den Rumpf (Schulterblätter)
— Verminderte Öffnung der ventralen Struk-
  turen (Brustmuskulatur, Gelenkver-
  bindungen, Brustbein)
— Bewegungseinschränkungen in der oberen
  Extremität
— Schlechtes Alignment in der offenen Kette

■ Abdominals Supine
Allgemein
Durch die Kombination von Wirbel-
säulen- (BWS, HWS) und Armbewegungen
wird diese Übungsreihe deutlich anspruchs-
voller. Schwerpunkte sind Koordination, exzentrische und konzentrische Kraftentwicklung, Stabilisation des Kopfes und gleichmäßige Bewegung.

■ ■ Indikationen
In dieser Übungsreihe wird die Integration
der Bewegungsimpulse der oberen Extremität
in den Rumpf analysiert und trainiert. Störungen können sein: Blockierungen der oberen und mittleren BWS oder Insuffizienz der
verbindenden Muskulatur. Störungen der
Kopfgelenke (C0/C1), des zervikothorakalen
Übergangs (CTÜ) oder Zwerchfellhochstand
können wirkungsvoll verbessert werden.
Zudem werden die ventrale Becken-Rippen-
Verbindung und die statische Integration des
Beingewichts (lumbale Instabilitätssyndrome)
aktiviert.
    In ◻ Tab. 8.4 sind Indikationen und Ziele
der Übung „Abdominals Supine" aufgeführt.

■ ■ Übungssequenz
Folgende Abfolge hat sich bewährt:

Hundred Preparation (◻ Abb. 8.22) Durch
das Anheben des Oberkörpers bis zu den
Schulterblättern wird ein konzentrischer Kraft-
impuls auf die Muskulatur der Rippen-Becken-
Verbindung gesetzt. Die Arme werden bis zur
Mittelstellung gesenkt, wodurch innerer und
äußerer Kraftring im Verlauf der Übung
gleichmäßig angesprochen werden. Das Ablegen und Halten des Oberkörpers in dieser
Position erfordert langsame exzentrische Füh-

◻ **Tab. 8.4** Abdominals Supine: Indikationen und Therapieziele

Krankheitsbilder	Ziele
Restriktionen von BWS, CTÜ in Flexion	– Mobilisation – Dynamische Stabili-sierung
Schwacher innerer Kraftring, muskuläre Dysbalance	– Muskuläre Balance
Instabilität unterer Rumpf	– Aktive Stabilität
Schlechte Arm-Rumpf-Koordination	– Verbesserung der funktionellen Koordination

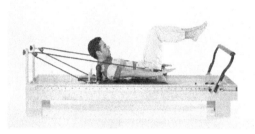

◻ **Abb. 8.22** Abdominals Supine: Hundred Prepara-tion. Zwischenstellung: gebeugte Beine

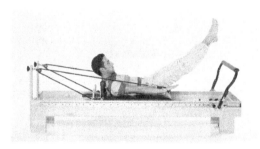

◻ **Abb. 8.23** Hundred. Zwischenstellung: gestreckte Beine

rung. Der Kopfhaltung sollte großes Gewicht
beigemessen werden, da der Kopf die Bewegung anführt.

Hundred (◻ Abb. 8.23) Bleibt der Oberkörper in angehobener Position, und werden
die Beine gestreckt gehalten, erhöhen sich
Hebellänge und Kraftausdauerleistung. Zu-

sätzlich wird durch das alternierende Schlagen der Arme ein reflektorischer Reiz ausgelöst, der in Verbindung mit der Atemführung Stabilität erfordert. Unterschiedliche Beinstellungen verlangen unterschiedliche Anforderungen.

Coordination (◘ Abb. 8.24) Schwerpunkt dieser Übung ist die geordnete Abfolge eines komplexen Bewegungsablaufs, bei dem sich stabilisierende und dynamische Elemente abwechseln. Der Rumpf bleibt in angehobener Position, während Arme und Beine eine dynamische Übung in der Sagittal- und Transversalebene ausführen. Entsprechend wird das Alignment der Bewegungsachsen von Armen und Beinen sowie deren Anbindung in verschiedenen Positionen trainiert.

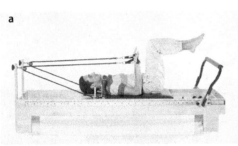

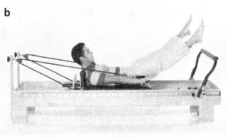

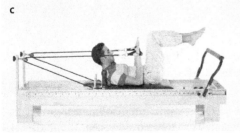

◘ **Abb. 8.24   a–c** Abdominals Supine: Coordination. **a** Ausgangsstellung, **b** Zwischenstellung: Beine kurz öffnen, **c** Zwischenstellung: Oberkörper bleibt oben

▪▪ Fehlerbilder
- Verlust der stabilen Anbindung des Kopfes an den Rumpf
- Fehlerhafte Schulter-HWS-Organisation
- Kompression des CTÜ
- Flexionseinschränkung von HWS und BWS
- Verlust der axialen Verlängerung der BWS bei Bewegung
- Verminderte Öffnung der ventralen Strukturen (Brustmuskulatur, Gelenkverbindungen, Brustbein)
- Ungenügende Anbindung des Brustkorbs an das Becken
- Schlechte Körperkoordination

▪ Bridging/Leg Press
Allgemein

Die Übungsreihe „Bridging" verbindet mehrere Bewegungen miteinander. Durch die Artikulation der Lendenwirbelsäule in Flexion, bei axialer Verlängerung, wird dem Alignment der Beinachsen Unterstützungsfläche entzogen. Das frei schwebende Becken übernimmt Brückenfunktion zwischen Rumpf und Beinen. Diese funktionell sinnvolle Organisation wird zusätzlich durch den aktiven Beinhebel gefördert. Bei Streckung der Beine kommt es zu einer endgradigen Hüft- und Kniestreckung (keine Überstreckung). Die gleichmäßige Artikulation von LWS und unterer/mittlerer BWS erfordert exzentrische Kraftentwicklung der lokal stabilisierenden Rückenmuskeln und gleichmäßiges Verlängern der globalen Stabilisatoren.

▪▪ Indikationen
Die meisten Pathologien in der Lenden-Becken-Hüft-Region (LBH-Region) gehen auf Störungen der Artikulation und Stabilisation zurück. Die **Beschwerden** können durch passive oder aktive Strukturen verursacht werden:
- Bei Hüft-, ISG- und LWS-Degeneration sind die passiven Strukturen geschädigt,
- bei Instabilität von ISG, LWS, Knie- und Hüftgelenk primär die aktiven Strukturen.

◘ Tab. 8.5 Bridging/Leg Press: Indikationen und Therapieziele

Krankheitsbilder	Ziele
Chronisches LWS-Syndrom	– Dissoziation Hüftgelenke-LWS – Dekompression – Artikulation mit axialer Verlängerung
Eingeschränkte Hüftextension	– Mobilisierung
Funktionelle Instabilität	– Dynamische Stabilisierung
ISG-Problematik	– Kraftringe des Beckens aktivieren
Beckenboden-problematik	– Aktivierung in Bewegung

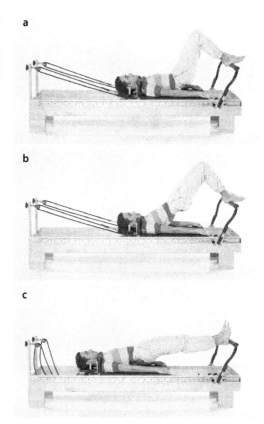

◘ Abb. 8.25 a–c Bridging beidbeinig. **a** Ausgangsstellung: Artikulation, **b** Zwischenstellung, **c** Beinstreckung

Die Übungsreihe „Bridging/Leg Press" bietet viele Ansatzpunkte zur Verbesserung dieser Beschwerdebilder.

In ◘ Tab. 8.5 sind Indikationen und Ziele der Übung „Bridging/Leg Press" zusammengefasst.

▪▪ Übungssequenz
Folgende Abfolge hat sich bewährt:

Beidbeinig (◘ Abb. 8.25) Über „Bridging/Leg Press" mit beiden Beinen werden Becken und LWS in der Sagittalebene symmetrisch stabilisiert. Wichtig ist die Ansprache aller stabilisierenden Muskeln des Beckenrings, der Beinachsen und der Rumpfmuskulatur. Durch sanfte Unterstützung der Arme können Schulterregion und HWS-BWS-Verbindung in aktivierter Ruhestellung bleiben.

Einbeinig (◘ Abb. 8.26) Das einbeinige Ausführen der Übung ermöglicht Rotation und Lateralflexion des Rumpfes. Das Standbein wird in der geschlossenen Kette gefordert, das freie Bein arbeitet in der offenen Kette und stabilisiert die Bewegung. Dysbalancen zwischen den Körperhälften zeigen sich hier besonders deutlich.

▪▪ Fehlerbilder
- Bewegungseinschränkungen in der unteren Extremität
- Schlechtes Alignment in der geschlossenen Kette
- Fehlende aktive Stabilität in der Bewegung
- Fehlende axiale Verlängerung der LWS
- Unfunktionelle Bewegungsübertragung auf den Rumpf
- Schlechte Körperkoordination

▪ Up-Stretch-Serie
Allgemein
In den Standpositionen, mit den Händen in Stützposition auf dem Footbar, wird die Aktivität der geschlossenen Kette auf die Arme übertragen. Dies bedeutet, dass die Armachsen stärker in ihrer Ausrichtung ge-

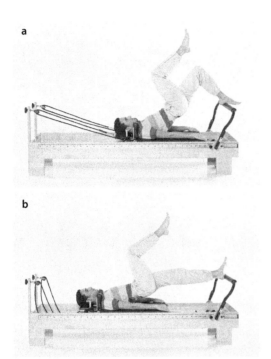

◘ Abb. 8.26 a, b Bridging einbeinig. **a** Zwischenstellung: Becken stabilisiert, **b** Beinstreckung

fordert werden und der Rumpf mittels langer Hebel größeren Anforderungen ausgesetzt wird. Entsprechend liegen die Schwerpunkte dieser Übungsreihe auf den Bereichen Gewichtsübernahme der oberen Extremität und Rumpfkontrolle in verschiedenen Ausgangsstellungen.

▪▪ Indikationen
Die Ausgangsstellungen Rumpfbeuge in Flexion oder Neutralstellung der Wirbelsäule können bei allen Patienten gewählt werden, bei denen die Beschwerden in dieser Stellung nachlassen. Bei chronischen Wirbelsäulensyndromen wird meist eine verringerte Flexibilität und exzentrische Kraftentwicklung der dorsalen Muskelketten beobachtet. Gleichzeitig besteht eine mangelhafte ventrale Stabilität.

Der Armstütz in Flexionsstellung erhöht die Anforderung für Patienten, die eine schlechte Arm-Rumpf-Verbindung haben. Dadurch wird der innere Kraftring des Schultergürtels stärker aktiviert als der Äußere.

◘ Tab. 8.6 Up-Stretch-Serie: Indikationen und Therapieziele

Krankheitsbilder	Ziele
Chronisches LWS-Syndrom	– Dekompression – Axiale Verlängerung – Ventrale Stabilisation
Pseudoradikuläre Beschwerden	– Neurale Mobilisation
Instabilität LWS	– Dynamische Stabilisierung
Funktionelle Instabilität Schultergürtel	– Stabilisierung

In ◘ Tab. 8.6 sind Indikationen und Ziele der Übungsserie „Up Stretch" zusammengefasst.

▪▪ Übungssequenz
Folgende Abfolge hat sich bewährt:

Elephant (◘ Abb. 8.27) In „Elephant" wird die Wirbelsäule in einer langen Flexion ausgerichtet. Durch diese Haltung ergibt sich eine Stabilisierung im Rumpf und eine variable Aktivierung der Becken-Bein-Verbindung sowie der Beinachsen. Es kommt zu einer aktiven Verlängerung der dorsalen Bein- und Rumpfstrukturen bei gleichzeitiger Rumpfstabilisierung in Flexion. Die Wirkung auf neurale Strukturen wird durch die dynamische Beinbewegung und die Stellung von Kopf und HWS verstärkt.

V-Stretch (◘ Abb. 8.28) In dieser Übung wird ventrale Rumpfstabilität und Stützfunktion der Arme gefordert, und sie bewirkt eine intensive Kräftigung. Der Rumpf bleibt stabil und ermöglicht bei Stellungswechsel von Hüftflexion und Schulterflexion sowie Hüftextension und Schulter-Mittelstellung ein selektives Bewegen. Die geschlossene Kette bietet den Vorteil der Stabilität, erfordert aber gleichzeitig den Aufbau intensiver Zugspannung, um die einwirkenden Kräfte zu neutralisieren. Zusätzlich wird die dorsale Bein- und Rumpfmuskulatur aktiv gedehnt.

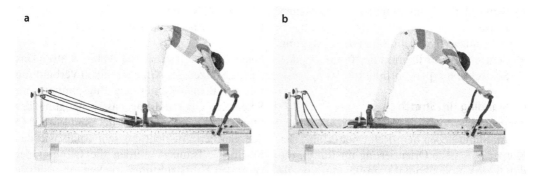

☐ Abb. 8.27 **a, b** Up-Stretch-Serie: Elephant. **a** Aktivierte Ausgangsstellung, **b** Zwischenstellung: lange Flexion

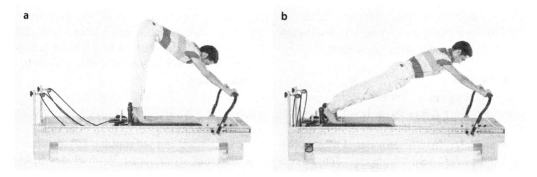

☐ Abb. 8.28 **a, b** Up-Stretch-Serie: V-Stretch. **a** Aktivierte Ausgangsstellung, **b** Zwischenstellung: lange Extension

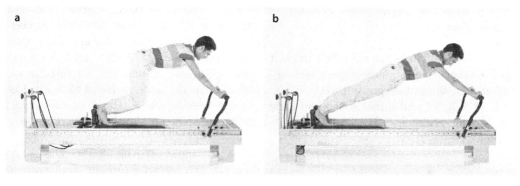

☐ Abb. 8.29 **a, b** Up-Stretch-Serie: Jack Rabbit. **a** Ausgangsstellung: stabilisiert, **b** Zwischenstellung: lange Extension

Jack Rabbit (☐ Abb. 8.29) Für die Ausgangsstellung bleibt man in der Liegestützposition und beginnt eine dynamische Beinbewegung. Die Ausrichtung der Beine in dieser Beuge- und Streckbewegung erfordert eine Stabilisierung v. a. in der Sagittalebene. Durch die pseudooffene Kette ergeben sich allerdings auch andere Bewegungsmöglichkeiten. Der Rumpf dient als stabiler Anker für die Beinbewegungen.

■■ Fehlerbilder
— Fehlerhafte Schulter-HWS-Organisation
— Verlust der aktiven Bewegungsstabilität
— Verringerte aktive Anbindung der Armbewegung an den Rumpf (Schulterblätter)
— Ungenügende Anbindung des Brustkorbs an das Becken
— Fehlende axiale Verlängerung

— Schlechtes Alignment in der geschlossenen Kette
— Fehlende aktive Stabilität in der Bewegung
— Schlechte Koordination im Raum
— Schlechte Körperkoordination

■ **Standing Hip Stretch**
Allgemein
Im Stand neben dem Reformer erfährt der Körper eine neue Orientierung im Raum, die durch den Bodenkontakt große funktionelle Bedeutung hat. Das Standbein ist über die Arme teilweise entlastet oder durch das Spielbein in seiner Organisation gefordert. Der Körper muss sich den wechselnden Anforderungen stabilisierend anpassen und auch eine dynamische Beinachsenstabilität organisieren.

■ ■ **Indikationen**
Diese Übungsreihe befasst sich mit **Abweichungen der Beinachsen,** besonders zu beachten bei folgenden Beschwerdebildern:
— **Standbein:** Insuffizienz der Fußgewölbe, Valgus-/Varusfehlstellungen der Knieachsen, mangelnde laterale Stabilität im Hüftgelenk.
— **Spielbein:** Extensionsdefizit von Hüfte oder Knie und ungenügende dynamische Stabilisierung.

Durch die Rumpfvorbeuge wird die Fähigkeit zur Einnahme einer physiologischen Neutralstellung der Wirbelsäule geschult.
In ◧ Tab. 8.7 sind Indikationen und Ziele der Übung „Standing Hip Stretch" aufgelistet.

◧ **Tab. 8.7** Standing Hip Stretch: Indikationen und Therapieziele

Krankheitsbilder	Ziele
Instabile Knie- und Beinachse	Stabilisierung
Extensionseinschränkungen in Hüft- und Kniegelenk	Mobilisierung
Chronische Wirbelsäulensyndrome	Funktionelle Ausrichtung der WS im Raum

■ ■ **Übungssequenz**
Folgende Abfolge hat sich bewährt:

Beide Arme gestützt (◧ Abb. 8.30) Das leichte Stützen der Arme erzeugt in Verbindung mit der Beinstreckung eine Zugspannung im Spielbein. Über die angepasste Beugung des Standbeins stabilisiert sich der Rumpf, der in der gleichen Ausrichtung sein sollte wie das Spielbein. Trainiert werden die Öffnung der ventralen Hüftstrukturen, die Synergie mit der tiefen Bauch- und Rumpfmuskulatur und die aktive Ausrichtung beider Beinachsen.

Standbein gestreckt (◧ Abb. 8.31) Durch das Strecken des Standbeins erhöht sich die Dehnungskomponente. Die axiale Verlängerung der WS in Neutralstellung muss beachtet werden.

Scooter (◧ Abb. 8.32) Das komplette Lösen der Arme vom Footbar öffnet die Bewegungskette nach oben hin vollständig. Entsprechend erfordert der dynamische Wechsel des Spielbeins eine Widerlagerung von Standbein und Rumpf.

Hände im Rücken oder Nacken (◧ Abb. 8.33) Je nach Armposition wird vermehrt die Organisation des oberen oder unteren Rumpfes betont. Zudem wird durch die unterschiedliche Armhaltung die verbindende Muskulatur der anderen Hebel aktiviert. Der Rumpf muss vermehrt statisch stabilisiert, die Beinachse vermehrt aktiv kontrolliert werden.

Arme schwingen (◧ Abb. 8.34) Das Armpendeln erzeugt reflektorische Haltereize in allen Bewegungsebenen.
Auch die Beinbewegung wird durch das kraftvolle Nach-vorne-Schwingen der Arme unterstützt. Daraus resultiert eine intensive axiale Verlängerung des ganzen Körpers. Funktionell erzeugt diese Übung einen stabilen Rumpf für die dynamische Bewegung der Extremitäten.

■ ■ **Fehlerbilder**
— Schlechtes Alignment in der geschlossenen Kette

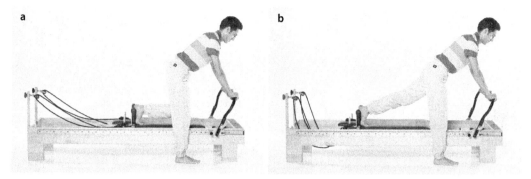

■ **Abb. 8.30** **a, b** Standing Hip Stretch: beide Arme gestützt. **a** Ausgangsstellung, **b** Zwischenstellung

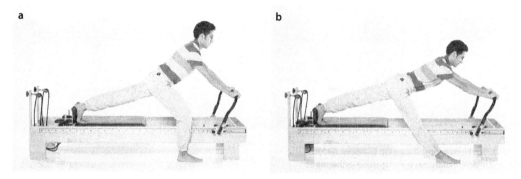

■ **Abb. 8.31** **a, b** Standing Hip Stretch: Standbein gestreckt. **a** Ausgangsstellung: längere Streckung, **b** Zwischenstellung: vorderes Bein gestreckt

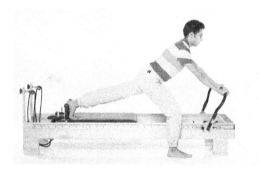

■ **Abb. 8.32** Standing Hip Stretch: Scooter. Zwischenstellung

— Fehlende aktive Stabilität in der Bewegung
— Fehlende axiale Verlängerung
— Unfunktionelle Bewegungsübertragung auf den Rumpf
— Beeinträchtigung von Stand, Gleichgewicht und reaktiver Stabilität
— Schlechte Körperkoordination
— Schlechte Koordination im Raum

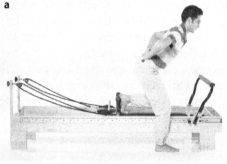
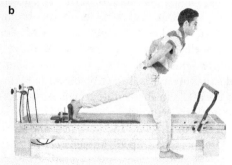

■ **Abb. 8.33** **a, b** Standing Hip Stretch: Hände im Rücken oder Nacken. **a** Ausgangsstellung, **b** Zwischenstellung

8

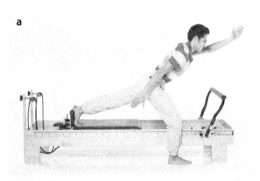

a

b

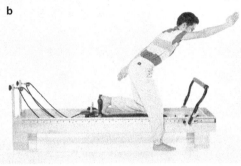

☐ **Abb. 8.34   a, b** Standing Hip Stretch: Arme schwingen. **a** Zwischenstellung, **b** Reziprokes Schwingen

■ **Quadruped**

Allgemein

Das Knien im Vierfüßlerstand auf dem Reformer bewirkt eine Brückenspannung im Rumpf. Entgegen dieser Übung auf der Matte wird durch das Bewegen des Wagens eine pseudooffene Kette gebildet, was für verschiedene Zielsetzungen von Vorteil sein kann. Das Stützen erfordert eine gleichzeitige Aktivierung der beiden Kraftringe des Schultergürtels.

■ ■ **Indikationen**

Bei manchen Beschwerdebildern der Patienten ist die Stützfunktion der Arme beeinträchtigt. In dieser Übungsreihe wird der funktionelle Stütz zur Verbesserung von Kompressionspathologien erarbeitet. Akute und subakute Wirbelsäulenbeschwerden können ebenfalls in dieser hubarmen Ausgangsstellung trainiert werden.

In ☐ Tab. 8.8 sind Indikationen und Ziele der Übung „Quadruped" aufgelistet.

■ ■ **Übungssequenz**

Folgende Abfolge hat sich bewährt:

☐ **Tab. 8.8**   Quadruped: Indikationen und Therapieziele

Krankheitsbilder	Ziele
Instabilität (Subluxation) Schulter	Stabilisierung mit Unterstützung
Flachrücken	Organisation physiologischer WS-Stellungen
Ventrale/segmentale Instabilität	Kräftigung ventraler/segmentaler Muskelketten

a

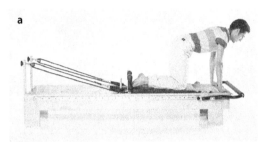

b

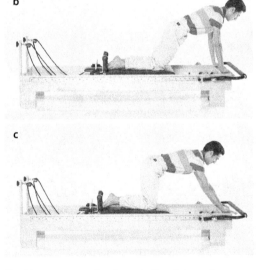

c

☐ **Abb. 8.35   a–c** Quadruped: Vorwärts. **a** Ausgangsstellung, **b** Zwischenstellung: Hüftbewegung, **c** Zwischenstellung: Schulterbewegung

Vorwärts (☐ Abb. 8.35)   Das Wegstoßen des Wagens erfordert flexorische Aktivität in den Schultern, sowohl konzentrisch als auch exzentrisch. In den Hüftgelenken werden dagegen kontrollierte Extensionsbewegungen ausgeführt. Diesen Beinbewegungen muss eine entsprechende Aktivität im Rumpf entgegenwirken. Das selektive Bewegen erfordert Koordination und Dissoziation.

Rückwärts Entsprechend betont das Heranziehen des Wagens – bei korrekter Einstellung des Rumpfes und guter Stabilisierung der Rippen-Becken-Verbindung – die flexorischen Muskelketten in Rumpf und Hüftgelenken.

▪▪ Fehlerbilder
- Ungenügende Anbindung des Beckens an den Brustkorb
- Schlechtes Alignment in der geschlossenen Kette
- Verlust der aktiven Stabilität in den Bewegungen
- Fehlende axiale Verlängerung
- Schlechte Körperkoordination

▪ Side Splits
Allgemein
Alleine der Stand auf dem Reformer ist eine Herausforderung an Gleichgewicht und Stabilität. Ziele dieser Übungsreihe sind Organisation von Rumpf und Kopf, statische oder dynamische Ausrichtung der Beinachsen und die durch die ungewohnte Orientierung im Raum ausgelöste Integration. Bei größeren Bewegungsausschlägen muss vermehrt auf die Hebelwirkung der Hüftadduktoren geachtet werden; diese können eine Instabilität des Beckens bewirken.

▪▪ Indikationen
Durch die Orientierung des Körpers auf dem Reformer werden Achsenfehlstellungen oder Bewegungseinschränkungen in der Frontalebene (Ab-/Adduktion), aber auch in der Transversalebene (Rotation) sichtbar. Beschwerdebilder wie Kontrakturen oder Arthrose in den Hüftgelenken, schlechte Stabilität des Beckens in der Bewegung und Beinachsenstörungen werden in dieser Übungsreihe angesprochen. Außerdem werden Gleichgewicht und Koordination verbessert.

In ◘ Tab. 8.9 sind Indikationen und Ziele der Übung „Side Splits" zusammengefasst.

▪▪ Übungssequenz
Folgende Abfolge hat sich bewährt:

◘ **Tab. 8.9** Side Splits: Indikationen und Therapieziele

Krankheitsbilder	Ziele
Hüftarthrose	– Verbesserung des Gelenkgleitens – Zirkulation – Mobilisation
Kontrakturen der Hüftmuskulatur	– Konzentrisches und exzentrisches Training
Instabilität der LBH-Region	– Dynamische Stabilisierung

Nur Beine (◘ Abb. 8.36) Das Abspreizen in der Frontalebene verbessert die Kraft und Kontrolle in den Muskelgruppen dieser Bewegungsrichtung, zudem steht die gleichmäßige Verlagerung des Körperschwerpunkts zwischen den Beinhebeln im Mittelpunkt. Während der konzentrischen Phase der Abduktion wird eine begleitende Stabilisierung der Beinspirale gefordert. Die Fußgewölbe sind in Längs- und Querrichtung aktiv mit dem Wagen verbunden.

Beine und Arme (◘ Abb. 8.37) Bewegen sich auch die Arme, erhöht sich der koordinative Anspruch der Übung. Das Armpendeln erfordert eine Stabilisierung im Rumpf. Die synergistische Aktivierung der Muskeln des inneren Kraftrings von Becken und Schultergürtel wirkt unterstützend.

Scooter Splits (◘ Abb. 8.38) Durch das Nach-vorne-Kippen des Oberkörpers wirkt ein längerer Hebel auf die Beine. Die verstärkte aktive Rumpforganisation und das dynamische Bewegen eines oder beider Beine ist eine komplexe Anforderung an den Patienten. Die Beinachsen müssen in ihrer Stellung ständig dynamisch stabilisiert werden.

Rotation (◘ Abb. 8.39) Das zusätzliche Drehen des Oberkörpers verstärkt die rotatorische Komponente im ganzen Körper. Das Bein, das von der Standplatte wegschiebt, arbeitet in Extension und Außenrotation. Das Spielbein führt eine exzentrische kontrollierte Beugung durch. Funktionell verbinden sich

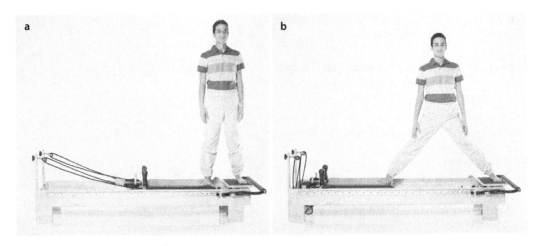

○ **Abb. 8.36   a, b** Side Splits: nur Beine. **a** Aktivierte Ausgangsstellung, **b** Zwischenstellung

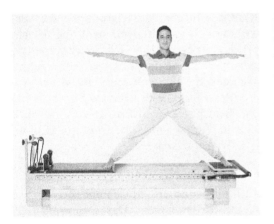

○ **Abb. 8.37**   Side Splits: Beine und Arme. Zwischenstellung: Stabilisation in Frontalebene

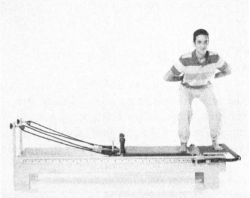

○ **Abb. 8.38**   Side Splits: Scooter Splits. Ausgangsstellung: Achsenstabilität von Rumpf und Beinen

Rotation von BWS und HWS mit einem nur wenig drehenden LWS- und Beckenbereich.

■■ **Fehlerbilder**
- Schlechtes Alignment in der geschlossenen Kette
- Bewegungseinschränkungen in der unteren Extremität
- Fehlende aktive Stabilität in der Bewegung
- Unfunktionelle Bewegungsübertragung auf den Rumpf
- Beeinträchtigung von Stand, Gleichgewicht und reaktiver Stabilität
- Schlechte Koordination im Raum
- Schlechte Körperkoordination

8.2.2 Cadillac

■   **Roll-Down-Serie**
Allgemein
Die Fähigkeit, die Wirbelsäule in flexorischen Bewegungen dynamisch zu stabilisieren, ist für Funktion und Gesundheit der Wirbelsäule wesentlich. Im assistiven Aufbau dieser Übung wird sowohl die Fähigkeit zur gleichmäßigen Artikulation mit axialer Verlängerung als auch die Verbindung der Bewegung zu einem aktivierten Schultergürtel geschult.

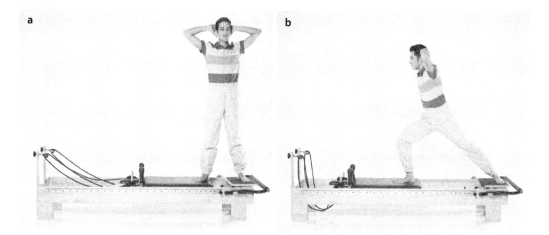

Abb. 8.39 a, b Side Splits: Rotation. **a** Ausgangsstellung, **b** Zwischenstellung: Rotation

Tab. 8.10 Roll-Down-Serie: Indikationen und Therapieziele

Krankheitsbilder	Ziele
Blockierungen in BWS/LWS	– Mobilisation – Dynamische Stabilisation
Zustand nach Prolaps-OP	Phase 3: – Unterstützte Artikulation – Lokale Stabilisation in Flexion
Instabilität LWS	– Stabilisation

▪▪ Indikationen

Störungen der aktiven Artikulation aus Sitz in Rückenlage und umgekehrt beeinträchtigen nachhaltig das alltägliche Bewegen. Schmerzhafte Blockierungen oder subakute Bandscheibenpathologien benötigen Unterstützung in der Artikulation, um eine Ansteuerung der lokalen segmentalen Stabilisatoren zu ermöglichen. Dabei spielt vor allem die axiale Verlängerung bei flexorischen Bewegungen eine große Rolle.

In **Tab. 8.10** sind Indikationen und Ziele der Serie „Roll Down" aufgelistet.

▪▪ Übungssequenz

Folgende Abfolge hat sich bewährt

Gestreckte Beine, gebeugte Beine (**Abb. 8.40**) In der Sagittalebene wird die Übung initiiert durch Gewichtsverlagerung nach hinten bei gleichzeitiger leichter Extension der Hüftgelenke. Das exzentrische Aktivieren der Hüftmuskulatur wird begleitet von der intensiven Verbindung der vorderen, seitlichen und hinteren Rumpfmuskulatur. Kopf und Schultern müssen entsprechend der Bewegung im Raum eingestellt werden.

Rotation (**Abb. 8.41**) Durch die zu Beginn eingeleitete Rotation des Oberkörpers auf einem stabilen Becken- und Hüftbereich wird eine funktionelle Erweiterung eingeleitet. Die Kombination von Rotation und Flexion schult ein für die passiven Strukturen der Wirbelsäule entlastendes Bewegen. Das rotatorische Muskelkorsett wird in Verbindung mit axialer Verlängerung trainiert.

▪ Breathing
Allgemein

In dieser Übungsreihe kann die Artikulation der Wirbelsäule aus einer entlasteten Körperstellung heraus, in Verbindung mit der Atmung, geübt werden. Durch die gestreckten Beine wird eine aktive exzentrische Verlängerung der dorsalen Bein- und Rumpfmuskeln synergistisch trainiert. Schultergürtel und Arme unterstützen die tiefe Verbindung von Oberkörper, Wirbelsäule und Becken.

▪▪ Übungssequenz

Folgende Abfolge hat sich bewährt

Auf und ab (**Abb. 8.42**) In der dynamischen Übungsphase werden die wirksamen Hebel

8

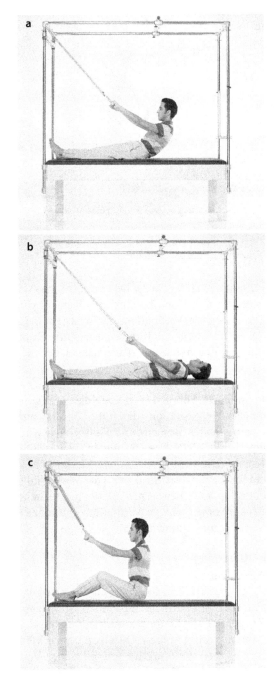

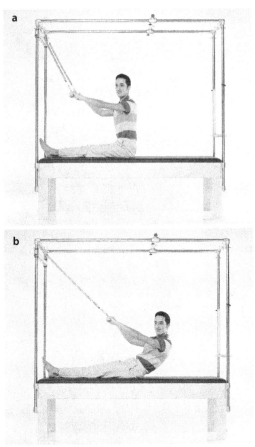

Abb. 8.41 a, b Roll-Down-Serie: Rotation. **a** Ausgangsstellung: Rotation links, **b** Zwischenstellung

ordnen und die anschließende Rückbewegung gleichmäßig öffnend zu verlangsamen. Der Atmung kommt dabei eine unterstützende Funktion zu.

Arme (Abb. 8.43)   Bleibt der Körper in der Diagonalen, werden im zweiten Schritt die Arme eingesetzt: zum einen, um die Position zu stabilisieren, und zum anderen, um den Oberkörper zu weiten. Trainiert wird die Ausrichtung der oberen Extremität, auch bzgl. der Schulter- und Kopfposition.

▪▪ Fehlerbilder
- Einschränkung der physiologischen Flexionsbeweglichkeit
- Verlust der aktiven Stabilität in den Bewegungen
- Fehlende axiale Verlängerung

Abb. 8.40 a–c Roll-Down-Serie: Gestreckte Beine, gebeugte Beine. **a** Ausgangsstellung, **b** Zwischenstellung: Rückenlage, **c** Variation: gebeugte Kniestellung

durch Artikulation, Zug der Arme und intensive Atmung gleichmäßig aktiviert. Ziel ist es, in der konzentrischen Übungsphase alle Körperabschnitte in die Diagonale einzu-

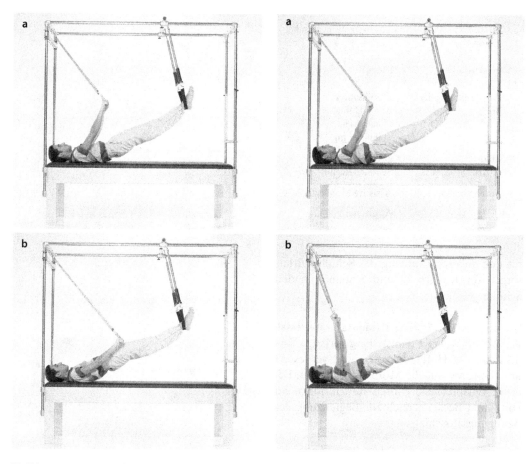

○ **Abb. 8.42 a, b** Breathing: auf und ab. **a** Ausgangsstellung, **b** Zwischenstellung: Becken gehoben

○ **Abb. 8.43 a, b** Breathing: Arme. **a** Ausgangsstellung, **b** Zwischenstellung: Rumpf stabil

■ **Push Through**

Allgemein

Bei dieser Übungsreihe wird der Tower Bar des Cadillac eingesetzt, um in einer pseudooffenen Kette die Bewegungen von Oberkörper und Wirbelsäule zu führen und zu unterstützen. In die Übung fließen einerseits Kraftimpulse der Muskel- und Gelenkketten der oberen Extremität ein, andererseits Kraftimpulse durch die Position und Verbindung des Beckens und der Beine.

■■ **Indikationen**

Störungen des Bewegungsflusses zwischen den verschiedenen Wirbelsäulenabschnitten und angrenzenden Extremitäten finden sich in vielen Beschwerdebildern. Durch die Führung der Bewegung über die Arme können Extensionsdefizite bei BWS-/HWS-

Syndromen und Bewegungseinschränkungen im Schultergelenk angesprochen werden. Durch Sitz und Stand vor dem Cadillac eignet sich diese Übungsreihe für Patienten mit chronischen LWS-Beschwerden und Verkürzungen der dorsalen Beinmuskulatur.

In ○ Tab. 8.11 sind Indikationen und Ziele der Übung „Push Through" zusammengefasst.

■■ **Übungssequenz**

Folgende Abfolge hat sich bewährt:

Sitz vor Cadillac (sagittal/transversal, ○ Abb. 8.44) In dieser Ausgangsstellung wird der Hebel der Beine reduziert. Die Bewegung konzentriert sich auf das geordnete Führen der Brustwirbelsäule in Flexion und/oder Rotation auf einem stabilen Becken. Inne-

◘ Tab. 8.11 Push Through: Indikationen und Therapieziele

Krankheitsbilder	Ziele
BWS-Kyphose oder Blockierungen BWS	– Mobilisation – Artikulation – Dynamische Stabilisierung
Schulter-Arm-Syndrom	– Organisation HWS-Schulter-Region
Frozen Shoulder	– Assistive Mobilisation
Flachrücken	– Aktive Artikulation

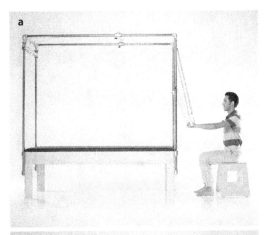

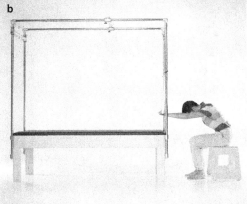

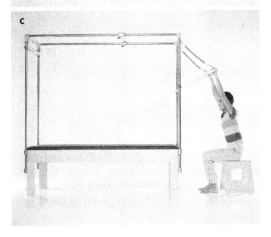

◘ Abb. 8.44   a–c Push-Through-Serie: Sitz vor Cadillac. **a** Ausgangsstellung, **b** Zwischenstellung: lange Flexion, **c** Zwischenstellung: lange Extension

rer und äußerer Kraftring des Schultergürtels sorgen für Kongruenz und Stabilität in den Schultergelenken.

Sitz auf Cadillac/Reitersitz (sagittal/transversal, ◘ Abb. 8.45)   Die Beinstellung verlangt Vordehnung der Hüftabduktoren und verbessert im Übungsverlauf die Mobilität in diesem Bereich. Entsprechend führen Restriktionen im Hüft- und Beckenbereich zur Begrenzung des Bewegungsausschlags.

Sitz auf Cadillac: gebeugte/gestreckte Beine (sagittal/Zirkumduktion ◘ Abb. 8.46)   In dieser Übungsreihe wird die dorsale Beinmuskulatur gedehnt. Entsprechend wird selektives Bewegen gefordert, mit Dissoziation vom Becken.

Das Lösen eines Arms über eine dreidimensionale offene Bewegung im Raum bewegt die Wirbelsäule in Flexion, Rotation und Seitneigung und fordert Zugspannung, um die Bewegung dynamisch zu stabilisieren.

Stand vor Cadillac(sagittal/transversal, ◘ Abb. 8.47)   Der Stand fördert die Gewichtsübernahme der unteren Extremität und fordert volle Propriozeption. Die pseudooffene Kette durch die Verbindung zum Tower Bar verstärkt den Charakter der dynamischen Übung des Oberkörpers auf einem unterstützenden Becken- und Beinbereich.

▪▪ Fehlerbilder
- Verlust der stabilen Anbindung des Kopfes an den Rumpf
- Fehlerhafte Schulter-HWS-Organisation, Kompression des CTÜ
- Verlust der aktiven Stabilität in den Bewegungen

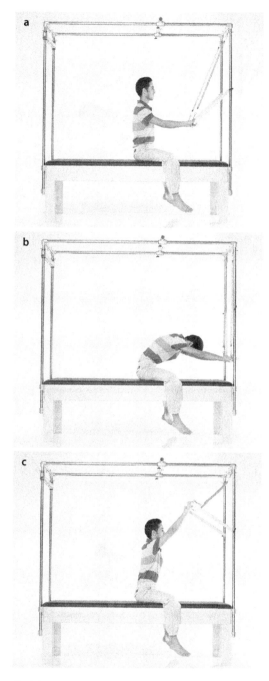

□ Abb. 8.45 a–c Push-Through-Serie: Sitz auf Cadillac/Reitersitz. **a** Ausgangsstellung, **b** Zwischenstellung: lange Flexion, **c** Zwischenstellung: lange Extension

– Verringerte aktive Anbindung der Armbewegung an den Rumpf (Schulterblätter)
– Fehlende axiale Verlängerung
– Bewegungseinschränkungen in der oberen Extremität

■ Shoulders Tower Bar
Allgemein
Der Anbindung des Schultergürtels an Oberkörper und HWS kommt eine zentrale Bedeutung zu, um funktionelle Störungen in diesem Bereich zu vermeiden. In dieser Übung wird der Tower Bar für eine dynamische Kongruenz genutzt. Die Gelenkanteile Oberarm und Schulterpfanne sowie die angrenzenden kleineren Schultergürtelgelenke (Akromio- und Sternoklavikulargelenk) erhalten muskulär geführte und korrekt organisierte Positionierung.

■■ Indikationen
Störungen im skapulothorakalen Rhythmus führen zu Überlastungen, die sich z. B. durch ein Impingementsyndrom, eine Bursitis oder Instabilität äußern. Die in diesem Bereich angesteuerte Muskulatur ist Störungen durch Dysbalancen, Hemmung und reflexogene Ursachen ausgesetzt. Zudem können u. a. Blockierungen in der Wirbelsäule, Kontrakturen der Brustmuskulatur und Nervenreizungen das Gleichgewicht stören.
In □ Tab. 8.12 sind Indikationen und Ziele der Übung „Shoulders Tower Bar" aufgeführt.

■■ Übungssequenz
Folgende Abfolge hat sich bewährt:

Pro-/Retraktion (□ Abb. 8.48) Unterstützte Pro- und Retraktion gegen Widerstand schulen die stabilisierende dorsale Muskelkette des Schultergürtels. Die Ruhestellung der Wirbelsäule wird nicht verändert.

Arcs (□ Abb. 8.49) Ziel der Übung ist das Bewegen der Arme in der Sagittalebene auf einem ruhenden Oberkörper unter Abnahme des Armgewichts. Wichtig sind die Raum schaffenden und stabilisierenden Komponenten im Glenohumeralgelenk und im skapulothorakalen Rhythmus.

Chest Lift (□ Abb. 8.50) Durch die Hebung des Oberkörpers wird dorsal und ventral die Rippen-Becken-Verbindung geschult. Im Sitz kommt es zur Artikulation in Flexion und einer aufrechten Oberkörperhaltung bei ge-

8

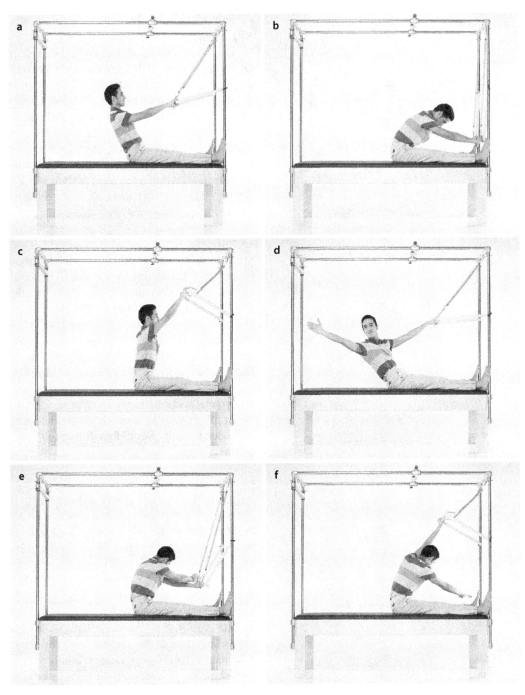

☑ **Abb. 8.46** **a–f** Push-Through-Serie: Sitz auf Cadillac (gebeugte/gestreckte Beine). **a** Ausgangsstellung, **b** Zwischenstellung: lange Flexion, **c** Zwischenstellung: lange Extension, **d** Zwischenstellung: Extension/Rotation, **e** Zwischenstellung: hohe Flexion/Rotation, **f** Zwischenstellung: tiefe Flexion/Rotation

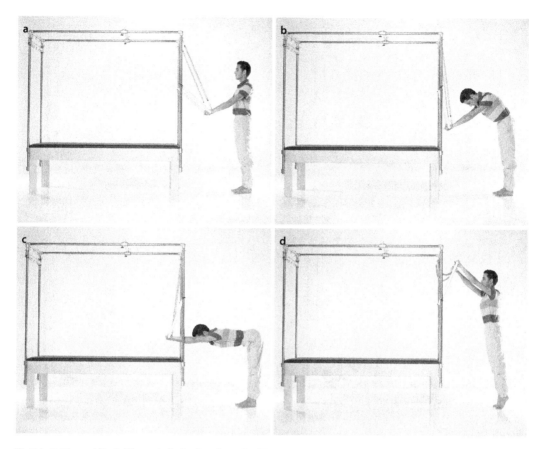

Abb. 8.47 **a–d** Push-Through-Serie: Stand vor Cadillac. **a** Ausgangsstellung, **b** Zwischenstellung: lange Flexion, **c** Zwischenstellung: lange Extension, **d** Zwischenstellung: Zehenspitzenstand

Tab. 8.12 Shoulders Tower Bar: Indikationen und Therapieziele

Krankheitsbilder	Ziele
Zervikobrachialgie	Pseudoradikuläre Beschwerden
Kontraktur Schultergelenk	Bahnen des glenohumeralen Gelenkspiels
Pseudoradikuläre Beschwerden	Lösung und Mobilisation von Restriktionen

hobenen Armen. Gleichzeitig werden die Schultergelenke in endgradige Elevation geführt, ohne die Ordnung im Schulter- und HWS-Bereich zu verlieren.

Neuromobilisation (Abb. 8.51) Durch das Voneinanderwegbewegen von Kopf und Ober-

körper werden mobilisierende Bewegungen im oberen Quadranten (Brustkorb-/Hals-/Arm-Region) ausgelöst. Das Rollen in Seitlage und zurück verstärkt diesen Effekt.

Fehlerbilder
- Bewegungseinschränkungen in der oberen Extremität
- Schlechtes Alignment in der offenen Kette
- Schlechte Körperkoordination
- Fehlerhafte Schulter-HWS-Organisation

8.2.3 Chair

- **Swan-Serie**
Allgemein
Die Übung ermöglicht eine geführte, unterstützte Extension und Rotation des Rumpfes. Der Footbar des Chair dient als Unterstützung des Oberkörpers, gleichzeitig

8

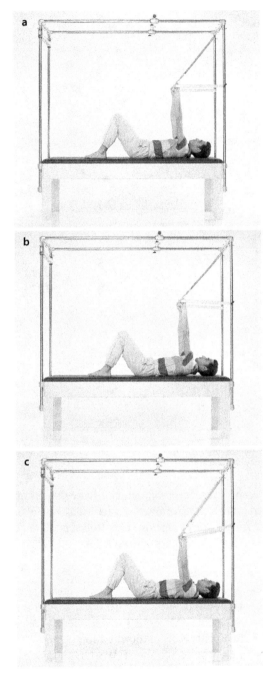

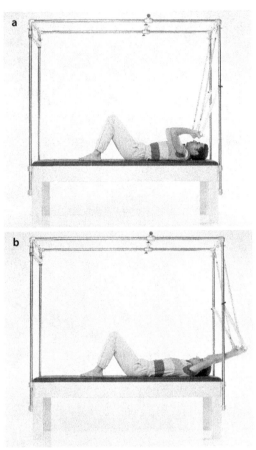

■ **Abb. 8.49 a, b** Shoulders Tower Bar: Arcs. **a** Zwischenstellung: Arme parallel, **b** Zwischenstellung: Arme über Kopf

wird die durch den Footbar einwirkende Kraft auch auf die ausgerichteten Arme übertragen.

■■ Indikationen

Diese Übungsreihe wird eingesetzt bei Patienten mit Einschränkungen der Extension und Rotation in der BWS. Es können sich Dysbalancen im Schultergürtel zwischen innerem und äußerem Kraftring zeigen und trainiert werden. Eine evtl. ventrale Instabilität der LWS kann in verschiedenen Bewegungsebenen verbessert werden.

■ **Abb. 8.48 a–c** Shoulders Tower Bar: Pro-/Retraktion. **a** Ausgangsstellung, **b** Zwischenstellung: Protraktion, **c** Zwischenstellung: Retraktion

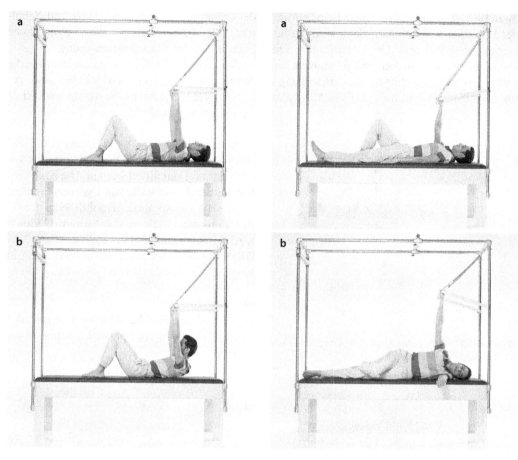

◘ **Abb. 8.50 a, b** Shoulders Tower Bar: Chest Lift. **a** Ausgangsstellung, **b** Zwischenstellung: Oberkörper gehoben

◘ **Abb. 8.51 a, b** Shoulders Tower Bar: Neuromobilisation. **a** Ausgangsstellung, **b** Zwischenstellung: Mobilisation

In ◘ Tab. 8.13 sind Indikationen und Ziele der „Swan"-Serie aufgelistet.

■■ **Übungssequenz**
Folgende Abfolge hat sich bewährt:

Shoulders (◘ Abb. 8.52) Zu Beginn der Übungsfolge können die Schulterblätter in ihrer aktiven Anbindung an den Oberkörper geschult werden. Unterstützte Re- und Protraktion gegen Widerstand betonen den inneren Kraftring des Schultergürtels. Für eine gleichmäßige Aktivierung beider Kraftringe werden unterschiedlich starke Widerstände gesetzt.

◘ **Tab. 8.13** Swan-Serie: Indikationen und Therapieziele

Krankheitsbilder	Ziele
Protrahierte Schultern	– Mobilisation – Dehnung
Hohl-Rund-Rücken	– Unterstützte Artikulation – Dynamische Stabilisierung
Chronische Wirbelsäulensyndrome	– Dissoziation – Dekompression

Swan Dive (Abb. 8.53) Unter Beibehaltung der Kongruenz im Schultergelenk wird die Bewegung in BWS und LWS übertragen. Die Arme bleiben in Position und Alignment unverändert und übertragen den Bewegungsimpuls auf die Wirbelsäule. Ziel der Übung ist die Organisation von Kopf, Hals und Schultern, Kraftübertragung und dynamische Stabilität in der Extensionsbewegung.

Wird die Position gehalten und werden die Arme nur im Ellenbogen gebeugt und gestreckt, werden vermehrt Kontrolle und axiale Verlängerung trainiert.

Arms/Rotation (Abb. 8.54) Durch die Trennung der Pedale muss die Bewegung stärker koordiniert und stabilisiert werden. Die zusätzlich frei werdende Rotation kann genutzt werden, um die BWS in Rotation zu mobilisieren oder in Rotation dynamisch zu stabilisieren. Dadurch wird vermehrt Stabilität der LWS in axialer Verlängerung und Organisation der Bewegung in Kopf, HWS, Schulterbereich gefordert.

▪▪ Fehlerbilder
— Fehlerhafte Schulter-HWS-Organisation
— Einschränkung der physiologischen Rotation

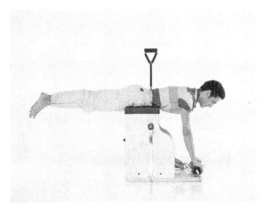

 Abb. 8.52 Swan-Serie: Shoulders. Oberkörper stabil, Schulterblätter bewegen isoliert

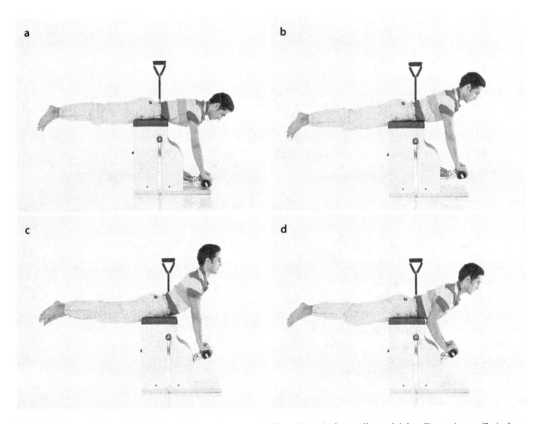

 Abb. 8.53 **a–d** Swan-Serie: Swan Dive. **a** Ausgangsstellung, **b** Zwischenstellung: leichte Extension, **c** Zwischenstellung: stabile, lange Extension, **d** Zwischenstellung: Armbewegung isoliert

a

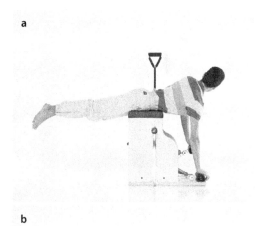

b

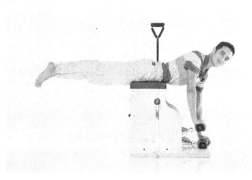

◧ **Tab. 8.14** Hamstring I: Indikationen und Therapieziele

Krankheitsbilder	Ziele
Degenerative Wirbelsäulensyndrome	Dekompression, dynamische Stabilisierung
Spondylolisthese	Unterstützte Artikulation
Flachrücken	Organisation
Kontrakturen Beinrückseite	Mobilisation

◧ **Abb. 8.54 a, b** Swan-Serie: Arms/Rotation. **a** Zwischenstellung: Rotation links, **b** Zwischenstellung: Rotation rechts

— Einschränkung der physiologischen Extension
— Verlust der aktiven Stabilität in den Bewegungen
— Verringerte aktive Anbindung der Armbewegung an den Rumpf (Schulterblätter)
— Ungenügende Anbindung des Brustkorbs an das Becken
— Fehlende axiale Verlängerung

■ **Hamstring I**

Allgemein

Eine Rumpfbeuge aus dem Stand ist aus mechanischer Sicht eine große Herausforderung bzw. Belastung. Sie gehört jedoch zu unseren täglichen Bewegungsabläufen, daher sollte sie aktiv und sinnvoll organisiert werden. Direkter Nutzen ist die Schulung der dorsalen Muskelketten, exzentrisch aktiv zu verlängern; indirekter Nutzen ist die gleichzeitige dynamische Stabilisierung der beteiligten Wirbelsäulenanteile.

■■ **Indikationen**

Jede degenerative Veränderung erfordert Schulungen von Alltagsbewegungen. Ob bei Beschwerden der unteren Extremität oder im Rumpf selbst, Dreh- und Angelpunkte weiterlaufender Bewegungen sind LWS- und ISG-Bereich.

⊙ **Cave**

Bei einer akuten Symptomatik **(akuter Prolaps,** Rehaphase I und II) ist die **Flexion im Rumpf mit langem Hebel kontraindiziert!** In Rehaphase III oder IV kann Rumpfflexion mit langem Hebel zur Mobilisation und Stabilisation genutzt werden.

In ◧ Tab. 8.14 sind Indikationen und Ziele der Übung „Hamstring I" zusammengefasst.

■■ **Übungssequenz**

Folgende Abfolge hat sich bewährt:

Kniend (◧ Abb. 8.55) Durch die kniende Ausgangsstellung wird der Übungsschwerpunkt auf die BWS und Organisation von Kopf, HWS und Schultergürtel gelegt. Wenn der Körperschwerpunkt sich nicht verlagert, wird durch das Bewegen des Oberkörpers nach vorne und den führenden Widerstand des Foot-

a

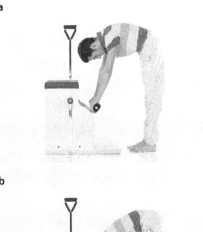

b

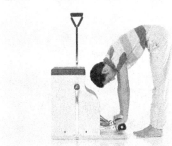

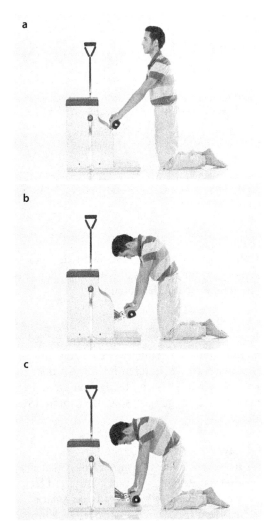

a

b

c

Abb. 8.56 a, b Hamstring I stehend. **a** Zwischenstellung: leichte Flexion, **b** Zwischenstellung: lange Flexion

■■ Fehlerbilder
— Fehlende axiale Verlängerung
— Einschränkung der Flexion
— Ungenügende Anbindung des Beckens an den Brustkorb
— Verlust der aktiven Stabilität in den Bewegungen
— Schlechtes Alignment in der geschlossenen Kette

■ Leg Pump
Allgemein
In der Übungsreihe wird die aufrechte Körperhaltung in Stand und Sitz geschult. Zusätzlich werden Gewichtsübernahme auf das Standbein und mobilisierende Elemente im Spielbein trainiert. Gleichgewicht und Propriozeption werden ganzkörperlich gefordert.

■■ Indikationen
Achsenabweichungen in Fuß, Knie und Hüfte werden in stabiler Position geschult. Die Sitzhaltung als vorwiegende Alltagshaltung spielt in der Wiedereingliederung nach Bandscheibenproblemen und degenerativ chroni-

Abb. 8.55 a–c Hamstring I kniend. **a** Ausgangsstellung, **b** Zwischenstellung: leichte Flexion, **c** Flexion

bars eine dynamische Stabilisierung bewirkt. Durch das Aufsetzen der Hände auf einer Seite des Footbars ist zusätzlich eine Rotation in Flexion möglich.

Stehend (Abb. 8.56) Im Stehen verlängert sich der Hebel, wodurch weitere zum Boden hin verbindende Körperteile in ihrer Stützfunktion trainiert werden. Knie- und Fußgelenke müssen in der Sagittalebene stabilisiert werden, und durch das Aufsetzen der Hände auf einer Seite des Footbars ist zusätzlich eine Rotation in Flexion möglich. Die tiefe Bauch- und Rumpfmuskulatur muss den Rumpf gegen die einwirkenden Hebelkräfte stabilisieren.

schen Erkrankungen eine große Rolle, ebenso der aufrechte Stand bei Erkrankungen des gesamten Stützapparats. Auch neurologische Krankheitsbilder können angesprochen werden.

In ◘ Tab. 8.15 sind Indikationen und Ziele der Übung „Leg Pump" aufgeführt.

▪▪ Übungssequenz
Folgende Abfolge hat sich bewährt:

a-Sitz (◘ Abb. 8.57) Im Sitz kann zu Beginn über leichtes Abstützen an den Handles eine leichte Unterstützung gegeben werden. Dem dynamischen Bewegen der Beine stellt der Rumpf eine angepasste stabilisierende Re-

aktion gegenüber. Die Beinachsen müssen in der pseudooffenen Kette geführt werden. Durch variable Armhaltungen kann die Organisation zusätzlich verschieden betont werden.

Stand (◘ Abb. 8.58) Im Stand werden die geschlossene Kette am Standbein und die pseudo-offene Kette am Spielbein trainiert. Bei Bewegung des Spielbeins nach unten sollte der Rumpf aktiv in die Gegenrichtung axial verlängert werden. Das Becken muss in seiner Verankerung zu Stand- und Spielbein aktiv widerlagert werden. Durch die Position der Arme kann der Schwerpunkt der Aktivierung verändert werden, ebenso kann die Übung durch Veränderung der Standfläche (Matte, Balance Pad o. Ä.) erschwert werden.

▪▪ Fehlerbilder
- Schlechtes Alignment in der geschlossenen Kette
- Fehlende axiale Verlängerung
- Verlust der aktiven Stabilität in den Bewegungen
- Verlust der stabilen Anbindung des Kopfes an den Rumpf
- Unfunktionelle Bewegungsübertragung in den Rumpf
- Beeinträchtigung von Stand, Gleichgewicht und reaktiver Stabilität
- Schlechte Koordination im Raum

◘ Tab. 8.15 Leg Pump: Indikationen und Therapieziele

Krankheitsbilder	Ziele
Instabilität Hüft-, Knie- und Fußgelenk	Dynamische Stabilisierung, Ausrichtung
Schlechte Körperhaltung im Sitz/Stand	Bewusste Korrektur, Stabilisation
Muskeldysbalance Standbein/Spielbein	Ausrichtung, Stabilität, Dissoziation
Gleichgewichtsstörungen	Training peripherer und zentraler Systeme

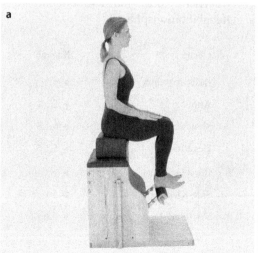
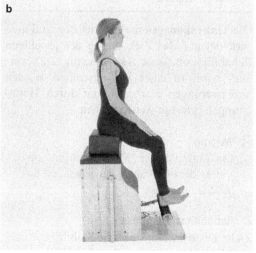

◘ Abb. 8.57 a, b Leg Pump: a-Sitz. **a** Ausgangsstellung, **b** Endstellung

8

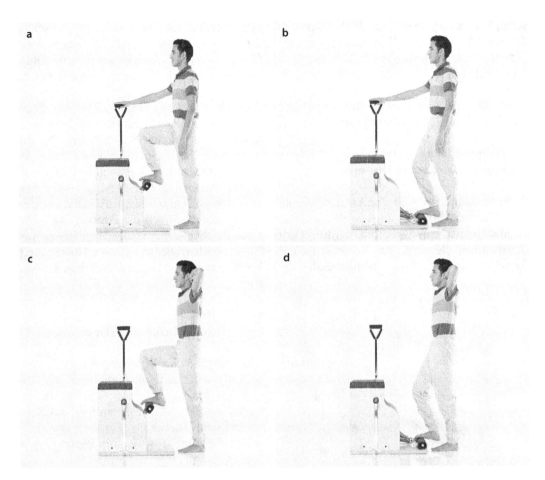

❏ **Abb. 8.58   a–d** Leg Pump: Stand. **a** Ausgangsstellung: oben, **b** Zwischenstellung: unten, **c** Zwischenstellung: Hände hinter Kopf oben, **d** Zwischenstellung: Hände hinter Kopf unten

8.3 Übungen in der Therapie auf der Matte

Die **Mattenübungen** in der Therapie sind ausgerichtet auf das Ziel, das in der jeweiligen Rehabilitationsphase (▶ Abschn. 7.2) verfolgt wird. In einer Übungseinheit werden Verbesserungen erarbeitet, die durch Heimübungen gefestigt werden sollen.

> **Wichtig**
> Die Auswahl der Mattenübungen entspricht dem Charakter der jeweiligen Rehabilitationsphase.

■ **Rehabilitationsphase I**
Ziele: Dissoziation, statische Stabilität.
  Mattenübungen (▶ Übersicht 8.2)

Übersicht 8.2: Mattenübungen in Rehabilitationsphase I

Übung	Kapitel
Basisprogramm	▶ 5.1
Atmung	▶ 5.1.1
Shoulder Drops	▶ 5.1.3
Dead Bug	▶ 5.1.5
Book Openings	▶ 5.1.10
Side-Kick-Serie	▶ 5.1.11
Vierfüßlerstand (Quadruped)	▶ 5.1.18

- **Rehabilitationsphase II**

Ziele: Unterstützte Mobilität, Mobilität in einer Ebene.

Mattenübungen (► Übersicht 8.3)

Übersicht 8.3: Mattenübungen in Rehabilitationsphase II

Übung	Kapitel
Hundred (modifiziert)	► 5.2.1
Pelvic Clock	► 5.1.2
Chest Lift	► 5.1.4
Single Leg Stretch	► 5.2.6
Single Leg Circles	► 5.2.4
Single Leg Kick	► 5.2.13
Swimming (modifiziert)	► 5.2.15

- **Rehabilitationsphase III**

Ziele: Dynamische Stabilität, Mobilität in mehreren Ebenen.

Mattenübungen (► Übersicht 8.4)

Übersicht 8.4: Mattenübungen in Rehabilitationsphase III

Übung	Kapitel
Side to Side	► 5.1.6
Bridging	► 5.1.7
Assisted Roll Up/Roll Down	► 5.1.9
Side Lift	► 5.1.12
Spine Stretch I	► 5.1.13
Mermaid I	► 5.1.14
Scarecrow	► 5.1.15
Swan	► 5.1.16
Dart	► 5.1.17
Standing Roll Down	► 5.1.19
Standing Balance	► 5.1.20

Übung	Kapitel
Hundred	► 5.2.1
Criss Cross	► 5.2.7
Bridging II	► 5.2.8
Mermaid II	► 5.2.9
Spine Stretch II	► 5.2.10
Spine Twist	► 5.2.11
Swan Dive	► 5.2.12
Side-Kick-Serie	► 5.1.14
Leg Pull Front	► 5.2.16
Side Bend	► 5.2.17

- **Rehabilitationsphase IV**

Ziele: Integration.

Alle Übungen können durch **Veränderung** von

- Tempo,
- Bewegungsweg,
- Hebellänge,
- Unterstützungsfläche und
- Anleitung

gesteigert werden, d. h., alle Übungen der ersten drei Rehabilitationsphasen können in Phase IV entsprechend erschwert werden, und drei weitere, neue Mattenübungen kommen hinzu.

Mattenübungen (► Übersicht 8.5)

Übersicht 8.5: Mattenübungen in Rehabilitationsphase IV

Übung	Kapitel
Roll Up	► 5.2.2
Rolling Like a Ball	► 5.2.5
Standing Single Leg Balance	► 5.2.18

8.4   Trainingsaspekte

8.4.1   Vergleich: Geräte vs. Matte

Der grundsätzliche Unterschied zwischen Übungen mit und ohne Gerät liegt in der Möglichkeit, **Widerstände** einzusetzen. Widerstände setzen der Muskulatur adäquate Reize, die zu einer Kraftzunahme führen. Mit manchen konventionellen Trainingsgeräten ist Kraftentwicklung in exzentrische Richtung möglich, um den Muskeln – zusätzlich zum konzentrischen Reiz – einen Verlängerungsimpuls zu geben.

Möglichkeiten zur **Trainingsgestaltung auf der Matte** sind:
- Orientierung im Raum,
- einwirkende Schwerkraft und
- Choreografie der Übung.

Pilates-Geräte unterscheiden sich von konventionellen Trainingsgeräten hauptsächlich dadurch, dass ihr Einsatz einen **Lernprozess** unterstützen soll.

Weiteres Ziel ist die Verbesserung von Kraft und Beweglichkeit, jedoch primär durch **Training der inter-**und **intramuskulären Koordination.**

Der **assistive** Einsatz der Pilates-Geräte unterstützt die Verbindung der Lern- und Trainingseffekte zwischen Matte, Gerät und funktionellem Alltag. Zusätzlich werden die Pilates-Geräte zum **Krafttraining gegen** **Widerstand** eingesetzt, jedoch ohne Vernachlässigung der Qualitätsprinzipien des Pilates-Trainings.

Idealerweise werden in einer Trainingseinheit, meist am Ende einer Stunde, **Mattenübungen für das Heimprogramm** angeleitet. So kann der Trainingserfolg stabilisiert werden und bereitet den Kunden/Patienten auf die nächste Stunde mit entsprechend gesteigerten Übungen vor.

In ◘ Tab. 8.16 ist der Vergleich Gerät vs. Matte zusammengefasst.

8.4.2   Bewegung in der Muskelkette

Durch die Stellung des Körpers zu Unterstützungsfläche und Schwerkraft werden entscheidende biomechanische Veränderungen eingeleitet. Zum Verständnis dieser Veränderungen werden im Folgenden einige wichtige Begriffe vorgestellt.

Offene Kette (◘ Abb. 8.59**)**

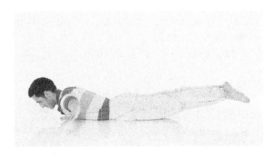

◘ **Abb. 8.59**   Beispiel einer offenen Kette

◘ **Tab. 8.16**   Vergleich: Geräte vs. Matte

	Mattenübungen	Pilates-Geräte	Konventionelle Trainingsgeräte
Widerstand	Schwerkraft	Stahlfedern	Gewichte
Orientierung	Offen	Geführt	Erschwert
Charakter	Komplex	Assistiv/aktiv	Aktiv/Widerstand
Lerneffekt	Anspruchsvoll	Dosierbar	Gering

> **Wichtig**
>
> Eine Bewegung, in der die Bewegungsbahn am distalen Ende **nicht** mit einem festen Untergrund in Verbindung steht, wird als **offene Kette** bezeichnet.

Biomechanisch ist das Bewegungszentrum nicht mit einem stabilen Untergrund verbunden und daher in Stabilisation und Ausführung der Bewegung auf sich alleine gestellt. Entsprechend ist die Bewegung meist anstrengender und labiler. Für manche Bewegungsabläufe und Gelenkfunktionen ist die offene Kette typisch.

> ► **Beispiel**
>
> **Offene Kette:**
> – Werfen eines Balls oder
> – Schwingen des Beins im Gehen.
>
> Die Bewegungen werden von den rumpfnahen Strukturen stabilisiert. ◄

Werden die rumpfnahen Strukturen nicht ausreichend stabilisiert, kommt es zu Abweichungen der Bewegungen von der Ideallinie, d. h. zu einer ungenauen Bewegung und einer unphysiologischen Belastung der passiven Strukturen.

Geschlossene Kette (⬥ Abb. 8.60)

> **Wichtig**
>
> In der **geschlossenen Kette** profitieren die aktiven Strukturen (Muskulatur) von der Stabilität einer Unterstützungsfläche.

Der Bewegungshebel hat am distalen Bewegungsende Verbindung mit einer stabilen Unterlage. Es entsteht eine Brückenaktivität, die sich durch Stabilität und Kokontraktion mehrerer Muskelgruppen auszeichnet.

> ► **Beispiel**
>
> **Geschlossene Kette:**
> – Footwork auf dem Reformer oder
> – einfache stehende Kniebeuge. ◄

Halboffene Kette (⬥ Abb. 8.61)

> **Wichtig**
>
> In einer **halb offenen Kette** hat der Bewegungshebel Kontakt mit einer beweglichen, aber in definierten Bewegungsebenen begrenzten Fläche. Dadurch wird eine Stabilisierung teilweise unterstützt.

> ► **Beispiel**
>
> **Halboffene/pseudooffene Kette:**
> – Leg Pump im Sitzen auf dem Chair oder
> – Fahrradfahren mit Verbindung der Füße zu den begrenzt beweglichen Pedalen. ◄

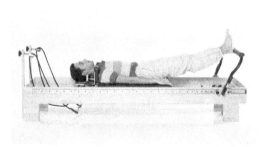

⬥ **Abb. 8.60** Beispiel einer geschlossenen Kette

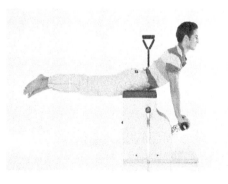

⬥ **Abb. 8.61** Beispiel einer halb offenen Kette

Pilates in der Therapie: Krankheitsbilder/ Patientenbeispiele

Inhaltsverzeichnis

© Der/die Autor(en), exklusiv lizenziert an Springer-Verlag GmbH, DE,
ein Teil von Springer Nature 2024
V. Geweniger, A. Bohlander, *Pilates-Lehrbuch*,
https://doi.org/10.1007/978-3-662-66945-7_9

An beispielhaften Krankheitsbildern werden die Möglichkeiten des Pilates-Trainings in der Therapie und Rehabilitation vorgestellt. Patienten mit diesen Krankheitsbildern kommen im Alltag häufig in unseren Therapiezentren vor. Dies verdeutlicht, wie sehr die Pilates-Methode und ihre intelligente Anwendung im Rahmen eines strukturierten Prozesses einem Menschen mit Beschwerden nutzen kann.

9.1   Orthopädie (chronisch/akut)

9.1.1   Chronisches LWS-Syndrom

Patientenbeispiel

■■ **Anamnese**

Herr M. klagt über Rückenschmerzen, die seit 4 Jahren bestehen. Er ist 52 Jahre alt, Chemikant und treibt etwas Sport (1- bis 2-mal wöchentlich Fußball, Schwimmen). Die Beschwerden wurden nicht durch Überlastung ausgelöst, sondern waren langsam beginnend und verschlechterten sich bei langem Stehen und Sitzen. Herr M. hatte wiederkehrend „Hexenschuss"-artige Episoden, die sich in den letzten 12 Monaten häuften.

Therapie bisher: Massagen, Injektionen; gelegentlich schmerzhemmende Medikamente.

■■ **Befund**

- Im Stand zeigt sich ein insgesamt flacher Rücken mit leicht dorsal gekipptem Becken. Die Knie sind überstreckt, die Füße und Beine in Außenrotation.
- In der Vorneige wird das Gewicht stark auf die Fersen verlagert, mittlere und untere LWS bewegen sich in starke Flexion. Herr M. gibt einen leichten ziehenden Schmerz im unteren Rücken an. Der Finger-Boden-Abstand ist 3 cm.
- Der Safety Test (Lasègue: Test für Nervenreizung durch Heben des gestreckten Beins) ergibt keine Bandscheibenbeteiligung oder sonstigen schwereren Pathologien.
- In der Muskelprüfung und im Pilates-Screening zeigen sich eine schwache

Bauchmuskulatur, starke Kontrakturen im Hüft-Becken-Bereich und geringe segmentale LWS-Stabilität.

■■ **Pilates-Therapieplan**

Herr M. befindet sich in der subakuten Phase (Phase II) im Übergang zur Rehabilitation (Phase III). Deshalb sollte der Charakter der Pilates-Übungen aktiv/assistiv sein und das Ziel verfolgen, mobilisierend mit Schulung der Wahrnehmung von axialer Verlängerung und Dissoziation die LWS zu entlasten. Weiterhin sollte die Bewegungsfreiheit im Hüft-Becken-Bereich vergrößert werden und die Rumpfkraft, vor allem in den Bereichen segmentaler Instabilität, verbessert werden.

Übungen

1. Reformer:
   - Footwork in allen Stellungen (vor allem auch Spiralen zur Verbesserung der Beweglichkeit im Hüft-Becken-Bereich)
   - Abdominals Supine
   - Feet in Straps: parallel und eng
   - Quadruped
   - Standing Hip Stretch
2. Chair:
   - Swan
   - Hamstring I
3. Cadillac:
   - Roll Down-Serie
   - Breathing
4. Mattenübungen:
   - Hundred
   - Single Leg Stretch
   - Bridging
   - Dart
   - Assisted Roll Up

■■ **Ergebnis**

Dieses Pilates-Programm wurde 2-mal wöchentlich für 6 Wochen durchgeführt. Danach setzte Herr M. seine Mattenübungen mit entsprechenden Progressionen zu Hause fort und besuchte 1-mal wöchentlich eine Pilates-Gruppenstunde. Durch die Veränderung der segmentalen Artikulation mit dynamischer Stabilität und die Verbesserung von Haltung und Alltagsbewegungen hat Herr M. keinerlei Rückenbeschwerden mehr.

9.1.2 Impingementsyndrom

Patientenbeispiel

▪▪ Anamnese

Herr S. ist 42 Jahre alt, leitet eine Versicherungsagentur und klagt seit mehreren Monaten über Schulterschmerzen rechts, die sich durch längeres Liegen auf der Seite und bei Überkopfbewegungen verschlimmern. Herr S. geht 2-mal wöchentlich joggen und gelegentlich Tennis spielen.

Therapie bisher: Der Arzt von Herrn S. hat ein subakromiales Impingement diagnostiziert und eine leichte Entzündung in der Supraspinatussehne. Herr S. bekam eine Kortisoninjektion und dazu entzündungshemmende Medikamente, die er nach Bedarf einnimmt.

▪▪ Befund

- Herr S. hat eine verstärke BWS-Kyphose im Stand und ist etwas übergewichtig.
- In der aktiven Bewegungsprüfung zeigt sich ein Painful Arc zwischen 80° und 120° Flexion. Die Schulter wird angehoben, das Bewegungsende liegt bei 170°. Beide Schultern sind protrahiert.

▪▪ Pilates-Therapieplan

Die Basis der Schulter ist die BWS. Der Organisation dieser Region kommt eine Schlüsselrolle zu, um die mechanischen Bedingungen im Glenohumeralgelenk zu verändern. Eine ausreichende Mobilität in Richtung Extension bei beidarmigen Hebungen und zusätzlich in unilaterale Rotation bei einarmigen Bewegungen ist erforderlich, um die Gelenkfläche in der Bewegungsebene genügend auszurichten. Außerdem sind die Kraftverhältnisse der Kraftringe des Schultergürtels entscheidend. Die Atmung und die mit der Atmung assoziierten Bewegungen üben einen großen Einfluss auf die Schulter aus.

Der **Pilates-Therapieplan** besteht entsprechend dieser funktionellen Zusammenhänge und dem subakuten Stadium (Phase II) aus mobilisierenden Übungen für die BWS mit stabilisierenden Übungen für die Gelenkpartner der Schulter. Nach erfolgreicher dy-

namischer Stabilisierung kleinerer Bewegungsausschläge werden zunehmend komplexere Übungen ausgeführt.

Übungen

1. Cadillac:
    - Shoulders Tower Bar
    - Breathing
    - Push Through, sitzend vor dem Cadillac
2. Reformer:
    - Armwork
    - Abdominals Supine
    - Standing Hip Stretch
3. Chair:
    - Reverse Swan
    - Side Arm Twist
4. Mattenübungen:
    - Book Openings
    - Dart
    - Swimming

▪▪ Ergebnis

Herr S. kann nach 8 Wochen, in denen er auch Manuelle Therapie an der Schulter erhielt und zur Unterstützung K-Tape-Anlagen, den Arm ohne Last schmerzfrei bewegen. Er benötigte weitere 6 Wochen, um den Arm auch sportlich annähernd schmerzfrei belasten zu können. Pilates-Training nahm er sporadisch zu seinem sonstigen Training wahr, er machte allerdings regelmäßig ausgleichende Dehnungen auf der Pilates-Rolle.

9.2 Neurologie (peripher/zentral)

- **Erweiterte Anwendungsmöglichkeiten von Pilates-Training in der Therapie von neurologischen Erkrankungen**

Joseph Pilates entwickelte seine Trainingsmethode hauptsächlich unter der Betrachtung von motorischen Fähigkeiten, die er sehr stark der Funktionsfähigkeit des muskulären Systems zuordnete. Sicher war auch für ihn das Nervensystem Teil der Steuerung und Koordination einer Bewegung. Aber Methoden, die die neurologische Therapie revolutionierten und die Plastizität das Nervensystems und reflektorische Techniken der Bahnung nutzbar machten (Vojta, Bobath, PNF), gab es zu seiner Zeit noch nicht .

Sehr wohl verfügt das Pilates-Training allerdings über vielfältige und wirkungsvolle Übungen, die Menschen mit einer neurologischen Erkrankung wieder das vermitteln können, was ihnen durch eine Störung der Steuerung oder Reizweiterleitung sowie Beeinträchtigungen von Tonus, Sensibilität und Koordination verloren gegangen ist.

An dieser Stelle sollen Pilates-Trainern und Therapeuten Möglichkeiten aufgezeigt werden, die in der Verbindung mit neurologischer Physiotherapie und Rehabilitation die funktionellen Ergebnisse verbessern, aber auch die psycho-emotionale Komponente (Body-Mind) beeinflussen können. Die Pilates-Geräte mit ihrem grundsätzlich eher assistiven Charakter spielen dabei eine entscheidende Rolle.

9.2.1 Zustand nach Diskektomie mit Teilparese

Patientenbeispiel

▪▪ Anamnese

Frau P. wurde vor 5 Wochen mikrochirurgisch im Bereich von L4 ein Sequester entfernt, der seit mehreren Wochen eine Teilparese des Wadenmuskels rechts ausgelöst hatte. Sie ist 46 Jahre alt, arbeitet als Unternehmensberaterin, treibt gerne intensiv Sport und hat nur noch leichte Belastungsschmerzen im Rücken. Allerdings kann sie aufgrund der Teilparese noch nicht frei Treppen steigen und schnell gehen.

Therapie bisher: Postoperativ wurde Krankengymnastik durchgeführt, mit isometrischen stabilisierenden Übungen. Zudem erhielt sie muskelstimulierende Reizstromtherapie.

▪▪ Befund

- Frau P. zeigt im Stehen einen Hohl-Rund-Rücken. Sie entlastet die rechte Seite. Zehenspitzenstand kann sie auf dem rechten Fuß nicht ausführen.

- Der Lasègue-Test ist negativ. Auf weitere, evtl. belastende Tests wurde verzichtet.
- Die ärztlichen Vorgaben zur Nachbehandlung sehen eine aktive Rehabilitation bis zu 3 Monaten nach der Operation vor. Frau P. soll nicht länger als 15 min sitzen und aktive Flexion bis zum 3. postoperativen Monat vermeiden.

Frau P. möchte die Rehabilitation auch mit Pilates-Training in unserem Therapiezentrum durchführen.

▪▪ Pilates-Therapieplan

Frau P. befindet sich in der subakuten Phase (Phase II). Unter Berücksichtigung der ärztlichen Vorgaben steht das Training der Stabilität im Rücken und der Kraft im rechten Bein im Vordergrund. Auf mobilisierende Übungen im Operationsgebiet muss verzichtet werden; allerdings wird in den angrenzenden Wirbelsäulenabschnitten mobilisierend geübt, da z. B. durch Bewegungsdefizite in der BWS die Entstehung von LWS-Problemen begünstigt werden kann.

Übungen

1. Reformer:
   - Footwork: beidbeinig zur Stabilisation, einbeinig (rechts) zum Training
   - Armwork
   - Quadruped
2. Cadillac:
   - Shoulders Tower Bar
3. Chair:
   - Swan (nur BWS)
   - Leg Pump, stehend
4. Mattenübungen:
   - Dead Bug
   - Sidelying
   - Dart
   - Leg Pull Front

▪▪ Ergebnis

Das Programm wurde 2-bis 3-mal wöchentlich durchgeführt und langsam verändert und gesteigert. Frau P. hatte nach 3 Monaten ca. 80 % ihrer Kraft im rechten Bein und fühlte sich zunehmend belastbar. Sie beabsichtigte, mit ihrem Schwimmtraining zu beginnen und je 1-mal wöchentlich Pilates-Training als Einzel- und als Gruppentraining auf dem Reformer durchzuführen.

9.2.2 Multiple Sklerose

Multiple Sklerose ist eine langsam progredient oder schubweise voran schreitende Erkrankung des zentralen und peripheren Nervensystems. Durch die Zerstörung, Sklerosierung von Teilen des Nervengewebes kommt es zu Störungen von Sensibilität und Koordination, Tonus und Kraft, und in der fortgeschrittenen Form zu Beeinträchtigung der Funktion von Organen.

Im Gegensatz zum Schlaganfall ist sie eine chronische Erkrankung, die durch mehrere Phasen geht und entsprechend unterschiedlich behandelt bzw. trainiert werden muss. Da sie annähernd keine Chance auf Heilung hat, kommt es zu tiefgehenden und komplexen psychischen und emotionalen Problemen, die die Möglichkeiten der Therapie und des Trainings stark beeinflussen.

- **Schritt 1 – Bestimmen der Rehaphase**
- **Entzündungsphase**

  Hier kommt es durch entzündliche Prozesse zu einer massiven Beeinträchtigung des ganzen Körpers mit fiebrigen Zuständen, Müdigkeit, Schwäche, Konzentrationsstörungen und Ähnlichem. Massive Gabe von entzündungshemmenden Medikamenten und der labile Zustand an sich erlauben hier meist keinerlei aktive Maßnahmen.

  Auch bei der schleichenden Verlaufsform gibt es Entzündungsphasen, die allerdings sehr viel unauffälliger sind.
- **Ruhephase**

  Die durch die Entzündungen ausgelösten, zurückgebliebenen Schäden treten nun in den Vordergrund. Lähmungen, meist einseitiger Muskel-, Nervenareale werden deutlich. Oft treten die Symptome eher im Bereich der oberen oder der unteren Extremitäten auf. Selten sind Beine und Arme gleichmäßig betroffen.

- **Schritt 2 – Benennen der Störungen, Probleme**

In der Ruhephase müssen durch gezieltes Training und Therapie die verlorenen Funktionen wiederhergestellt werden. Meist kommt es zu Kombinationen aus schlaffen und spastischen Muskeltonus-Störungen.

a. Motorische Probleme
   - Der Rumpf wird zunehmend instabil durch Verlust der Tensegrity-Funktionen im Körper. Außerdem werden die Beinbeuger – und die gesamte hintere longitudinale Kette schwach.
   - Die Körperhaltung zeigt Verlust axialer Länge und allgemeiner Rumpfkontrolle.
b. Sensorische Probleme
   - Je nach betroffenem Areal findet eine zunehmende Störung der peripheren Sensibilität statt. Dies erschwert die aktive Positionierung und Steuerung der Füße, Beine und Hände, Arme.
c. Andere Probleme
   - Störungen der Blasenkontrolle sind häufig, genau wie schnelle Ermüdung und beeinträchtigte Konzentration.

- **Schritte 3 – Training planen und durchfüh ren**

Vor den eigentlichen Übungen sollten mehrere Faktoren bedacht werden:
- Wie kann meine Anleitung, Körperposition des Patienten dazu beitragen die bestmögliche Ausführung zu stimulieren?
- Wie muss ich die Position des Patienten absichern?
- Welche Abfolge von Übungen setzt sinnvolle und nicht überfordernde Transfer-Impulse?

Da das Training von Menschen mit MS berücksichtigen muss, dass es sich von ihrem Charakter um eine entzündliche Erkrankung handelt, muss unbedingt vermieden werden, durch zu intensives Üben den Patienten zu übermüden. 30 bis 45 min sind in der Regel eine ausreichende Trainingszeit.

9

■ **Schritt 4 – Die Übungen**

1. Reformer
   — Footwork(► Abb. 8.9)
   — Auch mit T-Bar (◘ Abb. 9.1)
   — Mit veränderter Anleitung und Feder-stärke (◘ Abb. 9.2)
   — Bridging (► Abb. 8.25)
   — Standing Hip Stretch (► Abb. 8.30)
   — Quadruped (► Abb. 8.35)
2. Chair
   — Standing Leg Pump (► Abb. 8.60)
   — Hamstring 1 kniend und ste-hend(► Abb. 8.57)
3. Cadillac
   — Push through(► Abb. 8.46)
   — Standing push trough (► Abb. 8.47)

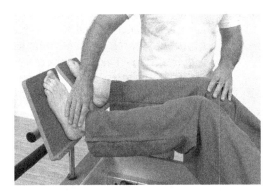

◘ **Abb. 9.1** Rotational T-Bar zur Propriozeption und Beckenstabilisierung © Simin Kianmehr

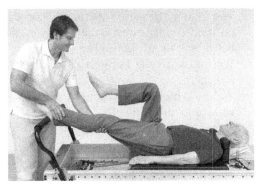

◘ **Abb. 9.2** Erhalt der Knie-Stabilität (1 leichte Feder-Fixierung Fuß) © Simin Kianmehr

Patientenbeispiel

■■ **Anamnese**

Frau W. ist 51 Jahre alt, und vor 4 Jahren wurde Multiple Sklerose diagnostiziert. Die Erkrankung hat einen schleichenden Verlauf. Frau W. klagt über Gangstörungen, Unsicherheitsgefühl beim Treppensteigen und Kraftlosigkeit im ganzen Körper, besonders auf der linken Seite.

Therapie bisher: Frau W. hat bisher eine stationäre Rehabilitation durchgeführt, geht 1-mal wöchentlich zur Physiotherapie (PNF/Vojta) und wird von einem Neurologen und einem ganzheitlich arbeitenden Arzt betreut.

■■ **Befund**

— Im Stehen zeigt sich ein leicht erniedrigter Tonus in der linken Rumpf-/Schulterseite, die sie entlastet. Beim Schrittversuch im Stand wird das Gewicht in der Standbeinphase stark nach links verlagert. Der Gang ist unsicher, und die Schrittlänge ist asymmetrisch.
— In einem abgewandelten Fitnesstest zeigt sich verminderte Kraft in der linken Körperhälfte, besonders der Beinbeuger.
— Die Rumpfstabilität ist deutlich reduziert.

■■ **Pilates-Therapieplan**

Um Menschen mit neurologischen Erkrankungen mittels Pilates-Training unterstützen zu können, benötigt man professionelle Kenntnisse im Umgang mit Menschen, die davon betroffen sind. Da Multiple Sklerose durch ein zentrales Steuerungsproblem verursacht ist , welches nur bedingt klassischen Trainingsprinzipien unterliegt, wird der Therapieschwerpunkt auf die Bereiche des Körpers gelegt werden, die (noch) nicht beeinträchtigt sind. Zu vermeiden sind auf jeden Fall Ermüdung bzw. Erschöpfung und Enttäuschung bzw. Frustration durch das Pilates-Training.

Die Rumpfmuskulatur und Verbindungen zu den Extremitäten sollten angeregt und stabilisiert werden. Besonders die funktionellen Muskelketten sollten betont werden. Die geschlossene Kette ist i. d. R. Ausgangsstellung der Wahl.

⊗ Cave

Bei Patienten mit Multipler Sklerose sind **Ermüdung/Erschöpfung** und **Frustration** zu vermeiden!

Übungen

1. Reformer:
   - Footwork beidbeinig mit leichten Federn (Knie nicht überstrecken!)
   - Bridging mit schweren Federn
   - Arm- und Footwork kombiniert
2. Cadillac:
   - Push Through, im Sitz vor dem Cadillac
   - Breathing
3. Chair:
   - Leg Pump: Sitz, dann Stand
4. Mattenübungen:
   - Chest Lift
   - Bridging
   - Seitlage
   - Dart
   - Evtl. Roll Down
   - Stand zu Push Up

▪▪ Ergebnis

Aufgrund der Prognose der Erkrankung muss die Erfolgserwartung von Beginn an modifiziert werden. Es geht um Erhalt von Funktion sowie um psychologische und körperliche Stabilisation. Frau W. setzt ihr Pilates-Training 1-mal wöchentlich fort und ist begeistert von der sportlichen Leistung, die ihr durch die spezielle Art der Übungen ermöglicht wird.

9.2.3 Schlaganfall (Apoplex) und Hemiplegie

Durch einen Schlaganfall können unterschiedlichste Hirnareale komplett oder teilweise gestört werden. Meist kommt es jedoch zu einer Halbseitenlähmung (Hemiplegie), da die zwei motorischen Hirnhälften jeweils die der Hirnseite gegenüberliegende Körperhälfte versorgen und nur in sehr selten Fällen gemeinsam betroffen sind.

Die teilweise oder komplette Lähmung der Körperhälfte zeigt zu Beginn oft schlaffe, später dann spastische Tonusstörungen, die der willentlichen Kontrolle nur schwer zugänglich sind. Die sensorische Wahrnehmung dieser Körperhälfte ist meist stark beeinträchtigt und durch Störungen der Rumpfmotorik und des Kopfes vermindern sich die sensorische und visuelle Wahrnehmung zusätzlich.

Unbeschädigte Teile des motorischen Gehirns müssen nun die Funktionen neu lernen und mit anderen Hirnarealen neu verknüpft werden. Kraft, Beweglichkeit oder Körperhaltung sind hier zweitrangig. Funktionelle Ansteuerung, Stimulation motorischer Basisfunktionen sind das primäre Ziel. Sie bilden die Grundlage der Entwicklung von normalem Bewegungsverhalten.

- **Schritt 1 – Bestimmen der Reha Phase**
  - 1.–4. Woche: Nach einem Schlaganfall regenerieren sich langsam menschliche Basisfunktionen wie Sprechen, Essen, Verdauung und erlauben nach und nach auch wieder funktionelles Training
  - 4.–10. Woche: Später verstärken sich durch die Wiedereingliederung in Alltag, Beruf und Freizeit die funktionellen Ziele.
  - 3.–6. Monat: Die Fortschritte, die sich bis hierher gezeigt haben, erlauben eine Prognose über die weiteren Verbesserungsmöglichkeiten.
  - Nach einem Jahr ist eine Konsolidierung eingetreten, die den weiteren Verlauf durch Miteinbeziehen aller Faktoren und aller funktionellen Ziele planbar macht.

- **Schritt 2 – Benennen der Störungen, Probleme**
  a. Motorische Probleme
     - Bewerten von Tonus in verschiedenen Körperregionen, Einschränkungen von Beweglichkeit und Funktion (zum Beispiel Gewichtsübernahme des Standbeins, Greiffunktion der Hand und Ähnliches).

b. Sensorische Probleme
  ▬ Erfragen und Testen von Sensibilität der Oberfläche (Sensibilität) und der Tiefe (Propriozeption) sowie Schmerz.
c. Andere Probleme
  ▬ Psychische, emotionale Instabilität kann Folge des Schlaganfalls sein. Da diese die Aufmerksamkeit und Lernfähigkeit stark beeinflusst, sollte darauf geachtet werden.

■ **Schritt 3 – Training planen und durchfüh ren**

Vor der eigentlichen Übung müssen hier mehrere Faktoren bedacht werden:
▬ Welche Übung ist sicher und erzeugt keine Angst?
▬ Welche Abfolge von Übungen setzt sinnvolle und nicht überfordernde Transfer-Impulse?
▬ Wie kann ich während der Übung oder dem Transfer auftretende störende Reaktionen durch Hemmung, Bahnung oder Körperposition beeinflussen?

Da das Training von Menschen mit neurologischen Erkrankungen nicht primär den Bewegungsapparat, sondern das Nervensystem aktiviert, sollten die Einheiten eher kürzer und mit längeren Pausen geplant werden. 30–45 min sind in der Regel eine ausreichende Trainingszeit.

■ **Schritt 4 – Die Übungen**
1. Cadillac
  ▬ Sitz/Mermaid/Rotation im Sitz/Gleichgewicht (◻ Abb. 9.3)
  ▬ Roll Down Series (▶ Abb. 8.40)
  ▬ Breathing (▶ Abb. 8.42)
  ▬ Seated push through (▶ Abb. 8.46)
  ▬ Mit Positionierung/Stimulation (◻ Abb. 9.4)
  ▬ Standing push through (▶ Abb. 8.47)
2. Reformer
  ▬ Footwork (▶ Abb. 8.9)
  ▬ Standing Hip Stretch/Scooter (▶ Abb. 8.30)
  ▬ Mit Positionierung/Stimulation (Keine neue Abbildung)
3. Chair
  ▬ Seated Leg pump (▶ Abb. 8.59)
  ▬ Standing Leg pump (▶ Abb. 8.60)

▬ Mit Positionierung/Stimulation (◻ Abb. 9.5)
▬ Swan (▶ Abb. 8.53)

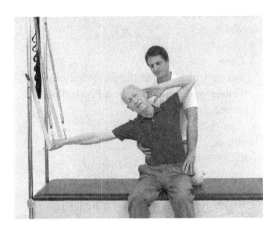

◻ **Abb. 9.3** Hemmung der Spastik, Rumpf-Stimulation © Simin Kianmehr

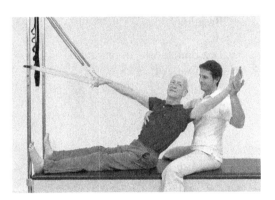

◻ **Abb. 9.4** Rotation und Hand-Blick-Koordination © Simin Kianmehr

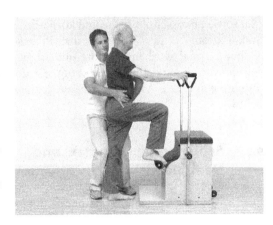

◻ **Abb. 9.5** Therapeut stabilisiert Knie und stimuliert Becken © Simin Kianmehr

9.3 Andere Erkrankungen

9.3.1 Onkologische Probleme

In der Begleitung von Krebspatienten kann das Pilates-Training eine wichtige Rolle spielen, wenn es gelingt, durch Bewegung die positive Wahrnehmung des Körpers zu unterstützen. Der Philosophie von Pilates folgend können durch das Training innere („mind") und äußere („body") Gesundheit gestärkt werden. Mehrere Projekte haben gezeigt, dass Bewegung und Sport an sich bereits eine Wirkung entwickeln (Dr. Freerk Baumann, Sporthochschule Köln, ▶ http://innere1.uk-koeln.de/forschung/ag-sport-onkologie). Ganz besonders gilt dies für das **Pilates-Training,** da spezifisch und nachhaltig der ganze Körper und der ganze Mensch im Mittelpunkt des Trainings stehen.

Positive Erfahrungswerte und Erkenntnisse liegen bis jetzt vor allem für das **Einzeltraining** vor, allerdings wurden in letzter Zeit Kurskonzepte in Kooperation mit Onkologen entwickelt, die den Bedürfnissen von Menschen mit onkologischen Erkrankungen helfen können, Körper und Gesundheit zu stabilisieren.

9.3.2 Rheumatoide Arthritis

Diese chronische Erkrankung hat einen systemischen Charakter, und es gibt zwei Verlaufsformen.

Schubartiger Verlauf. Bei diesem Verlauf lösen sich anfallsartige, heftige entzündliche Schübe mit relativ reizarmen Perioden ab. Während der Entzündungsschübe kommt es durch eine lokale überschießende Reaktion der gelenkumgebenden Schleimhäute zu einer teilweisen Zerstörung von Gelenkanteilen. Folge sind Funktionseinschränkungen und teilweise zerstörte Gelenkstrukturen, die auch an passiver Stabilität eingebüßt haben.

❶ Cave
Pilates-Training ist in der **entzündlichen Phase** nicht angezeigt, da es sich um eine generalisierte Entzündung handelt.

Nach Abklingen des akuten Schubs liegt der Schwerpunkt des Pilates-Trainings in sanftem aktivem Training in einem stabilen und sicheren Umfeld. Ziele sind dynamische und statische Stabilität in allen Gelenken, schmerzfreie Mobilität und funktionelle Alltagsstabilität.

Langsam-progredienter Verlauf. Die entzündlichen Prozesse sind schleichend und hinterlassen langsam und kontinuierlich Schmerzen und Schäden.

Im **Pilates-Training** wird ein sanftes aktives Training durchgeführt. Es darf keine Übermüdung, aber auch keine Unterforderung ausgelöst werden. Einzel- und Gruppentraining sind möglich. Im Mittelpunkt stehen Krafterhaltung, Korrektur einer schlechten Ausrichtung und ein funktionell sinnvolles Training aller Strukturen (▶ Kap. 4, ▶ Tab. 4.2, Funktionelle Bildungsreize).

9.3.3 Fibromyalgie

Beim sog. Weichteilrheuma treten multiple Triggerpunkte am Bewegungsapparat auf, kombiniert mit schmerzhaften Reizungen im übrigen Bindegewebe des Körpers. Oft wird auch eine psychische Komponente, ähnlich einer Depression, beschrieben.

Entsprechend der subjektiven Beschwerden steht im **Pilates-Training** die schmerzfreie Bewegung im Vordergrund. Diese verbessert die allgemeine Zirkulation des Körpers, wirkt vegetativ ausgleichend und trainiert Kraft und dynamische Stabilität.

9.3.4 Burn Out/Vegetative Dystonie

Eine Zivilisationskrankheit der modernen Gesellschaft ist das sog. **Burn-out-Syndrom,** auch

Erschöpfungssyndrom genannt. Es geht einher mit körperlichen Beschwerden wie Schulter-Nacken-Beschwerden, Ohrgeräuschen und Verdauungsstörungen. Des Weiteren gibt es das sog. **Fatiguesyndrom.** Darunter versteht man das Phänomen, dass Müdigkeit und Leistungsschwäche durch Erholung, Ruhe und Schlaf nicht zu verbessern sind. Vielmehr bleibt die Schwäche bestehen und führt im schlimmsten Fall zu einem körperlichen und psychischen Zusammenbruch.

Das **Pilates-Training** bietet die Möglichkeit, durch ruhige Übungen die Eigenwahrnehmung zu verbessern und eine stabile Beziehung zwischen Anforderungen von außen und den eigenen inneren Möglichkeiten herzustellen. Im Vordergrund stehen, begleitend zu therapeutischen Maßnahmen, Übungen, die angenehm sind und Achtsamkeit und Aufmerksamkeit schulen.

9.4   Chirurgie

9.4.1   Zustand nach Hüft- oder Knie-TEP (Totalendoprothese)

Dem **Pilates-Training** kommt nach Gelenkersatz im Hüft- oder Kniegelenk die Aufgabe zu, die pathophysiologischen Bewegungsmuster, die vor der Operation vorhanden waren, durch Schulung der körperlichen Fähigkeiten zu verändern und zu verbessern. Zudem müssen operationsbedingte Störungen wie Atrophie und Bewegungshemmung unter Berücksichtigung der ärztlichen Vorgaben gezielt und entsprechend der Rehabilitationsphasen begleitet werden.

9.4.2   Operative Eingriffe an Bändern oder Sehnen

Nach der Operation (z. B. Naht der Supraspinatussehne oder Kreuzbandersatz im Knie) ist die betroffene Sehne oder das betroffene Band die limitierende Struktur. Entsprechend der Nachbehandlungsvorgaben dieser Strukturen können durch **Pilates-Training** (meist nur mit den Pilates-Geräten) frühfunktionelle Bildungsreize gesetzt werden. Die umgebenden Strukturen werden sicher reorganisiert und trainiert.

9.5   Zusammenfassung

In ◘ Tab. 9.1 sind alle Krankheitsbilder mit dem jeweiligen Pilates-Therapieplan zusammengestellt.

◘ **Tab. 9.1**   Übersicht: Krankheitsbilder und Therapieplan

	Krankheitsbild	Pilates-Therapieplan
Entlastung	Schulter-Impingement	– Schulter-HWS-Organisation – Kraftringe Schultergürtel – BWS-Mobilität
Mobilität	Chronisches LWS-Syndrom	– Dissoziation, Dekompression – Axiale Verlängerung – Segmentale Stabilität
	Prolaps (auch nach OP)	– Verlängerung – Segmentale Stabilität – Statische und dynamische Stabilität

◘ Tab. 9.1 (Fortsetzung)

	Krankheitsbild	Pilates-Therapieplan
Ausrichtung und Kraft in den Extremitäten	Multiple Sklerose	– Bahnung – Integration
	Onkologie	– Integration – Mobilität – Ausdauer
	Rheumatoide Arthritis	– Stabilität in Gelenken – Ausrichtung
	Fibromyalgie	– Dynamische Stabilität – Schmerzfreie Bewegung
	Burn out-Syndrom	– Wahrnehmung – Integration
	Hüft-/Knie-TEP	– Dynamische Stabilität – Ausrichtung
	Operation an Sehnen/Bändern	– Bildungsreize – Reorganisation – Ausrichtung

9.6 Frauengesundheit

Eine ganzheitliche Betrachtung des Themas Frauengesundheit kennzeichnet ein modernes Pilates-Konzept. Einklang von Körper und Seele, Belastung und Belastbarkeit auf allen Ebenen sollten das Trainingsziel sein.

Spezifische gesundheitliche Probleme von Frauen, die Pilates-Training ausüben, insbesondere Themen wie Inkontinenz, sind leider noch immer Tabuthemen. Dabei kann Pilates-Training mit dabei helfen, Ursachen für Störungen im Bereich des Beckenbodens zu identifizieren und durch gezieltes Training dabei mitzuwirken, die Störungen zu beheben.

Besonders während der Schwangerschaft und nach Geburten muss der weibliche Beckenboden Höchstleistungen vollbringen. Die starken körperlichen Veränderungen, Hormonschwankungen und auch die Anforderungen neuer Lebensabschnitte wie der Menopause, wirken sich in vielen Ebenen auf den Körper und die Psyche von Frauen aus.

Bei Problemen mit dem Becken, der Lendenwirbelsäule und der Beckenbodenmuskulatur können Pilates-Trainer die Entwicklung eines neuen Körpergefühls unterstützen, die Wahrnehmung für den Beckenboden fördern und diesen gezielt aktivieren.

Viele Übungen des Pilates-Trainings bieten ein tiefes stabilisierendes Training für Strukturen, die mit dem Beckenboden synergistisch verbunden sind.

So ist ein bewegliches und freies Zwerchfell wichtig, um den Beckenboden in Resonanz zu aktivieren. Resonanz bedeutet, dass einer Bewegung, bzw. Anspannung des Zwerchfells eine dieser Anspannung entsprechende exzentrische oder konzentrische aktive Reaktion der Muskeln des Beckenbodens hervorruft. Eine gut ausgerichtete Beinachse (Alignment) ermöglicht einem wichtigen Hüftrotator (M. Obtuatorius internus), den Beckenboden günstig „aufzuhängen" und dadurch synergistisch zu stabilisieren.

Ein kräftiger und gut organisierter Schultergürtel unterstützt die aufrechte Haltung und reguliert so die inneren Druckverhältnisse, die auf den Beckenboden einwirken.

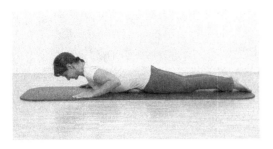

Abb. 9.6   Unterlagerung mit kleinem, weichem Ball
© Simin Kianmehr

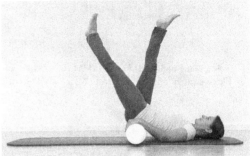

Abb. 9.7   Circles, Scissors modifiziert auf der Rolle
© Simin Kianmehr

■ **Rückbildung:**

In der Rückbildung ist Pilates-Training für die sich rückbildenden Strukturen sehr hilfreich. Durch die Aktivierung des tiefen M. transversus abdominis wird Raum geschaffen für ein Schließen der faszialen Verbindung der beiden Anteile des Muskels und der verbundenen Strukturen (Rektusscheide).

Der Beckenboden wird in das körperliche System wieder funktionell aufgenommen und das Zwerchfell kann wieder mit ihm **in Resonanz** kommunizieren bzw. arbeiten (Kraftzylinder).

Wichtig ist jedoch hier die richtige Auswahl der Übungen!

Möglichst wenige Übungen sollten aus der Rückenlage ausgeführt werden, da sie sehr in dieser Phase unfunktionell sind.

Kontraindiziert sind zumindest zu Beginn:
- alle Übungen, in denen der Kopf aus der Rückenlage angehoben wird,
- Übungen, mit langen Hebeln, die Scherkräfte verursachen können,
- Übungen, bei denen ein zu hoher abdominaler Druck aufgebaut wird (z. B. Hundreds, Criss Cross).

Die Übungen in Bauchlage sollten in der Regel unterlagert werden (■ Abb. 9.6).

9.6.1 Übungsvorschläge:

Femur Arcs, Sidelying (ohne Extension), Bridging, Vierfüßlerstand, Mermaid, Spine Stretch (gerade nach einer spinalen Anästhesie (PDA) unter der Geburt oder Kaiserschnitt – auch mit Kleingeräten im Sinne einer Regression), vgl. auch ■ Abb. 9.7 und 9.8.

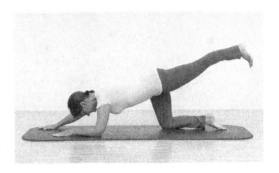

Abb. 9.8   Modifikation – Unterstützung des Beckenbodens durch Schwerkraft © Simin Kianmehr

■ **Wechseljahre:**

In dieser Phase des Lebens spielt Bewegung eine größere Rolle als früher angenommen. Es gibt zahlreiche Studien, die anschaulich beweisen, dass Bewegung Wechseljahrbeschwerden reduziert oder sie sogar auf ein Minimum schrumpfen lässt.

Auch hier ist es wichtig, sich die physiologischen Veränderungen bewusst vor Auge zu führen: Hormonproduktionsrückgang, Abnahme der Anzahl von Muskelfasern (neben vermehrter Obstipation, häufigste Ursache für beginnende Inkontinenz), Veränderung der Viskosität aller Flüssigkeiten im Körper.

Der Schwerpunkt hier liegt neben der richtigen Übungsauswahl in der Anwendung der Wiederholungszahl der Übungen. In dieser Phase sollten Übungen mit größerer Wiederholungszahl und kleineren Hebel ausgeführt werden.

Auch die Atmung ist hier von entscheidender Bedeutung: Im Gegensatz zu der Rückbildung sind hier die „Hundreds" eine wunderbare Übung, um die Funktion und Stabilität des kleinen Beckens zu stimulieren.

Mögliche Übungsauswahl:

- Hundreds, mit kurzem Hebel, bzw. Unterstützung der Beine,
- Side Kick Series, unter anderem zur Stimulation und zum Erhalt der Hüftstreckung,
- Scare Scrow, um die Beweglichkeit und Stabilität der Brustwirbelsäule in Extension zu fördern.

9.7 Low Risk-High Risk-Modell und „Novice to Expert"

In der Therapieplanung spielt die Einschätzung des Therapeuten bzw. Trainers eine entscheidende Rolle. Wichtige Parameter einer Einschätzung sind professioneller Hintergrund und die Erfahrungen des Therapeuten/Trainers.

In einer **Win-Win-Situation** ergänzen sich Wissen, Kompetenz und Erfahrungen des Therapeuten/Trainers mit dem Problem des Patienten. Zu einer Überforderung kann es kommen, wenn nicht ausreichendes Können und Wissen für das vorhandene Problem vorliegt.

Im medizinischen Bereich gibt es **rechtliche Vorgaben,** die in der Arbeit mit Menschen mit körperlichen Beschwerden zu beachten sind:

- Therapeuten, Sportlehrer und Trainer dürfen keine Diagnosen stellen, somit keine Ursachen für eine Erkrankung ermitteln. Sie sind auf die ärztliche Diagnose angewiesen, und daraus ergibt sich der Therapieansatz.
- Prävention bedeutet das Vorbeugen der Entstehung von Beschwerden. Insofern ist ein Präventionskurs für Menschen mit Beschwerden nicht geeignet, da es zu einer Überforderung in der gegebenen Situation kommen kann. Sie sollten nach Absprache mit dem betreuenden Arzt durch einen Therapeuten/Trainer individuell angeleitet werden.

- Spezielle Krankheitsbilder erfordern spezielle Kenntnisse. Die Sorgfaltspflicht gebietet es, sich nur mit Problemstellungen zu beschäftigen, für die ausreichende Kenntnisse und Fähigkeiten vorhanden sind.

Unter Berücksichtigung dieser Aspekte wird nachfolgend das Low Risk-High Risk-Modell vorgestellt, das deutlich machen soll, auf welcher Stufe man seine professionellen Fähigkeiten am besten einsetzen kann.

9.7.1 Low Risk-High Risk-Modell

Low Risk-Patienten/Kunden

■■ **Stufe 1**

Der Großteil der Kunden, die ein präventives Pilates-Training absolvieren, ist zu diesem Zeitpunkt weder in ärztlicher noch in therapeutischer Behandlung und haben **keine akuten Beschwerden.** Wenn zusätzlich auch keine einschränkenden Vorerkrankungen vorliegen, kann der Kunde nach Ermittlung seiner körperlichen Leistungsfähigkeit (z. B. anhand eines Pilates-Fitness-Screening) das entsprechende Training durchführen.

Ein Pilates-Trainer mit einer qualifizierten Pilates-Ausbildung kann auch als Berufsanfänger mit wenig Berufserfahrung mit diesen Kunden erfolgreich arbeiten.

■■ **Stufe 2**

Liegen zurzeit keine akuten Beschwerden vor, besteht aber ein **grundsätzliches körperliches Problem,** das bestimmte Belastungen verbietet und individuelle Änderungen erfordert, steigt der Anspruch an den Trainer bereits um eine Stufe.

> ▶ **Beispiel**

Problemstellungen:

- Chronische Wirbelsäulenbeschwerden,
- temporäre Knie-, Hüft- und Schulterbeschwerden,
- leicht verringerte Knochendichte (bis 10 % im Altersvergleich). ◀

Der Pilates-Trainer benötigt **spezielle Kenntnisse** und Erfahrungen im Umgang mit der Problemstellung, um dem Kunden gerecht zu werden. Außerdem muss er in der Lage sein, seinen Unterricht didaktisch und methodisch entsprechend anzupassen, vor allem im Gruppenunterricht. Es gilt, Überforderung als auch Unterforderung der Kunden zu vermeiden.

Hat ein Trainer keine ausreichende Qualifikation, kann er zur Analyse und Trainingsplanung einen Therapeuten bzw. entsprechend qualifizierten Trainer heranziehen.

High Risk-Patienten/Kunden

▪▪ **Stufe 3**

Wenden sich Menschen mit **akuten** oder **subakuten Beschwerden** (▶ Kap. 7) an einen Trainer, ist professionelles Wissen und Erfahrung zwingend erforderlich. Für die individuell sehr unterschiedlichen Problemstellungen ist es notwendig, die Entscheidungen über Inhalt, Dauer und Form des Pilates-Trainings zu dokumentieren, um positive und negative Effekte nachvollziehen zu können.

> ▶ **Beispiel**
>
> **Problemstellungen:**
> - Akute und subakute Wirbelsäulenbeschwerden,
> - subakute Sehnenreizungen (Schulter, Ellenbogen, Knie),
> - onkologische Patienten, die zurzeit keine Therapie durchlaufen. ◄

Gruppentraining ist für diese Kunden nur noch in besonderen Fällen zu empfehlen, z. B. eine Pilates-Rückengruppe unter Leitung eines entsprechend qualifizierten Physiotherapeuten oder Sportlehrers.

▪▪ **Stufe 4**

Stufe 4 erfordert einen großen Background an Erfahrungen mit entsprechender Tiefe an professionellem Wissen. Nur so können **kritische**

Situationen rechtzeitig erkannt und vermieden werden. Die Trainingsplanung muss permanent neu erstellt, geändert und umstrukturiert werden.

> ▶ **Beispiel**
>
> **Problemstellungen:**
> - Kreislaufinstabile Patienten,
> - akute Beschwerden,
> - onkologische Patienten, die zurzeit eine Therapie durchlaufen. ◄

In Stufe 4 sollten nur **qualifizierte Therapeuten** die Trainingsmaßnahmen planen und durchführen.

> ⓘ **Cave**
>
> In Stufe 4 ist ein **Gruppentraining** ausgeschlossen!

9.7.2 „Novice to Expert" (Vom Anfänger zum Experten)

Die **Kompetenz** der Therapeuten und Trainer hängt von folgenden Faktoren ab:
- berufliche Grundqualifikation,
- eigene körperliche und kognitive Kompetenz,
- Qualität der Pilates-Ausbildung,
- Erfahrungen im Arbeitsumfeld,
- weiterführende Ausbildungen,
- Anwendung und Evaluation.

Jeder Therapeut/Trainer ist angehalten, durch Fort- und Weiterbildung zu gewährleisten, dass er die in seinem Arbeitsumfeld gestellten Anforderungen erfüllen kann. Dies sollte v. a. im medizinischen Bereich, in dem man mit Patienten arbeitet, berücksichtigt werden. Fehlt eine professionelle Grundqualifikation, gebietet es die Verantwortung gegenüber dem Kunden, entsprechend seiner Kenntnisse zu handeln.

Motorisches Lernen im Pilates-Training

Inhaltsverzeichnis

In diesem Kapitel wird dargestellt, welches **Konzept** des **motorischen Lernens** im Pilates-Training eingesetzt wird und Erfolg in der Praxis gezeigt hat.

Darüber hinaus soll aufgrund aktueller **sportwissenschaftlicher Erkenntnisse** der Blick auf methodische Aspekte erweitert werden, die zu einem noch effektiveren und nachhaltigeren Erfolg des Pilates-Trainings beitragen können. Der Erfolg kann zum einen an der Umsetzung durch die Trainer und Kunden gemessen werden, zum anderen an der Öffnung möglicher Kunden für die Pilates-Methode, die bisher keinen Zugang gefunden haben.

Den Autoren erscheint der weitläufig gewählte Ansatz des motorischen Lernens im Pilates-Training nicht optimal, da es individuelle sportspezifische, aber ggf. auch geschlechtsspezifische Unterschiede zu berücksichtigen gibt.

10.1 Motorisches Lernen in der Prävention

Die Pilates-Methode ist, richtig angewandt, eine ganzheitliche motorische Grundausbildung: ein funktionelles Training, das gleichermaßen Kraft, Beweglichkeit, Koordination und Balance fördert. Ob traditionell oder modifiziert ausgeführt: Die Übungen von Joseph Pilates sind als **Präventionsmaßnahme** effektiv.

Angefangen vom Jugendlichen, der unter Bewegungsmangel aufwächst, vom Berufstätigen, der sich aufgrund beruflicher Belastungen nicht mehr ausreichend bewegt, bis zum älteren Menschen, der einen erheblichen sportmotorischen Leistungsrückgang zeigt: Das Training vermittelt, unabhängig vom Ausgangsniveau der Teilnehmer, grundlegende motorische Fähigkeiten und Fertigkeiten.

■ Traditionelles motorisches Lernen
Kernsätze von Joseph Pilates sind:

» The first lesson is how to breathe correctly. (Your Health 1934, in Gallagher und Kryzanowska 2000, S. 36)

» You master one – you get the next. (Grant und Fletcher 2001)

Hinter diesen Aussagen verbirgt sich die heute noch aktuelle Meinung, dass durch eine **Hierarchie von Übungen** wachsende motorische Kompetenz erzielt wird, und dass sich durch eine methodische Übungsreihe – vom Leichtem zum Schweren – eine Zielbewegung erlernen lässt.

Der **Trainingseffekt** festigt sich hauptsächlich durch das Ausführen der verschiedenen Übungen unter Berücksichtigung immer gleicher Prinzipien.

Daher seien die traditionellen Pilates-Bewegungsprinzipien nochmals vergegenwärtigt (▶ Übersicht 10.1). Sie beschreiben **Bewegungsqualitäten**, die in einzelnen Lernschritten systematisch erarbeitet werden. Es sind universelle grundlegende Qualitäten von Bewegung, die sich neben den Pilates-Übungen auch auf alle anderen Übungen, Sportarten und Aktivitäten des täglichen Lebens übertragen lassen.

Übersicht 10.1: Pilates-Bewegungsprinzipien
- Whole Body Movement
- Breathing
- Balanced Muscle Development
- Concentration
- Control
- Centering
- Precision
- Rhythm

Aufmerksamkeit. Von zentraler Bedeutung für den Erfolg motorischer Lernprozesse ist **Aufmerksamkeit.** Diese wird durch Anleitung auf spezifische Aspekte der Aufgabe vom Trainer gelenkt. Zwangsläufig stellt sich die Frage, auf welche Aspekte die Aufmerksamkeit gelenkt werden sollte, um den Lernprozess zu unterstützen.

Pilates war selbst der Meinung, dass man eine Übung keinesfalls inkorrekt, ohne Konzentration und nicht mehr als 10-mal, aber nicht weniger als 5-mal wiederholen sollte. Der Trainer sollte verbal und/oder auch taktil korrigieren und dadurch mehr oder weniger in die Bewegungsausführung eingreifen.

> **Wichtig**
>
> Das Einschleifen einer Bewegungsaufgabe im Bodenprogramm, findet nicht durch unzählige Wiederholungen statt, sondern dadurch, dass, mittels Pilates-Geräten und Pilates-Kleingeräten, die gleichen motorischen Fertigkeiten in unterschiedlichen Herausforderungen, unterschiedlichen Trainingsreizen geübt werden.

- **Neue Denkanstöße aus Trainingslehre und Sportpsychologie**

In der heutigen Fachliteratur werden auch andere Wege, sportmotorische Kompetenzen zu erlangen, diskutiert, u. a. werden Differenzen, Schwankungen in der Bewegungsumsetzung auch positiv bewertet, sollen zugelassen und im Sinne eines **differenziellen Lernens** bewusst ausprobiert werden. Es wird vermieden, die Zielbewegung bis ins kleinste Detail zu erklären, um das Bewegungslernen nicht zu blockieren. Zu viel Information und Anleitung sei eher von Nachteil für den Lernprozess (Wulf 2009, S. 9 ff.).

Die **Aufmerksamkeit** des Trainierenden sei durch

- entsprechende Formulierungen,
- bildliche Darstellung und
- kinetische und verbale Anleitungen

(Wulf 2009, S. 88) mehr auf den mit der Bewegung verbundenen Effekt außerhalb des Körpers zu lenken als auf die interne Bewegung des Körpers an sich (Ehrlenspiel und Maurer 2007, S. 114).

- **Übertrag auf das Pilates-Training**

Solche Lernansätze, die bisher meist im Techniktraining komplexer Sportarten erprobt und erfasst wurden, fordern auch im Pilates-Umfeld zur **Reflektion des Trainerverhaltens** auf. Nicht selten neigt man zu kognitiv gesteuerter Überkorrektur und bewirkt – ähnlich wie in den Rückenschulkursen der 90er-Jahre – bei den Kursteilnehmern eher eine Bewegungsverunsicherung oder gar Angst, „etwas falsch zu machen".

> **Wichtig**
>
> Im **Präventionsbereich** gilt es,
>
> - durch präzise und knappe **Formulierungen** den **Bewegungsfluss nicht zu unterbrechen**,
> - durch gut geplanten **Stundenaufbau** eine umfangreiche Bewegungserfahrung zu ermöglichen und
> - hilfreiche **Korrektur** sparsam und gezielt einzusetzen.

Die neuen Denkanstöße aus der Trainingslehre und Sportpsychologie auch im Pilates-Training zuzulassen, erscheint in folgendem Rahmen sinnvoll:

- Bei **Jugendlichen**, unabhängig davon, ob sportlich mehr oder weniger talentiert, sind **Differenzen** in der Ausführung einer Pilates-Übung im Sinne des differenziellen Lernansatzes nicht gleich als Fehler zu deklassieren und zu korrigieren.
- **Erwachsene** dagegen, die motorisch schon einseitig geprägt sind, sollen durch das **Wiedererlernen einer fast vergessenen** (weil nicht mehr praktizierten) **Motorik** Schäden am Bewegungsapparat korrigieren oder verhindern. Die genannten Pilates-Prinzipien sollten systematisch in einzelnen Lernschritten erarbeitet, korrigiert und geübt werden. (vgl. ▶ Kap. 5: Exkurs DNS)
- **Sportler** mit differenzierter, aber auch hoch spezialisierter motorischer Kompetenz profitieren durch das **Erlernen variabler Reaktionsmuster** in unterschiedlichen Situationen und die Herausforderung der effizienten Pilates-Übungen an diversen Pilates-Geräten.

- **Begünstigende Faktoren für motorisches Lernen**

In ▶ Übersicht 10.2 sind Faktoren genannt, die das motorische Lernen bereichern.

10

1. Interner und externer Fokus. Wulf (2009) stellt eindrucksvoll dar, wie durch die **Anleitung zu einer motorischen Aufgabe** ein nachhaltig positiver Effekt erzielt werden kann:

- Bei einem externen Fokus kann sich das Bewegungssystem unter automatischer Kontrolle selbst organisieren und effektiv arbeiten,
- bei einem internen Fokus wird es unter bewusster Kontrolle eingeschränkt („constrained"), und Freiheitsgrade der Bewegungsausführung werden „eingefroren" (Wulf 2009, S. 96).

▶ **Beispiel**

Pilates-Anleitung für externen Fokus

　Die Übung Roll Up wird mit einem Gymnastikstock ausgeführt. Aufgabenstellung ist es, den Gymnastikstock während der Übung parallel zum Boden zu halten. Man kann den Hinweis geben, mit dem Blick einem gedachten Bogen an der Decke und weiter an der Wand zu folgen.

　→ Man nimmt an, dass die Entfernung zum Fokus groß sein sollte, um einen optimalen Verlauf der Bewegungskurve zu erzielen. ◄

▶ **Beispiel**

Pilates-Anleitung für internen Fokus

　Der Fokus wird durch verbale Anleitungen zur **Körperwahrnehmung** nach innen gerichtet: „Spüre den aktiven Beckenboden!" oder andere anatomisch ähnlich formulierte Aufgaben, die ein hohes Maß an Sensibilität und Körperbewusstsein voraussetzen. ◄

2. Lernkurve Neue Bewegungsaufgaben werden durch Erklärungen kognitiv verständlich gemacht. Fehler vermeidend werden Übungen wiederholt, um sie zu automatisieren. Der zu

Beginn gewählte **deklarative** (erklärende) **Ansatz** geht in **prozedurales** (wiederholendes) Üben über.

　Im **Pilates-Unterricht** wird entsprechend das anfängliche verbale Anleiten mit zunehmend korrekter Ausführung immer mehr zugunsten der Wiederholung und Vertiefung reduziert.

10.2　3. Stufen der Bewusstmachung

Automatisierung spielt sich in allen Bereichen unseres Lebens ab und ermöglicht Ökonomisierung, da keine bewussten Prozesse notwendig sind, um zu agieren. Auf unterbewusster Ebene werden, beeinflusst durch eine Vielzahl von Faktoren, **Strategien** geprägt, die nicht grundsätzlich nützlich oder gesund sein müssen.

　Der **Lernprozess im Pilates-Training** sieht wie folgt aus:

- Im **ersten Schritt** werden unfunktionelle oder ungesunde Routinen analysiert und dem Übenden bewusst gemacht.
- Allein durch die Bewusstmachung ist nicht notwendigerweise schon eine Korrektur möglich. Im **zweiten Schritt** ist lediglich die fehlerhafte Ausführung bewusst geworden.
- Erst im **dritten Schritt** wird Veränderung durch bewusste Kompetenz möglich. In dieser Phase werden allerdings noch unnötig viele Ressourcen aufgewendet, um die bewusste, korrekte Ausführung zu ermöglichen.
- Ziel des **vierten Schritts** ist die automatisierte, korrekte Ausführung der Übung und damit unbewusst kompetentes Verhalten. Bewegungsmuster und Übungsausführung sind jetzt nachhaltig geprägt und unbewusst steuerbar.

4. Erhalt der Lerneffekte. Über das Nutzen multipler Erfahrungsebenen und eine ausreichende Trainingsdauer werden die erreichten Effekte dauerhaft umgesetzt und gespeichert.

Im **Pilates-Training** wird durch die Übergänge zwischen den einzelnen Übungen (Bewegungsfluss) und durch den Wechsel von Übungen mit und ohne Gerät ein Transfer in die Alltagskompetenz gefördert. Es kommt zu einer Verdichtung und Summation von Bewegungskompetenz, was den Erhalt (Retention) der Trainingswirkung begünstigt.

10.3 Motorisches Lernen in der Rehabilitation

Vor Jahren war man der Meinung, pathophysiologische Bewegungsmuster seien Ausdruck einer von der Norm abweichenden Bewegung. Heute dagegen ist das Verständnis von Ursache und Wirkung, Didaktik und Methodik bei Störungen am Bewegungsapparat komplexer.

Beim **Pilates-Training in der Therapie** spielen tiefer liegende Mechanismen wie Angstvermeidung, Schmerzhemmung, viszero-somatische Reflexe und psychogene Hemmung eine große Rolle.

> **Wichtig**
>
> Pilates-Training fordert einen achtsamen, bewussten Umgang mit sich selbst.

Die **Atmung**, die als zentrales Element große Bedeutung hat, ist eine tiefe emotionale und energetische Verbindung nach innen. So gelangen über viele der Pilates-Übungen **unbewusste Strategien in die bewusste Wahrnehmung** und können gezielt verändert und adaptiert werden. Auf diesem Weg können Veränderungen in allen Bereichen stattfinden (◘ Tab. 10.1).

In der Rehabilitation bringen sowohl die ausgeprägte **taktile Anleitung** als auch die **verbale bildsprachliche** Anleitung eine neue Qualität mit sich und damit einen neuen Weg zu körperlicher Bewegung, als Ausdruck neu gewonnener innerer Ruhe, Kraft und Ausgeglichenheit.

- **Beeinflussende Faktoren für das motorische Lernen in der Rehabilitation**

Nachfolgend sollen die Einflüsse deutlich gemacht werden, denen ein Patient unterliegt, wenn er sich in Rehabilitation bzw. Therapie befindet.

Im **Pilates-Training** können Techniken und Erfahrungen der Physiotherapie, Trainingslehre und Rehabilitation mit dem Pilates-Konzept und Pilates-Übungen verknüpft werden, um einen optimalen Nutzen für den Patienten zu schöpfen.

- **Physiologische Faktoren**

Darunter ist der **Heilungsprozess** zu verstehen, den der Körper in den Phasen der Rehabilitation (▶ Kap. 7) durchmacht. Verläuft die Heilung optimal, kann das verletzte Gewebe zunehmend pathophysiologische Reaktionen abbauen, wodurch es zu einem Abbau der mechanischen oder postoperativen Entzündungsreaktionen kommt. Das Bestreben des Körpers nach Homöostase (Glossar) hat auch weit reichende Auswirkungen auf den Verlauf der motorischen Regeneration.

Im **Pilates-Training** gilt es, die Belastbarkeit zu erkennen und den Prozess durch gezielte Maßnahmen bzw. die Auswahl von Übungen zu unterstützen.

◘ **Tab. 10.1** Rehabilitation und motorisches Lernen

Zustand des Patienten	Rehabilitationsphase	Strategie
Unbewusst inkompetent	Akut/chronisch	Sensibilisieren
Bewusst inkompetent	Subakut	Motivieren
Bewusst kompetent	Rehabilitation	Kognition
Unbewusst kompetent	Post-Rehabilitation	Herausfordern

■■ **Strukturelle Faktoren**

Die in den Verletzungsmechanismus einbezogenen Gewebe weisen spezifische strukturelle Qualitäten auf, die den Rehabilitationsverlauf mit prägen. Eine Verletzung im Bereich der unteren Extremität, z. B. bei einer Bandruptur im Kniegelenk, muss unter Berücksichtigung der gegebenen **konstitutionellen Faktoren** trainiert werden, z. B. wird eine Achsenfehlstellung im Sinne eines Genu valgum (X-Bein) die Rehabilitation und die Auswahl der Übungen nachhaltig verändern. Modifikationen sind z. B. auch bei einer Verletzung im Bereich der Wirbelsäule erforderlich, wenn eine Vorschädigung der Gelenkstrukturen besteht, die mit an der Gesamtstabilität des Rumpfs beteiligt ist.

■■ **Funktionelle Faktoren**

Durch motorische Vorerfahrungen oder einen guten allgemeinen Trainingszustand sind gute Grundlagen für einen schnellen Heilungsprozess gelegt. Die **frühfunktionelle Mobilisation** von Patienten nach operativen Eingriffen oder Verletzungen hat unter anderem zum Ziel, möglichst wenig Beeinträchtigung oder Verlust von Kraft und Funktion zu erzielen.

Im **Pilates-Training** spielt die ganzkörperliche Betrachtung eine entscheidende Rolle. Ein integraler Bestandteil des Trainings in Therapie und Rehabilitation ist es, alle nicht verletzten Strukturen von Anfang an und die verletzten Strukturen so früh wie möglich in das Training miteinzubeziehen. So bleiben Funktion und Stabilität erhalten.

■■ **Umweltfaktoren**

Ein bestimmtes Arbeitsumfeld bedingt ein entsprechendes Muster an Mechanismen, Situationen und Verhaltensweisen, das sich auf den Rehabilitationsprozess auswirken kann. **Allgemeine Umweltfaktoren** wie z. B. Stress beeinträchtigen den Verlauf, vermindern die Aufnahme- und Anpassungsfähigkeit und stören den Gesundungsprozess. **Spezifische Umweltfaktoren**, wie z. B. ungünstige Arbeitshaltung und schlechte Ergonomie am Arbeitsplatz, beeinflussen die Rekonvaleszenz und können u. a. bei chronischen Problemen einen Nährboden für neuerliche Störungen bereiten.

■■ **Psychosoziale Faktoren**

In einer gesundheitlichen Krisensituation spielt es eine große Rolle, inwieweit die Situation als vorübergehende, **zu meisternde Problematik** interpretiert werden kann, oder ob nachhaltige **negative Folgen** antizipiert werden. Die eigentlichen Fakten der Erkrankung spielen nur eine untergeordnete Rolle, vielmehr ist die psychische und soziale Situation entscheidend für die Beurteilung der Schwere des Problems. Aus Sicht der Autoren sind folgende **Strategien** sinnvoll:

- Information (alle wesentlichen Sachverhalte erfahren),
- Diskussion (Gespräch mit Fachkräften und Beteiligten),
- Intuition (innere Compliance herstellen),
- Entscheidung (klare Richtung wählen),
- konsequentes Engagement (Nachhaltigkeit, Erfolg prüfen und Strategie verfolgen).

In diesem dynamischen Prozess spielen Selbstvertrauen, Vertrauen in das therapeutische Team und Erkennen und Vermeiden von angstbedingten Verhaltensstrategien eine Rolle.

Pilates-Training stärkt die Kompetenz des Patienten durch motivierende Bewegung, die vermittelt, dass eigene Fähigkeiten der Schlüssel zum Erfolg sein können.
◗ Abb. 10.1

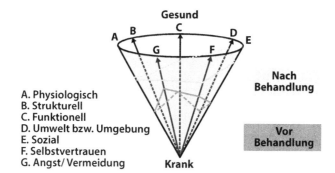

Abgewandeltes ICF Modell von Brent Anderson PT OCS

A. Physiologisch
B. Strukturell
C. Funktionell
D. Umwelt bzw. Umgebung
E. Sozial
F. Selbstvertrauen
G. Angst/ Vermeidung

◘ **Abb. 10.1**   Abgewandeltes ICF-Modell

Literatur

Ehrlenspiel F, Maurer H (2007) Aufmerksamkeitslenkung beim motorischen Lernen. Ztschr. für Sportpsychologie 14(3):114–122

Gallagher S, Kryzanowska R (2000) The complete writings of Joseph H. Pilates: Your health 1934 – Return to life through contrology 1945, The authorized editions. Bainbridge, Philadelphia

Grant K, Fletcher R (2001) Oral communication. Founding meeting of the PMA, Miami

Wulf G (2009) Aufmerksamkeit und motorisches Lernen. Elsevier, München

Anleitung und spezifisches Unterrichten

Inhaltsverzeichnis

11.1 Anleitung

Basierend auf den Erläuterungen über motorisches Lernen wird in diesem Kapitel das Anleiten der Pilates-Übungen vorgestellt.

Anleitungsstrategien sind erforderlich, da

- die Übungsbezeichnungen selbst nicht erklärend sind und
- die Pilates-Prinzipien, die die Reorganisation natürlicher Bewegungssteuerung fördern wollen, zu verinnerlichen sind.

Es gibt **vier Möglichkeiten**, eine Pilates-Übung korrekt und nachhaltig zu unterrichten (▶ Übersicht 11.1).

Übersicht 11.1: Pilates-Anleitungsstrategien

- Demonstration
- Verbale Anleitung
- Taktile Unterstützung
- Bildsprache (Metaphorik)

11

■ **Generelle Hinweise für das Anleiten von Übungen**

- Anleitung ist wichtig für eine möglichst **korrekte** und **effektive Ausführung**, allerdings sollte auch eine ausreichende positive Motivation erzeugt werden, die den Lernerfolg mit entsprechender Freude begleitet.
- Ob die Anleitung erfolgreich ist, erkennt man an einer qualitativ gut ausgeführten Bewegung. Die Pilates-Übungen können zwar bei entsprechender Zielsetzung alle auch anstrengend sein, diese **Anstrengung** sollte allerdings zu keinem Zeitpunkt einen Stresszustand auslösen, der sich durch Zeichen vegetativer Anspannung äußern kann, z. B. blasse Lippen, flache oder gehaltene Atmung u. a.
- Die Anleitung sollte sich in jedem Fall nach den Bedürfnissen und **Fähigkeiten des Übenden** richten. Da Menschen Informationen grundsätzlich unterschiedlich aufnehmen können, ist der Erfolg der Anleitung unmittelbar zu überprüfen.

11.1.1 Anleitungsstrategien

■ **Demonstration**

Demonstriert der Trainer die Übung, erzielt er dadurch mehrere Effekte.

Die **visuelle Aufnahme** ermöglicht einen Gesamteindruck der Übung und kann dadurch die Umsetzung aktivieren, die mit internem Fokus gesteuert und von externen Reizen begleitet einen ersten motorischen Entwurf darstellt. Darüber hinaus kann der Übende sich mit dem wahrgenommenen äußeren Eindruck (Demonstration) vergleichen, z. B. durch die Beobachtung in einem Spiegel. Machen die Übung und Art der Demonstration einen für den Übenden attraktiven, motivierenden Eindruck, wird der Übende sich bemühen, die Übung gut umzusetzen.

Dabei ist zu bedenken, dass die **Wahrnehmung des Übenden** selektiv und begrenzt sein wird und dementsprechend auf einzelne Aspekte der Ausführung durch den Trainer hingewiesen werden sollte. Außerdem könnte die Ausführung nicht den idealen visuellen Eindruck hinterlassen, der beabsichtigt wurde. Da ein Lehrer aber in jedem Fall ein Leitbild für den Schüler darstellt, sollte der Trainer genau darauf achten, dass das äußere Bild der Übung der beabsichtigten Demonstration entspricht.

Verbale Anleitung

▶ **Wichtig**

Übungen so **kurz** und **knapp** wie möglich und so **präzise** wie nötig **anleiten**, aber die Kursteilnehmer nicht mit Information überfrachten und dadurch deren Eigenwahrnehmung blockieren!

Die Art der verbalen Anleitung ist sehr von der Persönlichkeit des Trainers und des Übenden abhängig. Nicht nur für die motorische Umsetzung einer Übung, sondern auch für die verbale Anleitung gilt die **Regel** „So wenig wie möglich, so viel wie nötig".

Die Wirkung einer Anleitung ist zu überprüfen – stures Wiederholen führt nicht immer zum Erfolg. Variationen zum gleichen Thema sind manchmal gefragt, denn nicht jedem Übenden fällt es leicht, eine verbale Anweisung nachzuvollziehen und motorisch umzusetzen. Es ist manchmal erstaunlich, was Teilnehmer tatsächlich unter einer Anleitung verstehen (▶ Kap. 10).

Nachfolgend werden Formulierungen vorgestellt, die sich im Unterricht bewährt haben. Tatsächlich ist aber verbale Anleitung vom Kommunikationstypus des Übenden und des Trainers abhängig.

■■ Atmung (❏ Abb. 11.1)
- Ausatmen und Bauchdecke sinken/fallen lassen
- Vollständig ausatmen
- Einatmen unter Kontrolle der Bauchdecke, unteren Bauch flach lassen
- Durch das Einatmen den Rücken, die Flanke weiten (vgl. ▶ Kap. 5, Atmung), die Schultern bleiben entspannt und tief

■■ Kontrolle und Training des Beckenbodens (❏ Abb. 11.1)
- Ein Schwämmchen hochziehen, aber nicht ausdrücken
- Blase heben, aber nicht zwicken (nicht Sphinkter)
- Den vorderen Beckenboden betonen, nicht den dorsalen (nicht das traditionell übliche „Sitzknochen zusammenziehen")
- Zunächst mit der Ausatmung üben, dann mit der Einatmung, dann Muskeltonus über 10 sec halten bei normaler Atmung (Hamilton 2009)

■■ Rückenlage (❏ Abb. 11.1)
Bauchmuskeltraining
- Kontrolle der (flachen!) Bauchdecke
- Bauchnabel in die Breite ziehen
- Inneres Korsett von der Haut lösen
- Ein Korsett schnüren Die Taille verjüngen

- Nabel mit Seidenfaden an der Lendenwirbelsäule festbinden
- Die (Körper-)Mitte verankern, damit das Ende (gemeint sind Arme und Beine) arbeiten kann

Integration Körperzentrum
- Aktivierte Ausgangsstellung (= Zugspannung): Kopf weg vom Becken, Becken weg vom Kopf
- Kreuzbein (ISG) und Brustkorb (besonders die unteren Rippen) sind auf der Matte

■■ Bauchlage (❏ Abb. 11.2)
Rumpftraining
- Aktivierte Ausgangsstellung (= Zugspannung): Kopf weg vom Becken, Becken weg vom Kopf
- Sitzknochen zu den Fersen ziehen/Steißbein leicht einrollen – damit das Becken aufrichten (Kontranutation)

■■ Sitz (❏ Abb. 11.3)
Aufrechte Körperhaltung
- Die Sitzknochen sind die Basis
- Gegen die Schwerkraft aufrichten
- Push and Pull: Nach unten (in die Matte) schieben, nach oben ziehen
- Nach unten wurzeln, nach oben wachsen
- Wirbelsäule aus dem Becken ziehen
- Mit dem Scheitel zur Decke

Organisation Schulter/Kopf
- Schultern breit und tief
- Kopf aus Nacken ziehen, und Nacken aus den Schultern
- Riesenabstand zwischen Schultern und Ohren
- Entspannte Arme, entspannte Schultern: Arme wie gekochte Spaghetti

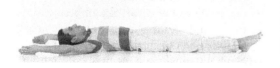

❏ **Abb. 11.1** Verbale Anleitung: Atmung/Beckenboden/Rückenlage

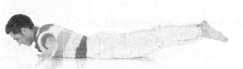

❏ **Abb. 11.2** Verbale Anleitung: Bauchlage

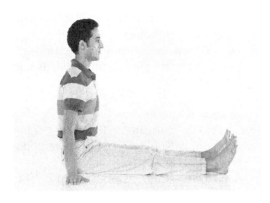

◘ Abb. 11.3   Verbale Anleitung: Sitz

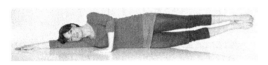

◘ Abb. 11.4   Verbale Anleitung: Seitlage

Armarbeit
- Arme aus den Schultern ziehen
- Unter den Achseln sanft stützen
- Mittelfinger malen rechts/links an die Wand

▪▪ Seitlage (◘ Abb. 11.4)
Stabilisation
- Die Taille berührt nicht den Boden
- Zugspannung: Kopf weg vom Becken, Becken weg vom Kopf
- Wirbelsäule lang und gestreckt

Beinarbeit
- Lange Beine aus dem Becken zur/m gegenüberliegenden Wand/Spiegel ziehen

▪▪ Seitstütz (◘ Abb. 11.5)
Gewichtsübernahme der oberen Extremitäten
- Hand (bzw. Ellenbogen) ist die Basis
- Vom Boden abstoßen
- Hebt den Brustkorb zur Decke, der Rest folgt

▪▪ Quadruped/Vierfüßlerstand
- Kraftring Arme-Brustkorb: Brustbein zwischen die Schulterblätter schieben

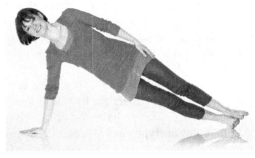

◘ Abb. 11.5   Verbale Anleitung: Seitstütz

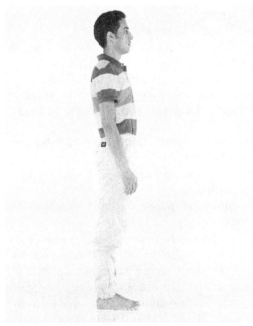

◘ Abb. 11.6   Verbale Anleitung: Stand

- Push and Pull: Nach unten schieben, nach oben ziehen (horizontal und vertikal gedacht)
- Zugspannung: Kopf weg vom Becken, Becken weg vom Kopf

▪▪ Stand (◘ Abb. 11.6)
- Die Füße sind die Basis
- Gegen die Schwerkraft ankämpfen
- Push and Pull: Nach unten schieben (Füße), nach oben ziehen (Scheitel)
- Nach unten wurzeln, nach oben wachsen

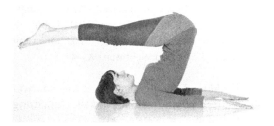

Abb. 11.7 Verbale Anleitung: Ganzkörperintegration bei Roll Over

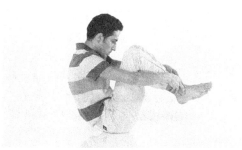

Abb. 11.8 Verbale Anleitung: Rollbewegungen

■■ **Ganzkörperintegration und Überkopforganisation (Umkehrhaltungen) (Abb. 11.7)**

— Gegenläufige Bewegungen: „Work in Opposition"
— Push and Pull: Nach unten schieben, nach oben ziehen
— Nach unten wurzeln, nach oben wachsen
— Die (Körper-)Mitte verankern, damit das Ende (gemeint sind Arme und Beine) arbeiten kann
— Großer Abstand zwischen Becken und Rippen

■■ **Rollbewegungen (Abb. 11.8)**

— Zugspannung
— Im größtmöglichen Bogen rollen
— Große „C-Kurve" der Wirbelsäule
— Großer Abstand zwischen Becken und Rippen
— Wirbel für Wirbel rollen
— Unter Kontrolle der Bauchdecke

■ **Taktile Anleitung**

Die **manuelle taktile Unterstützung** der Übungen ist für die Vermittlung einer Pilates-Übung und für deren Ausführungsqualität sehr bedeutsam. Berührung kann eine vielfache Wirkung erzielen und unterschiedlichste Qualität haben. An dieser Stelle werden primär die mechanischen Komponenten der taktilen Anleitung dargestellt und deren Wirkung auf Ausführung und Verstehen der Übungen selbst.

Zu beachten ist, dass gezielte, geschulte Berührung einen tieferen, über den mechanischen Aspekt hinausgehenden Einfluss auf den Übenden haben kann.

❯ **Wichtig**

Es werden **drei Arten taktiler Anleitung** unterschieden:

— positionierende Anleitung (P),
— führende Anleitung und (F)
— Anleitung mit Widerstand (W).

■■ **Positionierende Anleitung (P) (Abb. 11.9)**

Der Übende wird mehr oder weniger **passiv** in eine Position gebracht, in der er die Übung erfolgreich ausführen kann.

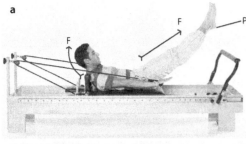

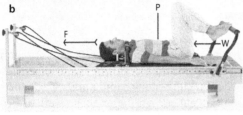

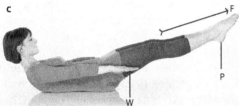

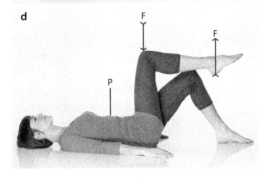

◘ Abb. 11.9 a–d Positionierende Anleitung (P): **a** Hundred, **b** Ausgangsstellung: Beine gebeugt, **c** Hundred, **d** Femur Arcs: in Rückenlage, Beine gebeugt

---

Positionierende Anleitung
- In Rückenlage können die Schultern durch Positionierung in Mittellage der Schultergürtelkraftringe gebracht werden.
- Durch Ausstreichen der Nackenmuskulatur kann der Kopf ohne Überstreckung positioniert werden.

- Durch Lagerungsmaterial (Kissen, Handtücher, Sandsäckchen, Bälle) kann zu Übungsbeginn eine bessere Positionierung des Körpers erreicht werden. ◄

Auch **während der Bewegung** kann es sinnvoll sein, durch positionierende taktile Anleitung einzugreifen:
- einerseits, um zu verhindern, dass eine evtl. gefährliche Fehlhaltung eingenommen wird,
- andererseits, um deutlich zu machen, welche Position im jeweiligen Übungsabschnitt korrekt ist.

▪▪ Führende Anleitung (F) (◘ Abb. 11.10)

Man gibt die Aufforderung, der meist leichten Berührung zu folgen, womit Richtung und Bewegungsintensität deutlich gemacht werden können. Diese Anleitungsform eignet sich für Bewegungsausführungen, die nicht kraftvoll und impulsiv genug sind. Grundsätzlich werden mittels führender Anleitung eine axiale Verlängerung, Weite und Ausrichtung unterstützt.

▪▪ Anleitung mit Widerstand (W) (◘ Abb. 11.11)

Diese kraftvoll stabilisierende Anleitung setzt einen deutlichen externen Reiz. Anleitung mit Widerstand kann sowohl **statisch** (zur Verdeutlichung einer Haltung) als auch **dynamisch** (zur Führung einer Bewegung mit dynamischer Stabilität) genutzt werden.

Außerdem können Hold-Relax-Techniken (= neurophysiologische Technik der Physiotherapie, Propriozeptive Neuromuskuläre Fazilitation, PNF) eingesetzt werden, um den Bewegungsweg zu erweitern, durch kurzfristige Hemmung einer überaktiven Muskelgruppe.

Zu beachten ist, dass taktile Anleitung (Berührung) individuell sehr unterschiedlich empfunden wird. Über die Berührungsrezeptoren der Haut und die Druckrezeptoren des Unterhautgewebes werden die Berührungssignale aus der Peripherie über das

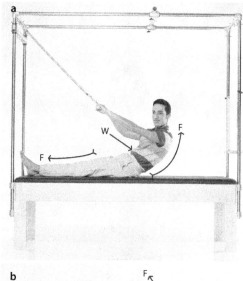

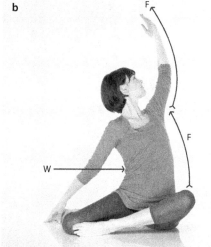

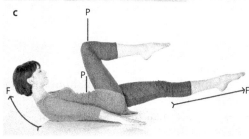

Abb. 11.10 Führende Anleitung (F) **a** Roll Down mit Rotation, **b** Mermaid II mit Rotation, **c** Single Leg Stretch: Arme am Boden

Rückenmark an das Gehirn gemeldet. Das Verarbeiten der Reize unterliegt immer auch der momentanen **subjektiven Interpretation**, die in jedem Fall angenehm, klar und deutlich sein sollte.

> **Wichtig**
> Eine diffuse, nicht zum Übungsauftrag passende, zu schnell oder an zu vielen Stellen gleichzeitig ausgeführte taktile Anleitung erzeugt mehr Verwirrung als Nutzen.

■ **Bildsprache (Metaphorik)**

Joseph Pilates studierte u. a. die Bewegungen von Tieren und leitete aus seinen Beobachtungen auf den Menschen übertragbare Prinzipien und Übungsideen ab. Viele seiner Übungen haben **Tiernamen** und versinnbildlichen damit die Charakteristik der Übung. Übungen wie „Kneeling Cat", „Elephant", „Swan" und „Mermaid" lassen durch ihre Namen spontane suggestive Eindrücke entstehen, die in der Übungsausführung nutzbar gemacht werden können.

In den letzten 20 Jahren wurde das bildsprachliche Anleiten im Pilates-Training zunehmend übernommen, inspiriert vor allem durch die Arbeiten von Mabel Todd (2001); André Bernard (1997) und später Erik Franklin (1998). Der Vorteil der bildhaften Anleitung liegt in der komplexen, durch Rekrutierung eigener Ressourcen geführten Bewegungsausführung, die die Qualität der Übung stark verändern kann.

> **Wichtig**
> **Das bildsprachliche Anleiten nutzt**
> – direkte Bildsprache und
> – indirekte Bildsprache.

Nachfolgend werden beispielhaft einige Möglichkeiten der Anleitung mittels Bildsprache dargestellt. Allerdings kann ein Bild durch seinen suggestiven Charakter nur auf der Basis eigener Erfahrungen genutzt werden. Für Übende, die noch nie in ihrem Leben einen Elefanten gesehen haben, sind Anleitungen mithilfe einer solchen Metapher nicht hilfreich. Ebenso sind Bilder, die spezifisch für bestimmte Menschen sind, wie z. B. „die Beine so schlank machen wie beim Anziehen einer Strumpfhose" nicht hilfreich für Übende, die noch nie eine Strumpfhose angezogen haben. Wenn die Wortwahl des Übenden Hinweise auf seine inneren Vorstellungen gibt (z. B.: „Mein Rücken ist steif wie ein Brett" oder „Ich fühle mich wie ein müdes

11

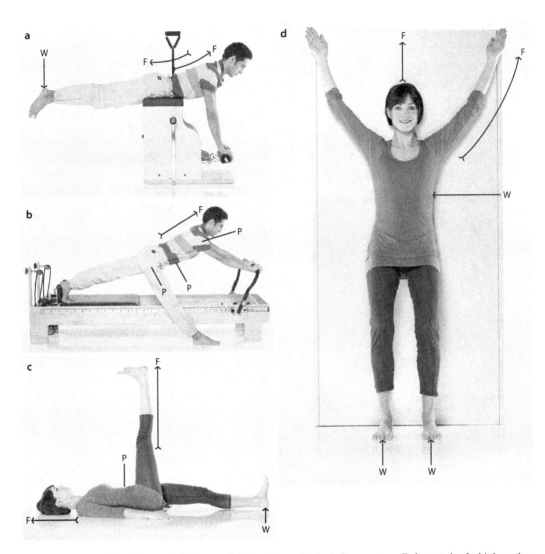

◘ Abb. 11.11   a–d Anleitung mit Widerstand (W): **a** Swan Chair, **b** Superman, **c** Dehnung der Ischiokruralen, **d** Wandstehen

Pferd"), können diese als Ausgangspunkt für die bildsprachliche Anleitung genutzt werden.
   Direkte Bildsprache

> **Wichtig**
> Bei **direkter Bildsprache** wird direkt der Körper angesprochen.

Der Übende bekommt Hinweise für die Ausführung der Übung, die ihm helfen, den Körper in einem anderen Kontext oder in Beziehung zu räumlichen Verhältnissen zu sehen.

» Be proud of your chest, young man. (Zitat von Eve Gentry, nach San Miguel 2011)

Atmung
- Beim Einatmen die unteren, hinteren Rippen dehnen
- Beim Ausatmen zur Decke wachsen

Axiale Verlängerung
- Den Kopf in Richtung Decke schieben
- Der Bauch geht nach hinten oben, in Richtung Wirbelsäule

Rumpfkontrolle
- Bauch und Rücken stützen die Wirbelsäule und schaffen Platz zwischen den Wirbeln
- Die Schultern sind breit, der Rücken lang, die Taille schmal

Beweglichkeit

— Ein Wirbel gleitet nach unten, der andere
nach oben
— Das Hüftgelenk gleitet im Becken

Tipp

Die ■ Abb. 11.12, 11.13, 11.14, 11.15,
11.16, 11.17, 11.18, 11.19, 11.20, 11.21
und 11.22 zeigen weitere Vorschläge für
die Anleitung in direkter Bildsprache.

a

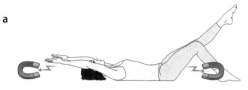

b

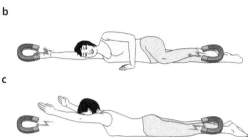

c

■ **Abb. 11.13** Axiale Verlängerung: „Die Wirbelsäule
wird von 2 Magneten in die Länge gezogen." **a** Rückenlage, **b** Seitlage, **c** Bauchlage

a

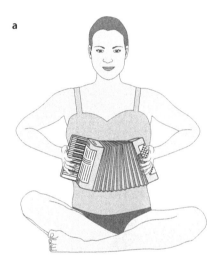

b

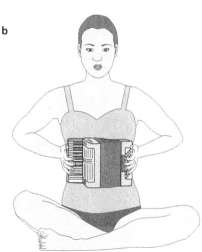

a   b

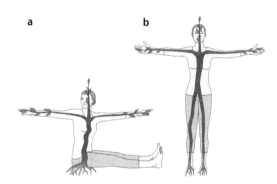

■ **Abb. 11.14** Axiale Verlängerung: „Nach unten wurzeln, nach oben wachsen." **a** Sitz, **b** Stand

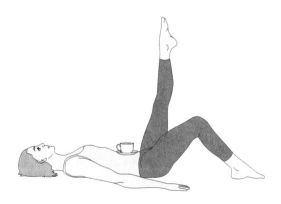

■ **Abb. 11.12** Atmung: „Die Rippen wie ein Akkor-
deon öffnen und schließen." **a** „Durch die Nase in die
unteren Rippen einatmen, **b** durch den Mund ausatmen"

■ **Abb. 11.15** Rumpfkontrolle Rückenlage: „Das Zentrum ist stabil und ruhig, damit die Teetasse (auf dem
Bauch) nicht umkippt"

a

b

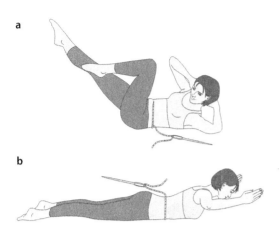

◘ Abb. 11.16 Rumpfkontrolle: „Der Abstand zwischen Bauchnabel und Wirbelsäule bleibt immer gleich, der Bauchnabel ist mit einem Fädchen an der Wirbelsäule festgebunden." **a** Rückenlage, **b** Bauchlage

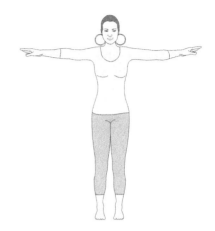

◘ Abb. 11.19 Führung Arm und Schultergürtel: „Die Schultern bleiben tief – die großen Ohrringe berühren die Schultern nicht"

11

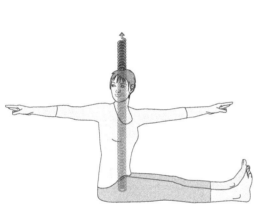

◘ Abb. 11.17 Rotation im Sitz: „Wie eine Schraube in die Decke schrauben"

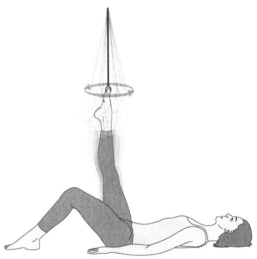

◘ Abb. 11.20 Beinführung: „Das Bein ist am großen Fußzeh an der Decke aufgehängt und kann locker in der Hüfte kreisen"

a   b

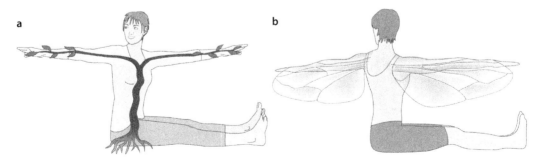

◘ Abb. 11.18 Armführung: **a** „Arme wachsen nach links und rechts." **b** „Arme schweben leicht und locker wie Flügel"

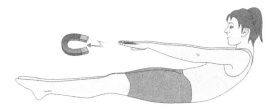

□ Abb. 11.21 Rollbewegungen: „Folgt den Händen –
ein Magnet zieht (beim Hochrollen) die Hände zur
gegenüberliegenden Wand"

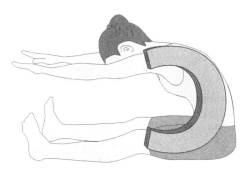

□ Abb. 11.22 Wirbelsäulenbeweglichkeit (Spine
Stretch): „Die Wirbelsäule ist ein großes C"

Indirekte Bildsprache

> **Wichtig**
> Von einem indirekten Bild spricht man,
> wenn der Körper in der Vorstellung des
> Übenden zu „etwas anderem" wird.

Räumliche Bilder versetzen den Körper an einen anderen Ort
- Stelle dir vor, du liegst am Strand
- Dein Körper liegt zwischen zwei Glasplatten, während du dich bewegst

Teile und Räume des Körpers werden „etwas anderes"
- Dein Becken ist wie eine Salatschüssel
- Dein Bein ist wie ein schlanker, starker Baum

Sensorischer Input
- Stelle Dir vor, Du riechst an einer Blume
- Der Wind streicht über Deinen Rücken

Komplexe Bilder
- Der Körper ist wie ein Sinfonieorchester
- Wir gleiten durch das Leben

■ Nutzen der Bildsprache
Der **Nutzen** der Bildsprache kann nicht ausreichend betont werden, u. a.:
- Bildhafte Anleitung kann Übende mental aktivieren, und sie überwinden damit oft körperliche Beschränkungen.
- Bilder können einen Eindruck zu einer Übung hinterlassen, der in anderen Situationen spontan abrufbar wird. Oft genügt dann nur ein kleiner Hinweis, um komplexe körperliche Reaktionen auszulösen.
- Bildsprache eignet sich sehr gut für Gruppenunterricht, da rasch und wirksam die Charakteristik einer Übung beschrieben werden kann.

■ Zusammenfassung
In □ Tab. 11.1 sind die vier Anleitungsstrategien zusammenfassend dargestellt.

◼ Tab. 11.1 Anleitungsstrategien

Anleitung	Geeignet für	Lerntypus	Problem
Demonstration	Positionen, Bewegungen Gruppen- und Einzeltraining	Visueller Typ	Eigene korrekte Ausführung, selektive Wahrnehmung
Verbale Anleitung	Äußere Zusammenhänge Gruppen- und Einzeltraining	Kognitiver Typ	Betonung der kognitiven Umsetzung, wenig körperliches Feedback
Taktile Anleitung	Starker sensorischer Input Einzeltraining, kleinere Gruppen	Sensorischer Typ	Genauigkeit, weitergehende Wirkung
Bildsprache	Aktivierung eigener Strategien Gruppen- und Einzeltraining	Metaphorischer Typ	Individualität, schwer übertragbar in den Alltag

11.2 Spezifisches Unterrichten

■ **Spezifisches Unterrichten von Männern**

Manchmal scheint es ratsam, die Übungsanleitungen nach Geschlecht zu modifizieren.

Es empfiehlt sich, die Übungsanleitungen nach Geschlecht anzupassen.

Männern fällt es im Allgemeinen schwer, detaillierte körperliche Phänomene zu spüren und zu interpretieren. Daher sollte auf eine Anleitung verzichtet werden, die sehr nach innen gerichtet und feinsinnig ist. Wirkungsvolle **Unterstützung** für männliche Klienten sind

— positionierende taktile Anleitung,
— Anleitung mit Widerstand und
— Demonstration.

In der Bildsprache sollten **direkte Bilder** gewählt werden, die

— einerseits dem körperlichen Bild der Männer entsprechen (z. B. breite Schultern, flacher Bauch, aufrechte Haltung), und
— andererseits Qualitäten von Entspannung und Ruhe beinhalten.

■ **Spezifisches Unterrichten von Frauen**

Beim **Unterrichten von Frauen** eignen sich im Allgemeinen

— verbale Anleitung, begleitet von
— führender taktiler Anleitung und
— Bildsprache.

Da Frauen sehr zu Spannungen im Kopf-, Nacken- und Schulterbereich neigen, sollte diesem Bereich besondere Wichtigkeit beigemessen werden.

■ **Spezifisches Unterrichten von Patienten**

Wenn körperliche Beschwerden vorliegen, verändern sich die Möglichkeiten zur Verarbeitung äußerer Reize fundamental. Die Reizleitungen sind dominiert von **Schmerzsignalen** sowie **Beweglichkeits- und Funktionseinschränkungen**. Darüber hinaus sind tiefer liegende sensorische und propriozeptive Systeme u. U. stark beeinträchtigt. Diese Kenntnis muss für die Anleitung von Pilates-Übungen in der Therapie und Rehabilitation Konsequenzen haben, um einen optimalen Informationsfluss zu gewährleisten.

Über Mechanismen der zentralen und peripheren Hemmung sind zudem die Systeme der lokalen Stabilisation und Steuerung beeinträchtigt, wodurch es Patienten schwer fällt, Muskelanspannung bewusst wahrzunehmen und zu steuern. Entsprechend kann man sich in der Anleitung der Pilates-

Übungen Techniken nutzbar machen, die für die Normalisierung dieser Körperprozesse nützlich sind.

» Das Ziel einer Pilates-Übung in der Therapie und Rehabilitation muss es ein, eine schmerzfreie, erfolgreiche Bewegung auszulösen, die dem Ziel dient und die Erwartungen des Patienten übertrifft. (Anderson 2005)

■ **Fazilitation (Bahnung)**

Techniken der Fazilitation nutzen Kenntnisse über die Zusammenhänge im lokomotorischen System, um einen größtmöglichen Einfluss auf die Heilung zu nehmen. Werden z. B. durch Berührung Hautareale sensorisch stimuliert, hat dies auch eine Wirkung auf die lokale Muskulatur und die zugehörige Zirkulation: Durch sanftes Klatschen oder Streichen auf der Innenseite des Oberschenkels z. B. kann Aktivität der stabilisierenden Muskelketten des Beins stimuliert werden.

■ **Overflow (Fernwirkung)**

Wenn ein Reiz funktionell korrekt und in Länge oder Intensität ausreichend stark ist und „ankommt", entfaltet er Wirkung auf der **Gegenseite des Körpers** oder auch auf vom Reizort **entfernt liegende Körperregionen**:

- Armbewegungen von Flexion in Extension aus Rückenlage können auch die ventrale Rumpfmuskulatur stimulieren.
- Beinbewegungen auf der einen Körperseite haben auch einen Trainingseffekt auf der anderen Körperseite.

■ **Positives Körperbild**

In den letzten Jahren ist der Einfluss der Gedanken auf das körperliche Geschehen mehr und mehr in den Fokus der Rehabilitation gerückt. Wenn das Gehirn sich Bewegungsabläufe nur vorstellt, werden bereits Prozesse im Körper aktiviert, die im Falle einer aktiven Ausführung benötigt werden. Dieses **Feedforward-Phänomen** kann man sich zunutze machen, indem man den Übungsverlauf mit dem Patienten zuerst visualisiert, um dann im nächsten Schritt die Übung abzurufen.

Generell kann man sich **Feedforward-Denken** zunutze machen, indem man den Patienten auffordert, durch positive Bilder die grundlegende Hemmung bzw. Bahnung zu modifizieren (z. B.: „Stellen Sie sich vor, Sie müssten mit Ihrem ganzen Körper lächeln").

Literatur

Anderson B (2005) Randomized clinical trial comparing active versus passive approaches to the treatment of recurrent and chronic low back pain. University of Miami, Miami

Bernard A (1997) An introduction to ideokinesis. Contact Quarterly (Nachdruck Nr. 3). Ideokinesis and creative body alignment. Summer/Fall, S. 24–25

Franklin E (1998) Locker sein macht stark. Kösel, München

Hamilton C (2009) Lokale Stabilität der Gelenke. Handout Hamilton, Regensburg

San Miguel L (2011) Oral communication. Conference, Mönchengladbach

Todd M (2001) Der Körper denkt mit: Anatomie als Ausdruck dynamischer Kräfte. Nach der Originalausgabe „The thinking body" 1937. Huber, Bern

Formelle Grundlagen der Anwendung des Pilates-Trainings

Inhaltsverzeichnis

12.1   Pilates-Training in der Prävention

Der Stellenwert des Pilates-Trainings in der Prävention ist international bereits seit mehreren Jahrzehnten unbestritten. Auch in Deutschland und Europa wächst die Zahl der Pilates-Interessierten beständig, besonders stark, allerdings in den letzten 5 Jahren durch die Verbreitung des Trainings in den Fitnessstudios. Die öffentliche Wahrnehmung der Pilates-Methode ist stark verbunden mit dem Mattentraining in der Gruppe. Nur ein geringer Anteil der Pilates-Interessierten nutzt ein vollständiges Pilates-Geräte- und Mattentraining als Einzeltraining oder in der Kleingruppe.

Auch wenn Prävention das eigentliche Ziel dieses Trainings ist, findet man in sehr vielen Fällen **Kursteilnehmer mit körperlichen Beschwerden,** die sie durch ein Pilates-Training verbessern möchten. Dies kann den Trainer in eine **schwierige Situation** bringen,

- einerseits wegen der Verantwortung für die Teilnehmer,
- andererseits wegen didaktischer Gesichtspunkte.

In diesem Zusammenhang sei daher auf das **High Risk-Low Risk-Modell** in ▶ Kap. 9 verwiesen. Ein Training kann nur mit Übenden durchgeführt werden, für die die Pilates-Trainer die entsprechende berufliche und fachliche Eignung vorlegen können. Des Weiteren sind vor Aufnahme des Trainings ausreichend Informationen über den Gesundheitszustand und die Motivation der Klienten zu erfragen.

12.1.1   Aktueller Stand der Förderung von Pilates-Kursen

Unter der Überschrift „Gesundheit fördern in den Lebenswelten" schreibt das Bundesministerium für Gesundheit im Ratgeber zur Prävention und Gesundheitsförderung:

„Am 17. Dezember 2014 hat das Bundeskabinett den Entwurf eines Gesetzes zur Stärkung der Gesundheitsförderung und der Prävention (Präventionsgesetz) beschlossen. Der Gesetzentwurf sieht insbesondere vor, die Gesundheitsförderung und Prävention in jedem Lebensalter und in allen Lebensbereichen zu stärken und als gemeinsame Aufgabe der Sozialversicherungsträger und der Akteure in Ländern und Kommunen zu gestalten."

Seit 2014 prüft und zertifiziert die „**Zentrale Prüfstelle Prävention**" (ZPP) Kursanbieter und Kursangebote. Zertifizierte Pilates Konzepte werden inzwischen reichlich angeboten, nicht nur zum Thema „Matte"(Bodenprogramm), sondern auch zu den Pilates Geräten (Reformer & Chair) und Kleingeräte, die besonders für das Training zuhause gewünscht werden.

12.1.2   Rehasport-Vereine und Funktionstraining

Die letzte Fassung der Vereinbarung über die Durchführung und Erstattung von **Rehasport** bzw. **Funktionstraining** stammt vom Januar 2011 (§ 44 SGB IX), und laut Zielsetzung werden andere Ziele verfolgt als in der Primärprävention nach § 20 SGB V. **Ziel** ist es, Menschen mit körperlichen Beschwerden bzw. Behinderungen durch Hilfe zur Selbsthilfe Möglichkeiten zu eröffnen, um wieder vermehrt am alltäglichen Leben teilzunehmen. Im **Mittelpunkt** stehen

- Verbesserung der bestehenden Lebenssituation, aber auch
- Vermeidung der Verschlechterung einer bestehenden Beschwerdesymptomatik.

Abweichend von den Zulassungs- und Erstattungsprinzipien der Primärprävention sind im Rehasport allgemeine Zulassungsvoraussetzungen zu erfüllen, die durch den Deutschen Sportbund (DSB) geregelt werden. **Funktionstraining** wiederum ist eine Maßnahme, die spezifische Kenntnisse bez. chronischer Erkrankungen erfordert und nur von Physio- oder Ergotherapeuten erbracht werden darf.

> **Wichtig**
>
> Für die Bereiche Rehasport und Funktionstraining ist ein **Pilates-Training** grundsätzlich **nicht geeignet,** da es sich in seiner Zielsetzung primär um unspezifische, einfache Sport- und Gymnastikformen handeln soll.

12.1.3 Ambulante Rehabilitation

> **Wichtig**
>
> Im Rahmen einer komplexen ambulanten Rehabilitation (früher: Erweiterte Ambulante Physiotherapie, EAP) kann das **Pilates-Training** die **konventionelle Trainingstherapie ergänzen** oder **komplett ersetzen.**

Da Patienten in allen Rehabilitationsphasen durch entsprechende Anwendung der Pilates-Geräte und Modifikation der Pilates-Übungen sinnvoll und effizient begleitet werden können, sind Gesundheitszentren, die die formellen Zulassungsrichtlinien erfüllen, in der Lage, das Pilates-Training problemlos einzubinden.

12.1.4 KG-Gerät

Die zurzeit geltenden **Voraussetzungen** zur Abgabe der Position „KG-Gerät" in Physiotherapieeinrichtungen sind:
- entsprechende berufliche Weiterbildung und
- fünf definierte Trainingsgeräte (Funktionsstemme, Winkeltisch, Vertikalzugapparat, zwei Universalzugapparate).

In Kleingruppen von bis zu 5 Personen werden ähnlich einem Zirkeltraining gezielte Trainingsmaßnahmen durchgeführt, die von einem Physiotherapeuten geplant, überwacht und dokumentiert werden. Diese Maßnahme dient der Rehabilitation außerhalb eines komplexen therapeutischen Teamansatzes.

> **Wichtig**
>
> Grundsätzlich können die Pilates-Geräte- und Pilates-Mattenübungen die **Anforderungen erfüllen,** die an die Trainingsgeräte gestellt werden.

Mit **ausreichender beruflicher Qualifikation** des Trainers kann das Pilates-Training den Zielsetzungen von „KG-Gerät" inhaltlich und strukturell gerecht werden.

12.2 Dokumentation und Wirksamkeitsnachweise

Regelmäßige **Dokumentation** ist auch im Pilates-Training ein wichtiger Punkt, besonders im Rahmen der Therapie (auch in der Prävention), um Entwicklung, Erfolg und spezifische Modifikationen nachverfolgen zu können. Als Weiteres kann die Dokumentation von Testung und Trainingsverlauf zur Steigerung der Motivation des Patienten genutzt werden.

Wirksamkeitsnachweise können
- zum einen durch Dokumentation in der täglichen Praxis erbracht werden und
- zum anderen im Rahmen kleinerer Studien oder größerer wissenschaftlicher Projekte dargestellt werden.

Im Anhang werden wissenschaftliche Arbeiten vorgestellt, die durch zukünftige Projekte bestätigt werden sollten.

12.2.1 In der Rehabilitation

Der Rehabilitationsprozess dient der Wiedererlangung des Zustands vor einer Verletzung oder Erkrankung. Neben den rein mechanischen Funktionen stehen die funktionell wesentlichen Aspekte im Vordergrund. Da diese vom beruflichen und häuslichen Umfeld und den Freizeitaktivitäten des Patienten abhängig sind, ist es wichtig, genaue Kenntnis über die **Ziele des Patienten** zu erlangen.

Eine ausführliche Dokumentation und Planung der Trainingsmaßnahme ist gerade in der Rehabilitation erforderlich. In der **Dokumentation** sollten folgende Parameter beschrieben werden:
- Eingangsbefund mit Beschreibung der quantitativen und qualitativen Symptome und funktionellen Behinderungen,
- Planung der geeigneten Maßnahmen und
- Prognose der Entwicklung.

Dieser Prozess, mit erneuter Befundung nach 4–6 Wochen (je nach Art der Pathologie), sollte regelmäßig nach denselben Kriterien wiederholt werden. Auf diese Weise werden Synergien innerhalb des Teams oder das Erkennen von Störungen des regelrechten Rehabilitationsverlaufs möglich.

12.2.2 In der Praxis

Das Arbeiten in einer **Physiotherapiepraxis** wird oft bestimmt von enger Zeittaktung, räumlicher Enge und stark reglementierter Dauer einer Maßnahme. Gerade deshalb kann es hilfreich sein, **therapeutische Schritte** auch im Pilates-Training genau zu dokumentieren. Meist müssen Eigenverantwortung und Engagement

in einem gemeinsamen Lösungsansatz über größere Zeiträume hinweg aufrechterhalten werden. Daher kann eine klare Dokumentation in der Praxis sinnvoll und hilfreich sein.

12.2.3 Im Pilates-Studio

Aufgrund der Vielzahl von Übungen und möglichen Modifikationen sollten die Mitarbeiter bemüht sein, das durchgeführte Training zu dokumentieren. Vor allem das angestrebte Ziel des Klienten steht im Vordergrund. Basierend auf den eingangs erhobenen Informationen zu Gesundheit, körperlicher Fitness und sportlichen Vorerfahrungen werden Trainingsparameter festgelegt, dokumentiert und verfolgt.

Serviceteil

Anhang

Anatomische Lage- und Richtungsbezeichnungen

(Aus Wottke 2004)

■ **Achsen und Ebenen**

Die folgenden Beschreibungen beziehen sich auf den stehenden Menschen (◨ Abb. A.1).

Sagittalachse: Achse, die den Körper senkrecht zum Horizont von vorne nach hinten durchläuft.

Transversalachse: Querachse, die parallel zum Horizont von rechts nach links verläuft (= Frontalachse).

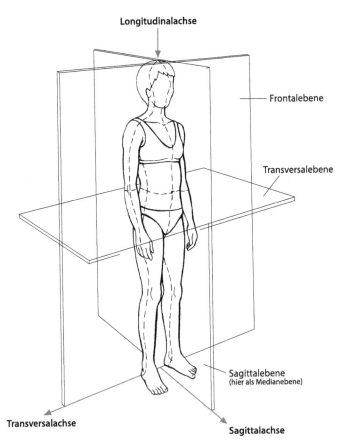

◨ Abb. A.1 Lage der anatomischen Achsen und Ebenen zum menschlichen Körper: Jede Ebene lässt sich durch je zwei Achsen bestimmen und steht senkrecht zur jeweils dritten Achse. Somit steht jede der Achsen wiederum in einem rechten Winkel zu den beiden anderen

Longitudinalachse: Längsachse, die vom Kopf zu den Füßen verläuft.

Sagittalebene: Senkrecht zur Transversalachse liegende Ebene, die den Körper in einen linken und rechten Abschnitt teilt. Sie wird von der Longitudinal- und der Sagittalachse gebildet (mittlere Sagittalebene = Medianebene = Symmetrieebene).

Frontalebene: Senkrecht zur Sagittalachse liegende Ebene, die parallel zur Stirn liegt und den Körper in einen vorderen und hinteren Teil trennt. Sie wird von der Longitudinal- und der Transversalachse gebildet.

Transversalebene: Senkrecht zur Longitudinalachse liegende Ebene, die den Körper in einen oberen und unteren Abschnitt trennt (= Horizontalebene). Sie wird von der Sagittal- und der Transversalachse gebildet.

- **Lage- und Richtungsbezeichnungen**

Lage- und Richtungsbezeichnungen am menschlichen Körper aus Frontal- und Lateralansicht	
Anterior	Vorne, nach vorne
Dexter	Rechts (vom Patienten aus)
Distal	Von der Rumpfmitte entfernt
Dorsal	Rückenwärts

Lage- und Richtungsbezeichnungen am menschlichen Körper aus Frontal- und Lateralansicht	
Externus	Außen, äußerer
Inferior	Unten, nach unten zu
Internus	Innen, innerer
Kaudal	Fußwärts
Kranial	Kopfwärts
Lateral	Zur Seite hin
Medial	Zur Mitte hin
Palmar	Hohlhandwärts
Peripher	Am Rand des Körpers
Plantar	Fußsohlenwärts
Posterior	Hinten, nach hinten
Profundus	In der Tiefe
Proximal	Extremitätenteil näher zur Rumpfmitte gelegen
Radial	Zur Daumenseite hin
Sinister	Links (vom Patienten aus)
Superficialis	Oberflächlich
Superior	Oben
Ulnar	Zur Kleinfingerseite hin
Ventral	Bauchwärts
Volar	Hohlhandwärts
Zentral	Zur Körpermitte hin

Siehe dazu auch die ◘ Abb. A.2:

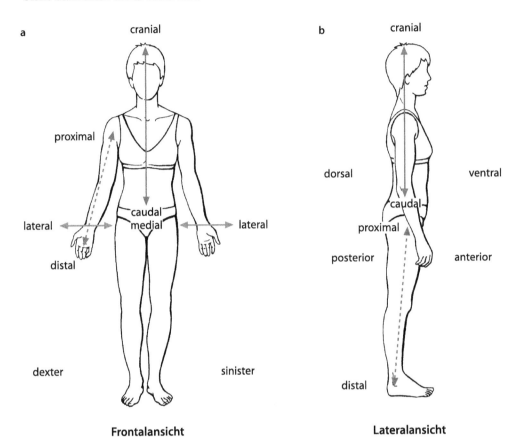

Frontalansicht   **Lateralansicht**

◘ **Abb. A.2** **a, b** Lage- und Richtungsbezeichnungen am menschlichen Körper aus Frontal- und Lateralansicht

■ **Bewegungsrichtungen**

Abduktion	Abspreizen eines Arms/Beins nach außen
Abduzieren	Von der Körpermitte wegführen
Adduktion	Heranbringen von Arm/Bein zur Körpermitte
Adduzieren	An den Körper heranbringen
Anteversion	Vorführen eines Arms/Beins
Dorsal-extension	Heben von Fuß/Hand
Elevation	Heben über die Waagrechte
Extendieren	Strecken
Extension	Streckung in einem Gelenk
Flektieren	Beugen
Flexion	Beugung in einem Gelenk

Abduktion	Abspreizen eines Arms/Beins nach außen
Lateralflexion	Seitneigung
Palmarflexion	Senken der Hand (= Volarflexion)
Plantarflexion	Senken der Fußspitze
Pronation	Einwärtsdrehung von Hand/Fuß mit Heben der Außen- und Senken der Innenseite
Pronieren	Hand/Fuß einwärts drehen
Retroversion	Rückführen eines Arms/Beins
Supination	Auswärtsdrehung der Hand/des Fußes
Supinieren	Hand/Fuß auswärts drehen
Volarflexion	Senken der Hand

Siehe dazu auch die ▣ Abb. A.3:

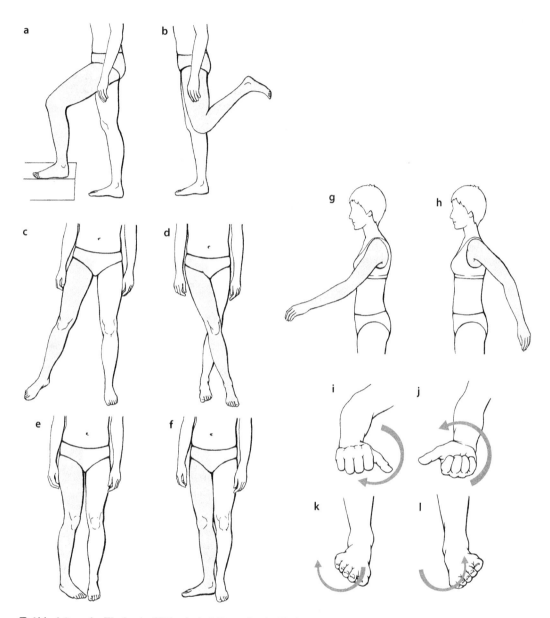

▣ **Abb. A.3** **a–l a** Flexion im Hüftgelenk, **b** Extension im Hüftgelenk, **c** Abduktion, **d** Adduktion, **e** Innenrotation,
f Außenrotation, **g** Anteversion, **h** Retroversion, **i, k** Pronation, **j, l** Suprination

Wissenschaftliche Arbeiten

Forschungsarbeit	Inhaltsangabe	Verfasser
Stellt das Polestar Pilates™-Konzept bei Beckenbodendysfunktion eine effektive Folgetherapie nach initialer Physiotherapie zur Aufrechterhaltung des Therapieerfolgs dar?	In der Fallstudie wurde untersucht, ob bei Frauen mit Beckenbodendysfunktion der Therapieerfolg einer vorangegangenen Physiotherapie durch ein 8-wöchiges Polestar Pilates-Training aufrechterhalten oder gesteigert werden kann. Vergleichende Elektromyografiemessungen vor und nach Pilates-Training zeigten bei der Mehrzahl der Probandinnen eine verbesserte neuromuskuläre Ansteuerung der Beckenbodenmuskulatur nach Pilates-Training. Die Ergebnisse zeigen, dass Pilates als Folgetherapie nach initialer Physiotherapie für die Probandinnen dieser Studie effektiv war.	S. F. Stein, H. Wagner (2011)
Kann durch Pilates-Training die isolierte Anspannung des M. transversus abdominis gezielter angesteuert werden als durch Gerätetraining, und lässt sich dadurch ein Zusammenhang auf die Linderung von unspezifischem lumbalem Rückenschmerz erkennen?	In der Studie wurde Pilates-Training mit unspezifischem Gerätetraining in Bezug auf Linderung bei unspezifischem lumbalem Rückenschmerz verglichen. Mittels Vorher-Nachher-Messung wurden isolierte Ansteuerung der lokalen Bauchmuskulatur, Schmerzgrad und Funktionsfähigkeit in beiden Gruppen untersucht. Ergebnis: Die Gerätetraininggruppe erreichte eine deutliche Verbesserung der Funktionsfähigkeit im Alltag. Eine Korrelation zur isolierten Anspannung des M. transversus abdominis ließ sich jedoch nicht feststellen.	K. Auer, E. Reineck (2010)
Auswirkungen eines Pilates-Trainings nach Polestar auf die Aktivität von M. transversus abdominis, M. obliquus externus, M. obliquus internus und Beckenbodenmuskulatur	Vergleich der neuromuskulären Ansteuerung der Beckenbodenmuskulatur und der tiefen Bauchmuskulatur während der Ausführung von Pilates-Übungen. Die eine Probandengruppe trainierte vorher regelmäßig nach Pilates, die andere war ungeübt. Gemessen wurde die elektronographische Aktivität von Beckenbodenmuskulatur, tiefer Bauchmuskulatur und Hilfsmuskulatur, zum einen während des Multi-Activity-Tests und zum anderen während ausgewählter Pilates-Übungen aus dem Mattenprogramm. Ergebnis: Beim Multi-Activity-Test zeigten die Pilates-trainierten Probandinnen eine größere Kraftausdauer der Beckenbodenmuskulatur. Bei den Mattenübungen können sie die Muskulatur stärker ansteuern, und sie sind in der Lage, die Übungen kontrollierter auszuführen als die untrainierten Probandinnen. Dies lässt darauf schließen, dass ein langfristiges Pilates-Training zu einer Stärkung der Kraftausdauer der Beckenbodenmuskulatur führen kann, die Ansteuerung der tiefen Bauchmuskulatur verbessert und die Rumpfkontrolle stärkt.	C. Kunkelmann (2010)

Forschungsarbeit	Inhaltsangabe	Verfasser
Pilates als bewegungstherapeutische Methode bei Depressionen – ein Interventionsvergleich mit einem Ausdauertraining	In dieser Forschungsarbeit werden zwei bewegungstherapeutische Methoden – Pilates und Ausdauertraining (Walking/Jogging) – in ihren Auswirkungen auf stationär behandelte depressive Patienten untersucht. Einem kontrollierten Zwei-Gruppen-Versuchsplan folgend wurden 60 Probanden rekrutiert, die durch Randomisierung einer der beiden Interventionsgruppen zugeordnet wurden. Jeder Proband durchlief über 5 Wochen ein bewegungstherapeutisches Programm (3-mal/Woche 60 min Pilates oder Walking), welches nach speziellen methodischen Gesichtspunkten gestaltet war und insbesondere den Aspekt des Embodyments depressiver Erkrankungen berücksichtigte. Zur Erfassung der untersuchten Parameter absolvierten die Probanden eine Eingangs-, Verlaufs- und Ausgangsdiagnostik sowie eine Katamnese. Alle Probanden erhielten parallel zu diesem Programm die identische multimodale Depressionstherapie einer Klinik. Die antidepressive Wirkung von Ausdauertraining konnte in zahlreichen Studien bereits bestätigt werden. Daher war es das Ziel dieser Arbeit, zu untersuchen, ob die Pilates-Methode ebenfalls für diesen Bereich geeignet ist, und inwieweit die beiden Methoden unterschiedlich auf die Patienten wirken. Dafür wurden hauptsächlich folgende Parameter untersucht: die Veränderung von Depressivität, Körperbild, Kompetenz- und Kontrollüberzeugung, Koordination und submaximaler Ausdauer über den Interventionszeitraum von 5 Wochen. Die Veränderungen der Befindlichkeit sowie des Körpergefühls wurden jeweils im Verlauf jeder Therapiestunde untersucht. Die Katamnese nach 16 Wochen erfasste neben der Depressivität die aktuelle Bewegungsaktivität sowie deren Motivation.Die Auswertung der gewonnenen Daten lieferte zwar einige signifikante Unterschiede in den hier untersuchten Patientenstichproben, jedoch sind diese Unterschiede nicht prägnant genug, um für die Bezugspopulation zu gelten.Ergebnis: Zusammengefasst kann die Pilates-Methode als geeignet für die Bewegungstherapie mit depressiven Patienten bezeichnet werden. Signifikante Unterschiede im Vergleich zur Ausdauermethode konnten jedoch im Rahmen dieser Untersuchung nicht festgestellt werden.	S. M. Opitz (2011)
Analyse der Auswirkungen eines 8-wöchigen Pilates-Trainings auf die Bewegungsqualität am Beispiel des Laufens	In der Studie wurde analysiert, ob die Pilates-Methode Läufern helfen kann, ihre Bewegungsqualität zu verbessern. Ausgewählt wurden weibliche Probanden im Alter von 20 bis 40 Jahren, die bereits Erfahrungen im Laufen haben. Durch eine umfassende Bewegungsanalyse vor und nach einem 8-wöchigen Pilates-Training wurden die Veränderungen des Laufbilds der Läuferinnen aufgezeigt und diskutiert. Die Ergebnisse der Studie stehen inzwischen zur Verfügung.	H. Felder (2011)
Effekte eines Rumpfkrafttrainings nach der Pilates-Methode auf die posturale Kontrolle bei Senioren im Vergleich zu einem herkömmlichen Gleichgewichtstraining	Diese Masterarbeit zeigt, dass das Pilates-Training eine gut verträgliche Trainingsmethode mit Senioren darstellt. Die erwarteten und auf der aktuellen Studienlage basierenden Effekte konnten jedoch nicht bestätigt werden. Dennoch zeichnete sich ein Trend ab, dass Pilates-Training Auswirkungen auf die Rumpfkraftausdauer und das reaktiv quasi-statische und funktionelle Gleichgewicht hat.Masterarbeit. Vorgelegt am Institut für Sport und Sportwissenschaften der Universität Basel zur Erlangung des Master-Zertifikats im Rahmen des Studiengangs Sport in Prävention und Rehabilitation. Erstgutachter: Ralf Roth. Basel, 15. Oktober 2013	C. Hürlimann (2013)

Literatur

DVDs zur Historie

Bowen M (o. J.) Joseph H. Pilates, demonstrating the principles of his method with Clara, students and friends, compiled and edited by Mary Bowen from Joe Pilates' private film collection 1932–1945. Bezogen über www.pilates-marybowen.com

Pedri M (2014) A movement of movement. PILATES Bodymotion

Power Pilates Inc (2005) Archival footage of Joseph Pilates. Bezogen über www.powerpilates.com

Wissenschaftliche Studien über Pilates

AOK Nordwest (2014) Evaluation von Pilates-Kursen der AOK NordWest, Abschlussbericht vom November 2014, in Zusammenarbeit mit dem DPV e.V.

Auer K, Reineck E (2010) Vergleichende Studie: Transversusspannung nach Pilates-/Kieser-Training – Auswirkung auf Schmerzlinderung (Comparative study effectiveness of Pilates compared to Kieser training). Physical Therapy BAC, Hochschule 21 Buxtehude

Dudenhöfer M (2007) Veränderung der aktuellen und habituellen Befindlichkeit bei Frauen durch ein achtwöchiges Pilates-Training. Diplomarbeit, Deutsche Sporthochschule Köln

Felder H (2011) Auswirkungen eines 8-wöchigen Pilates-Trainings auf die Lauftechnik (Effects of Pilates on runners performance). Sports Science BAC, Deutsche Sporthochschule Köln

Giesecke N (2003) Kooperation als Unternehmensstrategie auf Auslandsmärkten an einem Marketingkonzept für die Polestar Deutschland GmbH. Diplomarbeit, Deutsche Sporthochschule Köln

Grenz K (2010) Effekte auf die WS-Form, isometrische Anspannung der Rückenstreckmuskulatur (Effects on spinal alignment and back stability). Examensarbeit, Universität HH Bewegungswissenschaften

Haider IB (2007) Die Steigerung der Aktivität des M. transversus abdominis durch Pilates-Training. Magisterarbeit, Wien

Hamm M (2001) Zur Brauchbarkeit der Pilates-Methode für Balletttänzerinnen. Diplomarbeit, Fachbereich Sport Mainz

Hürlimann C (2013) Effekte eines Rumpfkrafttrainings nach der Pilatesmethode auf die posturale Kontrolle bei Senioren im Vergleich zu einem herkömmlichen Gleichgewichtstraining. Master Thesis, University of Basel, Faculty of Medicine

Kunkelmann C (2010) Effizienz der Pilates-Methode/ Auswirkung auf den Tonus von M. transversus, Mm. obliquus int./ext., Beckenbodenfunktion (Efficiency of Pilates for pelvic floor function). Physical Therapy BAC, FH Fresenius Idstein

Lambriew D (2011) Effekte des Pilates-Trainings innerhalb der Polestar Pilates-Ausbildung unter Verwendung des Polestar Fitness-Screenings (Effects of Pilates in an educational program with Pilates screening). Master, Universität Salzburg, Sport und Bewegungswissenschaften

Lenz S (2010) Effizienz der Pilates-Methode bei Beckenbodendysfunktion (Efficiency of Pilates for pelvic floor dysfunction). Physical Therapy BAC, FH Fresenius Idstein

Opitz SM (2011) Pilates als bewegungstherapeutische Methode bei Depressionen – Ein Interventionsvergleich mit einem Ausdauertraining. Dissertation, Universität Rostock

Ritter M (2005) Die Pilates-Methode – Trainingsmöglichkeiten für die Anforderungen im alpinen Skisport. Diplomarbeit, Deutsche Sporthochschule Köln

Stein SF, Wagner H (2011) Effizienz der Pilates-Methode als Folgetherapie nach BB-Dysfunktions-Therapie (Efficiency for follow-up after pelvic floor reeducation). Physical Therapy BAC FH Fresenius Idstein

Thielke S (2011) Pilates-Training für Wettkampfsportler einer Sportklasse, Auswirkung auf die Wettkampfleistung (Pilates in a competitive sports class). Physical Therapy BAC, Hochschule 21 Buxtehude

Wellhöfer A (2011) Unterstützende Wirkung von K-Tape auf die Effekte einer Pilates-Anfängergruppe (Supportive use of elastic tape in Pilates training). Projekt Kooperation mit K-Tape, Köln

Weiterführende Literatur

Adamany K (2005) Post pregnancy Pilates. Penguin, New York

Adouni M, Shirazi-Adl A (2009) Knee joint biomechanics in closed-kinetic-chain exercises. Comput Method Biomech Biomed Engineer 12(6):661–670

Anderson B (2004) Polestar Ausbildungshandbuch. Polestar GmbH, Köln

Anderson B (2005) Randomized clinical trial comparing active versus passive approaches to the treatment of recurrent and chronic low back pain. University of Miami

Anderson B, Spector A (2000) Introduction to Pilates based rehabilitation. Orthopaedic Physical Therapy Clinics

Bernard A (1997) An Introduction to ideokinesis, Contact Quarterly, Nachdruck 3 – Ideokinesis and Creative Body Alignment. Summer/Fall, S 24–25

Betz S (2009) Thera-Pilates® for low back pain, Arbeitsbogen. POT-Tagung, Wiesbaden 2009

Bimbi-Dresp M (2006) Das große Pilates-Buch. GU, München

Black M (2022) Centered, Second Edition: Organizing the Body Through Kinesiology, Movement Theory and Pilates Techniques, Handspring

Blech J (2007) Bewegung, die Kraft, die Krankheiten besiegt und das Leben verlängert. Fischer, Frankfurt am Main

Bohlander A (1997) Das Pilates-Polestar Konzept in der Physiotherapie. Ztschr Physiotherapeuten 7:1147–1153

Brügger (1986) Die Erkrankungen des Bewegungsapparates und seines Nervensystems. Urban & Fischer, Frankfurt am Main

Bunton E, Pitney W, Kane A, Cappaert T (1993) The role of limb torque, muscle action and proprioception during closed chain rehabilitation of lower extremity. J Athl Train 28(1):10–20

Calais-Germain B (1999) Anatomie der Bewegung. Fourier, Wiesbaden

Calais-Germain B (2006) Anatomy of breathing. Eastland, Seattle

Chaitow L (2004) Maintaining body balance, flexibility and stability. Livingstone, London

Da Fonseca J, Magini M, de Freitas T (2009) Laboratory gait analysis in patients with low back pain before and after a Pilates intervention. J Sport Rehabil 18(2):269–282

Disse O (2007) Köperwahrnehmung bei chronischem Rückenschmerz im Rahmen kognititver Verhaltenstherapie/Sensory-motor learning as part of cognitive-behavioural therapy with chronic low back pain. Psychothérapies 12:101–114

Dowd I (2005) Taking root to fly – Articles on functional anatomy, 6. Aufl. Eigenverlag Irene Dowd, New York

Egoscue P, Gittines R (1999) Schmerzfrei Leben. Beust, München

Ehlenz H, Grosser M, Zimmermann E (2003) Krafttraining. Grundlagen, Methoden, Übungen, Trainingsprogramme. BLV, München

Ehrlenspiel F, Maurer H (2007) Aufmerksamkeitslenkung beim motorischen Lernen. Ztschr Sportpsychologie 14(3):114–122

Emery K, de Serres S, McMillan A, Coté J (2010) The effects of a Pilates Training program on arm-trunk-posture and movement. Clin Biomech (Bristol Avon) 25(2):124–130

Endleman I, Critchley D (2008) Transversus abdominis and obliquus internus activity during Pilates exercises with ultrasound scanning. Arch Phys Med Rehabil 89:2205–2212

Esamilla R, Fleisig S, Zheng N, Barrentine S, Wilk K, Andrews J (1998) Biomechanics of the knee during closed kinetic chain and open kinetic chain activities. Med Sci Sports Exerc 30:556–569

Feldenkrais M (1981) Die Entdeckung des Selbstverständlichen. Suhrkamp, Frankfurt am Main

Feldenkrais M (1985) Das starke Selbst. Suhrkamp, Frankfurt am Main

Fenske M (2007) Die segmentale Stabilisierung der Lendenwirbelsäule – Biomechanik, Wirkungsweise und Training der stabilisierenden Muskulatur. Physiotherapie 1:17–23

Fiasca P (2009) Discovering pure classical Pilates. Eigenverlag, Milton Keynes

Fischer P (2006) Wirbelsäulen-Fitness. Trias, Stuttgart

Franklin E (1998) Locker sein macht stark. Kösel, München

Friedman P, Eisen G (2005) The Pilates method of physical and mental conditioning. Penguin, London

Gallagher S, Kryzanowska R (1999) The Pilates method of body conditioning. Bainbridge, Philadelphia

Gallagher S, Kryzanowska R (2000) The complete writings of Joseph H. Pilates: Your health 1934 – Return to life through contrology 1945, The Authorized Editions. Bainbridge, Philadelphia

Gladwell V, Head S, Haggar M, Beneke R (2006) Does a program of Pilates improve chronic non-specific low back pain? J Sportrehabilit 15:338–350

Gottlob A (2001) Differenziertes Krafttraining mit Schwerpunkt Wirbelsäule. Urban & Fischer, München

Green Y, King M (2002) Pilates Workbook for Pregnancy. Ulysses Press, Berkeley

Halprin A (1997) Bewegungsritual – Tänzerische Meditationsübungen. Hugendubel, München

Hamilton C (2009) Lokale Stabilität der Gelenke. Handout Hamilton, Regensburg

Hanna T (2000) Beweglich sein – ein Leben lang. Kösel, München

Herdman A, Selby A (1999) Pilates – creating the body you want. Gaia, London

Herdman A, Selby A (2000) Das große Buch Pilates. Econ Ullstein, Berlin

Herrington L, Davies R (2005) The influence of Pilates training on the ability to contract the transversus abdominis muscle in asymptomic individuals. J Bodyw Mov Ther 9:52–57

Hides J, Jull G, Richardson C (2001) Long term effects of specific stabilizing exercises for first-episode low back pain. Abstract exercise physiology and physical exam. Lippincott Williams & Wilkins, Philadelphia

Hodges P (1999) Is there a role for transversus abdominis in lumbopelvic stability? Man Ther 4(2):74–86

Hodges P, Richardson C (1996) Inefficient muscular stabilization of the lumbar spine associated with low back pain: a motor control evaluation of transversus abdominis. Spine 21(22):2640–2650

Hüter-Becker A (Hrsg) (2002) Lehrbuch zum Neuen Denkmodell der Physiotherapie, Bd. 1: Bewegungssystem. Thieme, Stuttgart

Isacowitz R (2006) Pilates. Human kinetics, Champaign

Janda V (1994) Manuelle Muskelfunktionsdiagnostik. Ullstein, Berlin

Johnson EG, Larsen A, Ozawa H, Wilson CA, Kennedy K (2007) The effects of Pilates based exercise on dynamic balance in healthy adults. J Bodyw Mov Ther 11:238–242

Journal Lennox Hill Hospital (1960) Scope Weekly special (05.10.1960)

Junginger B (2009) Vortrag Physiotherapeutenkongress 2009, Fellbach

Junginger B (2009) Dysfunktion und Training des Beckenbodens. Uro-News 12/2009. http://www.physiotherapiejunginger.de

Keller Y, Krucker J, Seleger M (2007) BeBo® Gesundheitstraining. BeBo, Zürich

Kempf HD (2010) Die neue Rückschule. Springer, Heidelberg

Kibler B, Livingston B (2001) Closed chain rehabilitation for upper and lower extremities. J Am Acad Orthop Surg 9(6):412–421

Klinkenberg N (2007) Achtsamkeit in der Körperverhaltenstherapie. Klett Cotta, Stuttgart

Knebel KP (2005) Muskelcoaching: Top in Form mit Stretching. Rororo, Hamburg

Korsten-Reck U, Marquardt K, Wurster KG (2009) Schwangerschaft und Sport. Dt Zeitsch für Sportmedizin 60(5):117–121

Kuhnt O (2005) Die kognitive Leistungsfähigkeit bei chronischem Lumbalsyndrom. Dissertation, Universität Gießen

La Touche R, Escalante K, Linares MT (2008) Treating non-specific chronic low back pain trough the Pilates method. J Bodyw Mov Ther. https://doi.org/10.1016/j.jbmt.2007.11.004

Lange C, Unnithan V, Larkam E, Latta P (2000) Maximizing the benefits of Pilates-inspired exercise for learning functional motor skills. J Bodyw Mov Ther 4:99–108

Larence AS (1997) The Pilates trademark cancellation. Newsletter Bd. 1, Nr. 1, New York

Larsen C (1997) Die S-Form der Wirbelsäule. Physiotherapie ÖPV Wien 2:1–8

Lyon D (2005) Pilates For men. Harper Collins, New York

Martins P (1997) New York City Ballet Workout: fifty stretches and exercises anyone can do for a strong, graceful and sculpted body. William Morrow, New York

Massey P (2010) Pilates Anatomie. Riva, München

Maxwell J, Masters R, Eves F (2000) From novice to no know-how: a longitudinal study of implicit motor learning. J Sports Sci 18:111–120

McMullen J, Uhl T (2000) A kinetic chain approach for shoulder rehabilitation. J Athl Train 35(3):329–337

Melzack R (1999) From the gate to neuromatrix. Pain Suppl 6:121–126

Melzack R (2004/2005) Evolution of the neuromatrix theory of pain. The Prithvi Raj lecture: presented at the Third World Congress of World Institute of Pain, Barcelona

Myers TW (2004) Anatomy trains, 1. Aufl. Elsevier, München

Myers TW (2010) Anatomy trains, 2. Aufl. Elsevier, München

Panjabi M (1992) The stabilizing system of the spine, Part I: Function, dysfunction, adaption and enhancement. J Spinal Disord Tech 4(5)

Paterson J (2009) Teaching Pilates for postural faults, illness & injury. Elsevier, Butterworth Heinemann, Oxford (UK)

Pilates Method Alliance (2005) The PMA Pilates certification exam study guide. Pilates Method Alliance Inc., Miami

Pilates Method Alliance (2007) The PMA Pilates certification exam study guide. Pilates Method Alliance Inc., Miami

Pilates Method Alliance (2007) Handbuch der PMA-Tagung „Pilates for everyBody" 2007, Miami

Porterfield JA, de Rosa C (1991) Mechanical low back pain: treatment of lumbopelvic disorders. W.B. Sounders, Philadelphia

Redfield S (2011) Whisper down Pilates Part I & II. http://www.physicalmethods.com. Zugegriffen am 20.03.2011

Redfield S (2011) Chasing Joe Pilates. http://www.physicalmethods.com. Zugegriffen am 20.03.2011

Richardson C, Hodges P, Hides J (2009) Segmentale Stabilisation im LWS- und Beckenbereich. Elsevier, München

Rincke E (2015) Joseph Pilates: Der Mann, dessen Name Programm wurde, Herder Freiburg

Rivera J (1994) Open versus closed kinetic chain Rehabilitation of the lower extremity: a functional and biomechanical analysis. J Sport Rehabil 3:154–167

Rodrigues S, de Guedes B, Samaria A, Torres B, Oliver N, Ediléa Monteiro O, Dantas M, Henrique E (2010) Pilates method in personal autonomy, static balance and quality of life of elderly females. J Bodyw Mov Ther 14(2):195–202

Rydeard R, Leger A, Smith D (2006) Pilates based therapeutic exercise: effects on subjects with non-specific chronic low back pain and functional disability: a randomized controlled trial. J Orthopaed Sports Phys Ther 36(7):472–484

San Miguel L (2011) Mündliche Mitteilung. Tagung, Mönchengladbach

Sapsford R, Hodges P, Richardson C, Cooper D, Markwell G (2001) Co-activation of the abdominal and pelvic floor muscles during voluntary exercises. Neurol Urodynamic 20(1):31–42

Schleip R (2009) Faszien im Zentrum der Aufmerksamkeit. Medical Tribune 13. http://www.somatics.de. Zugegriffen am 04.06.2011

Schmidt M, Klümper A (1989) Basisgymnastik für Jedermann, Bd 1. Reba, Darmstadt

Schmidt M, Klümper A, Rießland M (1990) Basisgymnastik für Jedermann, Bd 2. Reba, Darmstadt

Schmidt M, Klümper A, Rießland M (1991) Basisgymnastik für Jedermann, Bd 3. Reba, Darmstadt

Schöllhorn W et al (2009) Differenzielles Lehren und Lernen im Sport. Ztschr Sportunterricht 2:36–40

Segal NA, Hein J, Basford JR (2004) The effects of Pilates training on flexibility and body composition: an observational study. Arch Phys Med Rehabil 85:1977–1981

Seidenspinner D (2005) Training in der Physiotherapie. Springer, Heidelberg

Siler B (2000) The Pilates Body. Broadway Books, New York

Stepper S, Strack F (1993) Attitudes and social cognition. Proprioceptive determinants of emotional and nonemotional feelings. J Pers Soc Psychol 64:211–220

Stepper S, Strack F (1993) Proprioceptive determinants of emotional and nonemotional feelings. J Pers Soc Psychol 64(2):211–220

Stinger R (1986) Sports performance. A five-step mental approach. Joperd 4:82–84

Streicher H (2005) Virtuose Harmonie zwischen Nerv und Muskel – koordinatives Training in der Medizinischen Trainingstherapie. Die Säule 15(4): 167–172

Todd M (2001) Der Körper denkt mit: Anatomie als Ausdruck dynamischer Kräfte. Nach der Originalausgabe „The Thinking Body"1937. Huber, Bern

Ungaro A (2002) Pilates. Dorling Kindersley, Starnberg

Valerius KP et al (2002) Das Muskelbuch: Anatomie, Untersuchung, Bewegung. KVM, Marburg

Van Lysebeth A (1999) Die große Kraft des Atems. Scherz, Bern

Van Wingerden B (1998) Bindegewebe in der Rehabilitation. Scipro, Frankfurt

Verstegen M (2010) Core Performance. Riva, München

Vleeming A (2011) Funktionelle Anatomie. Kursunterlagen Juni 2011, Berlin

Vleeming A, Mooney V, Stoeckart R (2007) Movement, stability und lumbopelvic pain. Elsevier, London

Weineck J (2010) Optimales Training. Spitta, Balingen

Weitzer K (2010) Sich vom Schmerz befreien – Spannungen abbauen – Ins Gleichgewicht kommen – Beschwerdefrei leben. Kösel, München

WHO (2005) Internationale Klassifikation der Funktionsfähigkeit, Behinderung und Gesundheit

WHO (2011) Global recommendations on physical activity for health. http://www.who.int/dietphysicalactivity/factsheet_recommendations/en/index.html. Zugegriffen am 21.05.2011

Wilk K, Arrigo C, Andrews J (1993) Closed and open kinetic chain exercise for the upper extremity. J Sport Rehabil 5(1):88–102

Wottke D (2004) Die große orthopädische Rückenschule. Theorie, Praxis, Didaktik. Springer, Berlin

Wulf G (2009) Aufmerksamkeit und motorisches Lernen. Elsevier, München

Stichwortverzeichnis

Printed in the United States
by Baker & Taylor Publisher Services